# 頼れるドクター

名医シリーズ

明日の医療を支える

信頼の主治医

浪速社

# はじめに

医師不足から必要な時に思うように受診できない、病院の運営に行き詰って自治体病院が廃院になる、救急車で運ばれた急患がたらい回しになる――ここ数年、私たちの身近で医療を巡るさまざまな問題が多く取り沙汰されています。高齢化社会の到来と共に医療崩壊ともいえるこうした問題は、単に医療の世界だけの問題ではなく、深刻な国民的課題として認識されつつあります。

そのような状況の中、地域社会から大きな信頼を得て、昼夜を分かたず患者の心の拠り所として奮闘しておられる医師の現場を、一人でも多くの人々に伝えていこうと私たちが「信頼の主治医 名医30―私の町の頼れるドクター」を出版したのは、平成二十一年夏のことでした。

幸いにしてこれまで多くの読者の方から「こういう治療方法があるとは知らなかった」、「こういう活動に取り組んでいる医師の存在を初めて知った」という声が寄せられ、好評をいただきました。

今回、シリーズ第4弾としてさらに内容の充実を図って、「頼れるドクター―明日の医療を支える信頼の主治医」を出版することになりました。

本書に登場いただだいた医師の方々は、文字通り地域社会に親しまれる『頼れるドクター』

として『明日の医療を支える』という使命感に燃え、『信頼の主治医』として地域医療に尽力されている皆様です。

ネット社会といわれる昨今、薬や治療法に関するあらゆる情報があふれていますが、患者やその家族が本当に知りたい、あるいは医師の方々が本当に知ってもらいたいと思う情報は、まだまだ的確に伝えられていないのが実状ではないでしょうか。

本書がさまざまな原因で健康を損ね、あるいは病に罹って心身に不安や苦しみを抱えている人々と、病を防ぎ、治療し、心身の健康を維持、サポートしてくれる医師の方々との橋渡しとなり、より豊かで健康な暮らしの実現へのささやかな一助となれば甚だ幸いです。

末尾になりましたが、多忙な中、私たちの取材に貴重な時間を割いていただいた先生方に心よりお礼と感謝を申し上げます。

平成二十五年十月

ぎょうけい新聞社

# 目次

（掲載は五十音順）

はじめに …… 1

あずまリウマチ・内科クリニック
患者に寄り添い支えるリウマチ医療のスペシャリスト
「HOPELESS（絶望）からHOPEFUL（希望）へ」を合言葉に
院長 東 孝典 …… 10

医療法人社団 爽治会 イワサキクリニック
中医薬によるアトピー性皮膚炎治療のパイオニア
日本全国のアトピー性皮膚炎で苦しむ患者を救済する
総院長 岩崎 純夫 …… 20

大橋耳鼻咽喉科・アレルギー科医院
患者との信頼関係を大切に歩み続けて30数年
現代病であるアレルギー性鼻炎・花粉症の専門家
院長 大橋 淑宏 …… 30

医療法人 岡村一心堂病院
「より良い医療を地域の人々に」を理念に年中無休で病と戦う〝ミニ戦艦〟
「救急／がん・緩和／健診」を柱に思いやりと高度医療の実力派病院
理事長 岡村 一博……40

かまやち内科クリニック
予防医学に軸足を置いた生活習慣病、アンチエイジングの専門医
患者に寄り添い、一人ひとりに即したオーダーメイドの診療
院長 釜萢 正……50

医療法人社団 甲南回生 松本クリニック
「待たせない」、「断らない医療」をモットーに患者本位の実力派総合クリニック
地域に根差しプライマリー・ケアに重点を置く信頼のホーム・ドクター
理事長・院長 松本 浩彦……60

サイ・クリニック
身心のバランスを整えて免疫力を向上させる全人的医療を実践
「身心霊整合性医療」をモットーに「ほんものの医療」を目指す
院長 井泉 尊治……70

医療法人社団洗心
島村トータル・ケア・クリニック
予防医療から終末期医療まで、全人的医療を実践
マクロビオティックの導入で免疫改善し、がん治療に成果
理事長・院長 島村 善行……80

とみた脳神経クリニック
5000を超える症例に携わってきた脳神経外科のスペシャリスト
脳疾患のきめ細やかな予防・診断・治療で地域医療をサポート
院長 富田 洋司……90

医療法人社団 誠療会 成尾整形外科病院
「患者は臨床の教師」を胸にひたすら患者の幸せを願う九州の〝赤ひげ〟
全国トップレベルの医療を誇る脊椎外科医療の第一人者
理事長 成尾 政圀……100

医療法人社団 昇平会 二木皮膚科
健康的な美しい肌を目標に地域医療に貢献
ストレスと環境汚染からくる皮膚と心身の健康をサポート
理事長 二木 昇平……110

西焼津こどもクリニック
明るい子どもの未来のためにアレルギーの撲滅に心血を注ぐ
「子どもの心とアレルギー」が専門のアトピー治療の第一人者
院長　林 隆博……120

医療法人 母と子の城 久産婦人科
母子の健やかな「いいお産」を生み出す水中出産の第一人者
自然で安心なよりよい出産環境で母と子の強い絆を造る
理事長・院長　久 靖男……130

福本認知脳神経内科
溢れる情熱と想いを胸に患者のために心を尽くす
少子高齢化社会の未来を照らす信頼の主治医
院長　福本 潤……140

医療法人社団 医啓会
松本クリニック／松本ホームメディカルクリニック
断らない医療を理念に先進医療から最後の看取りまで
理事長　松本 正道……150

生涯を通じた医療・介護一体の質の高いサービスを提供

医療法人社団 みやけ内科クリニック
「最先端の治療法」を駆使してがんと闘う患者をサポート
地域医療に貢献する信頼と安心のホームドクター
理事長・院長 三宅 光富 …… 160

医療法人 正明会
諸岡整形外科病院／諸岡整形外科クリニック
徹底した原因究明と的確な治療で温かみあふれる医療を提供
常に最良の医療を求めて次代の整形外科医療を切り開く
理事長 諸岡 正明 …… 170

医療法人 陽恵会 やすもとクリニック
心と体にやさしい内視鏡検査・治療のエキスパート
早期発見、早期治療で病を防ぐ地域のかかりつけ医
理事長・院長 安本 真悟 …… 180

IMSグループ 医療法人社団 明芳会
横浜新都市脳神経外科病院
最新の設備、最高のスタッフで脳疾患に特化したチーム医療を提供
不断の改革努力でわが国有数の治療実績を誇る脳神経外科病院
院長 森本 将史 …… 190

医療法人社団 慶友会 吉田病院
『心ある医療』で国民が安心して暮らせる「生活圏」を日本全土に
病気の因子を突き止め、疾病予防と早期治療に努める
理事長 吉田 威 …… 200

健康状態のチェック検査項目 …… 210

おわりに …… 214

掲載病院一覧 …… 216

名医シリーズ

頼れるドクター

明日の医療を支える

信頼の主治医

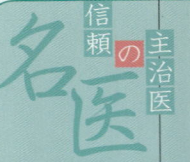

# 患者に寄り添い支えるリウマチ医療のスペシャリスト

## 「HOPELESS（絶望）からHOPEFUL（希望）へ」を合言葉に

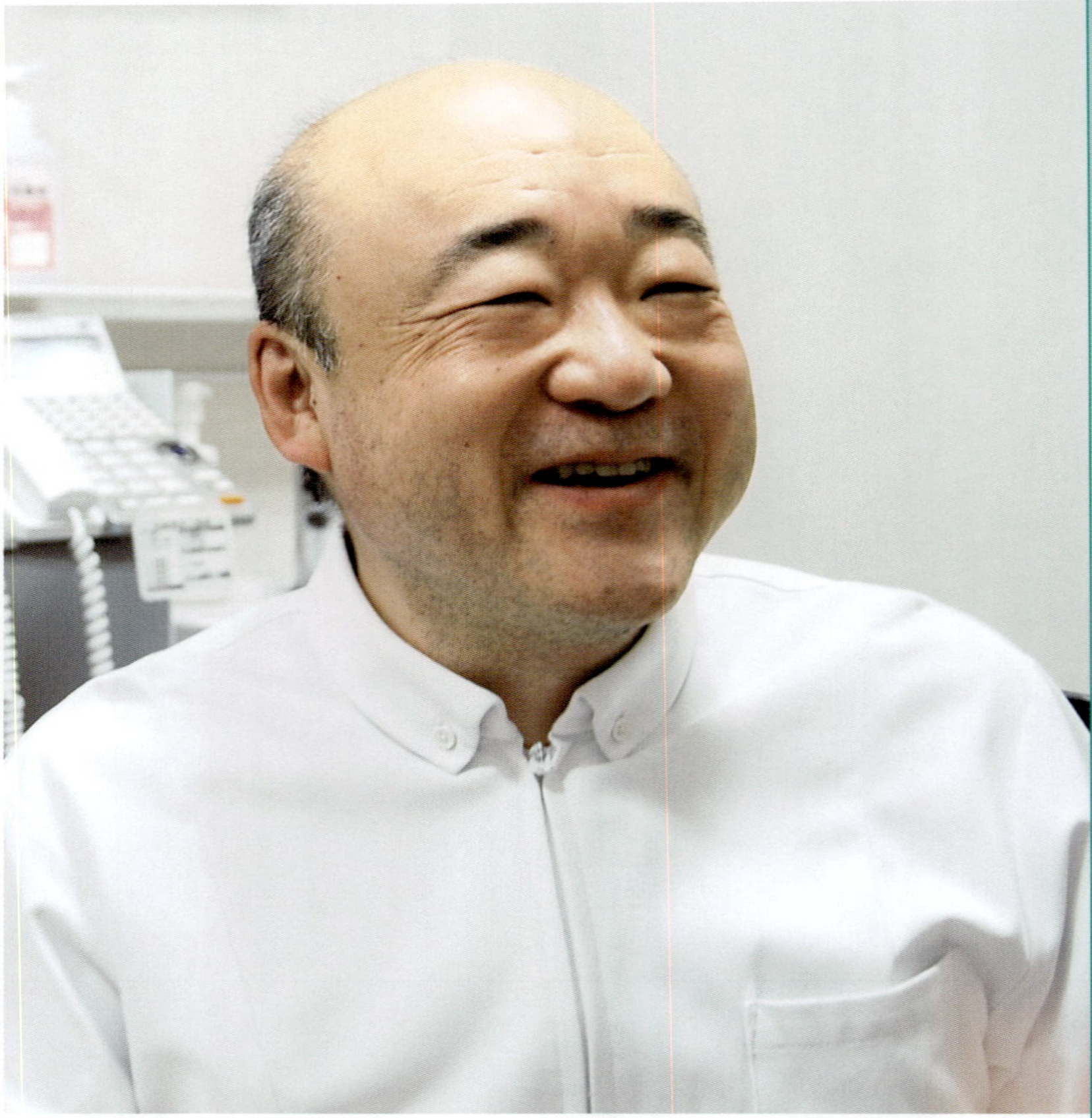

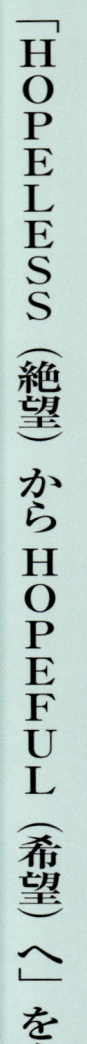

「リウマチだからと言って人生をあきらめたり、悲観する必要はありません。リウマチは治る可能性のある病気で、妊娠や出産、母乳で子供を育てることも可能です」

Doctor Who Can Rely On Interview

あずまリウマチ・内科クリニック

院長　東　孝典

「指や関節が腫れて痛い」、「手がこわばって動きにくい」など、全身のさまざまな関節に痛みや腫れを生じ、徐々に関節や骨が破壊され変形していくのが関節リウマチだ。

「リウマチ」といえば、効果的な治療法がなく、発症すると一生痛みと付き合っていかなければならない難病のイメージが強かった。

しかし近年関節リウマチ治療は飛躍的な進歩を遂げ、早期に適切な治療を行えば「治る」病気になった。とはいえまだ多くの患者が痛みと苦しみの中「関節リウマチ」との闘病を強いられている。

そうしたリウマチ患者に寄り添い支えながら一人ひとりに合わせた個別化医療（オーダーメイド医療）を行っているのが、あずまリウマチ・内科クリニックの東孝典院長だ。

関節リウマチ・膠原病医療に長く携わってきた東院長は、「患者さんの幸せの先に私たちの幸せと喜びがある」との医療理念を掲げクリニックを立ち上げた。

「関節リウマチだからと言って人生をあきらめたり、悲観する必要はありません。関節リウマチは治る可能性のある病気で、妊娠や出産、母乳で子供を育てることも可能です。ここでは治癒を目指し、患者さんにとってより良いゴールに向け懸命に取り組んでいます」と東院長は力強く語る。

東院長は日本大学医学部卒業後、東京大学医科学研究所・米国ＤＮＡＸ研究所・ヘリックス研究所に留学。豊富な臨床経験を持つ専門医でありながら、数多くの研究に携わってきた学究肌の医師だ。

## 朝起きたときのこわばりや関節の腫れと痛みが特徴
## 関節リウマチはできるだけ早く適切な治療が大切

リウマチは関節、骨、筋肉などの運動器に痛みや炎症を起こす病気の総称だが、一般的に「関節リウマチ」を想像することが多い。

「関節リウマチ」は免疫異常によっておこる疾患である膠原病の中で最も患者数が多く、全国で約70～100万人を数えるといわれる。また発症は30～50歳代の女性に多いのが特徴だ。

「炎症反応は本来体を守る為の免疫システムですが、関節リウマチはこの免疫システムに異常が起きて、自分の体、特に関節を攻撃してしまう病気です。この免疫異常が起きるメカニズムについてはさまざまな研究が行われており、原因の解明がなされつつあります」と東院長は説明する。

初期症状としては朝のこわばり、四肢特に手指、足趾関節の腫れや痛みで気がつくことが多い。次第に全身の関節に炎症を起こし、放置すると関節が変形して動かなくなり、日常生活に支障が出てくる。早期発見・適切な治療をしなければ、関節が破壊されていく怖い病気だ。

東院長は「関節リウマチと診断されたら、なるべく早く治療することが大切です。発症後の2年間に関節破壊が急速に進行する場合が多いのです」と早期治療の重要性を強調する。

「関節リウマチ」は①関節の痛みや腫れをなくす②関節破壊の進行を止める③日常生活の動作を改善するという3つの治療目標がある。いずれにしても発症早期からの治療が強く求められるのだ。

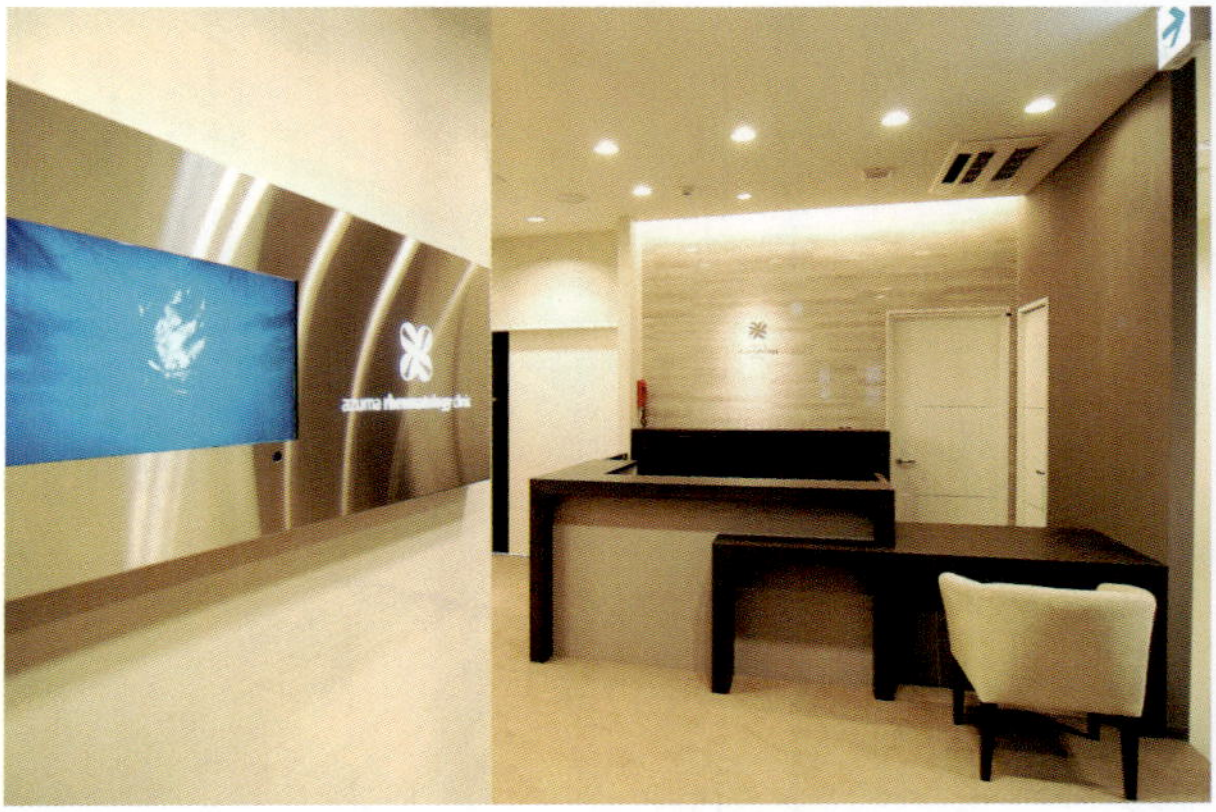

あずまリウマチ・内科クリニックの院内風景

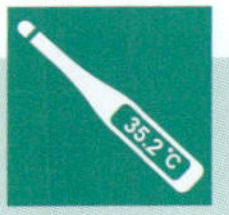

## 一人ひとりに合わせたきめ細かなオーダーメイド医療
## わが国でのリウマチ最先端医療をすべて提供

東京都心から電車で約50分の埼玉県狭山市。西武新宿線狭山市駅前にある、あずまリウマチ・内科クリニックには県外や遠方からも多くの患者が訪れる。

院長はじめ総勢20人のスタッフには、内科・整形外科のリウマチ専門医・内科専門医4人、リウマチケア認定看護師2人を擁し、日々の診療にあたっている。

「関節リウマチと一口に言っても一人ひとり症状や治療法は違う。時間をかけ、患者さんと一緒にその人に合った治療法を決定しています」と話す東院長は、治療目標を明確に提示し、患者と相談しながら内服薬だけでも40を超す組み合わせの中から、納得のいく治療法を選択するなど綿密な治療を行っている。

あずまリウマチ・内科クリニックでは、抗リウマチ薬から生物学的製剤、白血球除去療法、外来リハビリテーション・装具作成など最先端医療を含めた日本で行えるすべての関節リウマチ治療を提供している。

さらに少しでも症状が和らぐよう、漢方、温熱療法、プラセンタ、アキュレチップ、大量ビタミンC療法など補完医療も取り入れている。

## 最新の検査と問診触診で治療法を決定
## 最先端治療を組み合わせて高い寛解率を達成

「朝のこわばりや、ペットボトルのふたが開けられない、歩くと足の裏が痛いなどの症状に気付いたら迷わずリウマチ専門医に相談して欲しい」と東院長は訴える。関節リウマチは発病早期に症状だけで診断するのは難しい病気だ。関節がただ痛むだけなのか、それとも関節炎からくる痛みなのかを見分けるために、専門医に診てもらうことが重要だ。

「早期発見には血液検査やMRI・関節エコーが有効で、血液検査は関節リウマチ発症の予測も出来ます」

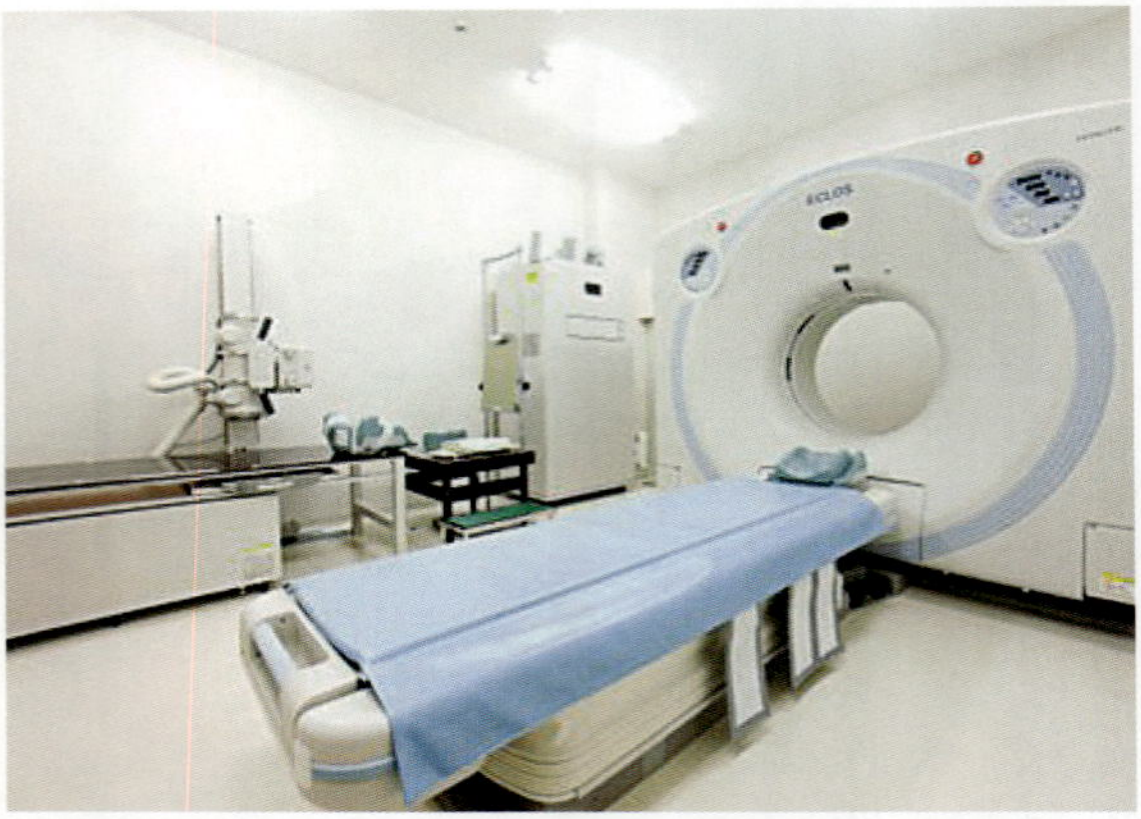
CTで肺合併症などをチェック

血液検査では関節リウマチに特異的な抗CCP抗体など膠原病を含め幅広く免疫異常がないかチェックする。X線検査（レントゲン）、MRI、関節エコーで骨びらん・滑膜炎・骨髄浮腫などの関節リウマチに特徴的な変化があるかを調べる。

「検査だけでは判断出来ないことも多く、触診の所見や問診が最も大切です」と東院長は最先端の診断技術を駆使し、触診や患者の話から正確な診断に基づく治療法を決定している。

東院長は「リウマチ発症早期の方は、治療が不要になる治癒を、今まで長くリウマチを患っているに方にはリウマチの進行を阻止し、痛みなどの自覚症状も検査異常もない寛解という状態を目指した治療をしています」と話す。

抗リウマチ薬、生物学的製剤、白血球除去療法を患者に合わせて組み合わせることにより、自覚症状も検査データの異常もない臨床的寛解といわれる状態に改善した患者は70％を超える。さらに全く痛みもなくリウマチになる前の生活に戻る患者も50％近くいるという。また患者の安全を第一に考えた治療を行うため大学病院や専門病院とも連携をとり、万全の態勢を整えている。

## 生物学的製剤と白血球除去療法（ＬＣＡＰ）を併用した独自の治療戦略
## リウマチ専門クリニックにチーム医療は不可欠

関節リウマチと診断がついたら、出来るだけ早く抗リウマチ薬による内服治療を開始する。同クリニックでは関節リウマチ患者の治療を行う上で、まずその人の目標を定め3ヵ月ごとに目標を到達しているかを確認し、到達していなければ違う治療を組み合わせるという方法をとっている。

3ヵ月後の効果判定で効果が不十分と判断した場合は、生物学的製剤の治療も選択肢の一つとなる。

生物学的製剤は現在7製剤が認可され、治癒・寛解・骨破壊の抑制など内服薬だけでは得られなかった治療効果が上がっている。

東院長は、「ここではすでに400人弱の患者さんに生物学的製剤を使用し、安心・安全をモッ

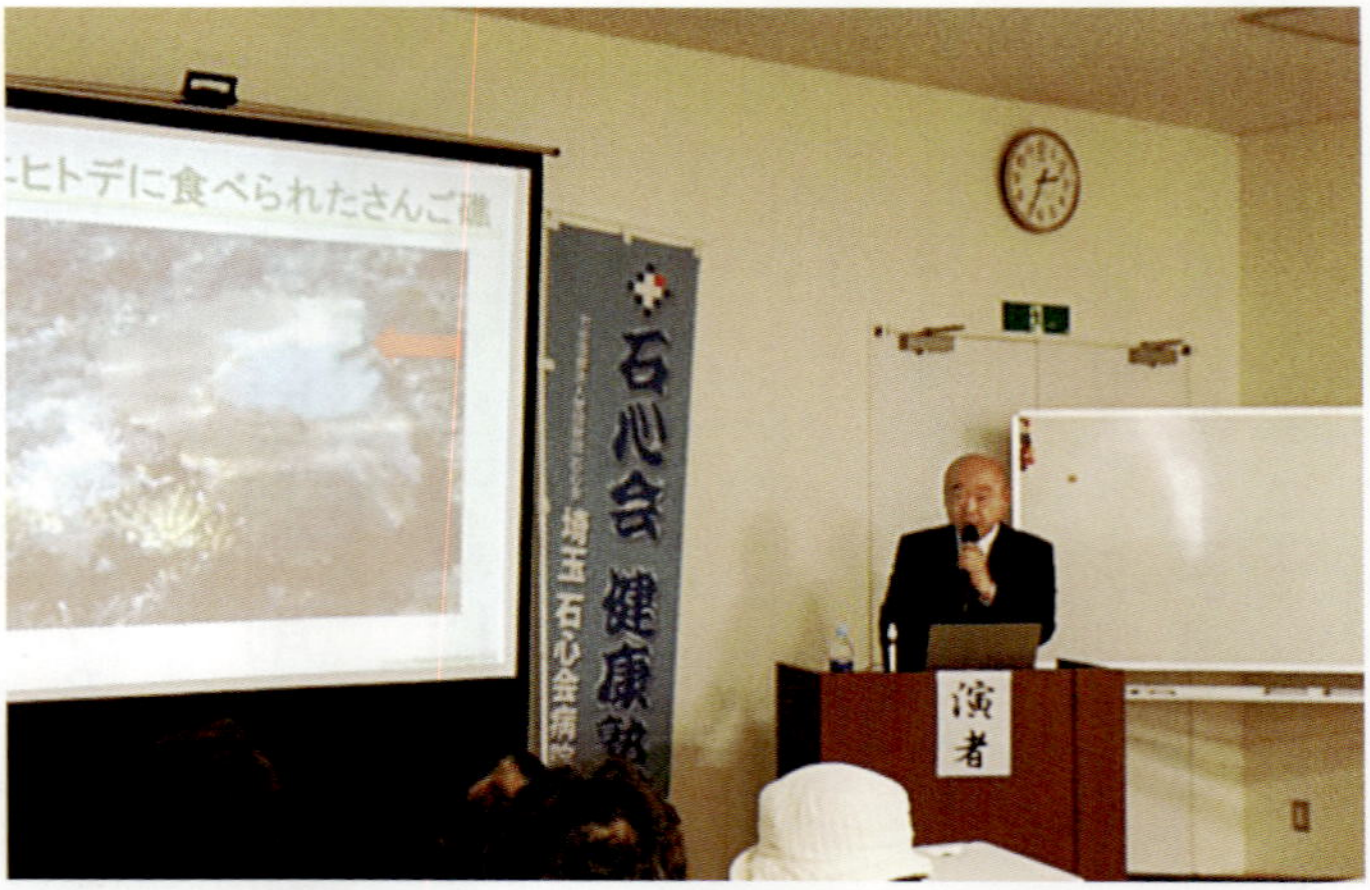

講演でリウマチの啓蒙活動をする東院長

トーに感染症などの合併症の管理を厳密に行いながら、高い治療成績を上げています。患者さんのライフスタイルに合わせ生物学的製剤の選択・導入・維持を行っています。寛解に入り生物学的製剤を中止する患者さんも多く、中には内服薬も中止して3年経過しても、全く症状の出ない方もおられます」と話している。

生物学的製剤と白血球除去療法（LCAP）を併用する独自の治療戦略でも素晴らしい実績が上がっている。白血球除去療法とは、関節炎によって活性化した白血球を除去することで炎症や痛みを抑えるもので、日本独自の治療法だ。関節リウマチに対しては保険適用となっており、大学病院で数ヶ所、関東のリウマチクリニックでは、あずまリウマチ・内科クリニックだけがこの治療法を日常診療に取り入れている。

同クリニックのもう一つの大きな特徴はチーム医療だ。

「すべてのスタッフがそれぞれの役割を果たしていくことで患者さんの状態を正確に把握し、症状や不安を少しでも解消することが重要だと考えています」

患者の症状や年齢、家族構成や生活様式などすべてを把握し治療を組み立てるには、患者が思った事を全部話せる環境が必要だ。

「治療を受けるのは患者さんであり、最終的には治療の成果を判断するのも患者さんです。それには治療に参画してもらい、本音を言ってもらえることが大切なのです」と東院長は言う。

患者、医師、看護師、理学療法士、薬剤師、放射線技師、事務スタッフの意見をすべて統合し、個々の患者に合った最適な治療を決定する、それが同クリニックの治療方針でもあり、また実践出来るようスタッフは日々努力している。

「患者さんの苦しみや痛みは一人ひとり違う。不安な気持ちでいっぱいの患者さんに寄り添いトータルに力強く支えていくことが私たちの使命だと思っています」ときっぱり話す東院長。

リウマチ患者は、『関節が変形してしまうのか？このまま寝たきりになるのでは？結婚や出産は出来るだろうか？治療の副作用は？治療は続けられるのか？』などの恐怖や不安に連日苛まれている。東院長はその不安や苦しみを医師やスタッフがしっかりと認識し、ケアすることが何より大切だと強調している。

## 24時間院長対応のリウマチコール、信頼はコミュニケーションの積み重ね
## あきらめず勇気をもって病気と向き合おう

あずまリウマチ・内科クリニックでは24時間院長が対応するリウマチコールも完備し、いつでも電話で患者の問い合わせに応えられる体制で一人ひとりに目を配っている。

「『こんなことを聞いていいのかな』と迷うような事が案外重要である場合も多いのです。電話

をかけやすい状態を作り、患者さんの疑問を解消すると共に、小さな変化を見逃さないようにしています」

またリウマチ治療に使う内服薬は種類が多い上、服薬の間隔もなかなか複雑なため服薬指導がかかせない。

そのため同クリニックでは看護師や薬剤師がかなりの時間をかけて飲み方の指導を行うと共に、経過観察の一環として残薬の調整や飲みやすい工夫も行っている。

関節リウマチに罹れば「怖い」、「どうしよう」と不安に陥りがちだが、次の3つのことを守れば不安を取り除くことができると東院長は断言する。

「まずリウマチ専門医を探して早く診察を受けること。次いで治療に積極的に向き合うこと。そして希望を捨てないことです。ネットの情報に惑わされないで主治医や看護師、リウマチのチーム医療スタッフとよく相談し、家族や職場や周りの協力を仰ぐことも大切です」

一方受け入れ側のクリニックは、患者を専門知識と技量をもって支えきるために、医療スタッフ全員がプロフェッショナルでなければならないとも言い切る。

まさにここはスタッフ全員がプロ意識を持ちチーム医療を実践しているリウマチクリニックなのだ。

「あきらめないで勇気をもって病気に向き合えば、きっと幸せと喜びがやってきます。希望を持って私たちと一緒に頑張りましょう」と力強く話す東院長。

「ＨＯＰＥＬＥＳＳ（絶望）からＨＯＰＥＦＵＬ（希望）へ」をキャッチフレーズに、先進医療に邁進する東院長の存在は、リウマチ患者の大きな希望と救いとなっている。

## PROFILE

### 東　孝典（あずま・たかのり）

昭和 35 年 8 月 16 日生まれ。日本大学医学部卒。同大学院医学研究科修了。同大学医学部入局。カリフォルニアＤＮＡＸ研究所留学。東京大学医科学研究所研究員。ヘリックス研究所研究員。平成 22 年にあずまリウマチ・内科クリニックを開業。医学博士。

**所属・活動**

日本リウマチ学会評議員・指導医・専門医。日本リウマチ財団登録医。
日本内科学会認定内科専門医。

## INFORMATION

### あずまリウマチ・内科クリニック

**所在地**　〒 350 - 1305　埼玉県狭山市入間川 1 - 3 - 2
スカイテラス商業施設棟 3F
TEL 04 - 2900 - 1155　FAX 04 - 2900 - 1156
E-mail: info@azuma-rheumatology-clinic.jp
URL http://www.azuma-rheumatology-clinic.jp/

**アクセス**　● 西武新宿線　狭山市駅より徒歩 1 分

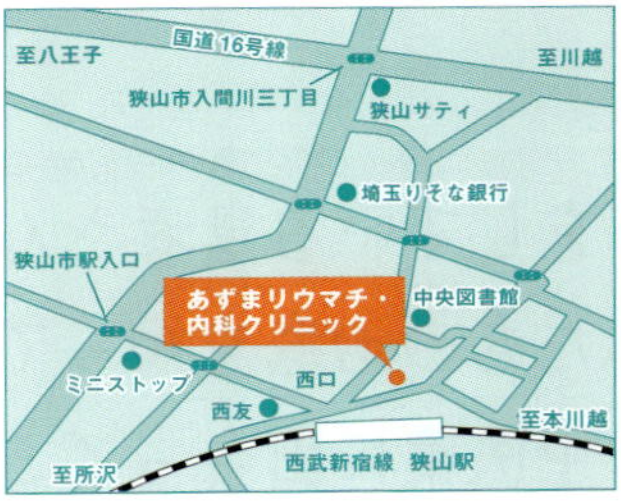


**設立**　平成 22 年 4 月

**診療科目**　リウマチ科・内科・整形外科・リハビリテーション科・アレルギー科

**診療時間**　(火-木) 9 : 00 - 12 : 30　15 : 00 - 19 : 00
(土) 9 : 00 - 12 : 30　15 : 00 - 18 : 00
(日) 9 : 00 - 12 : 30
予約優先
休診日　月曜・金曜・祝祭日・日曜午後休診

信頼の主治医 名医

# 中医薬によるアトピー性皮膚炎治療のパイオニア

## 日本全国のアトピー性皮膚炎で苦しむ患者を救済する

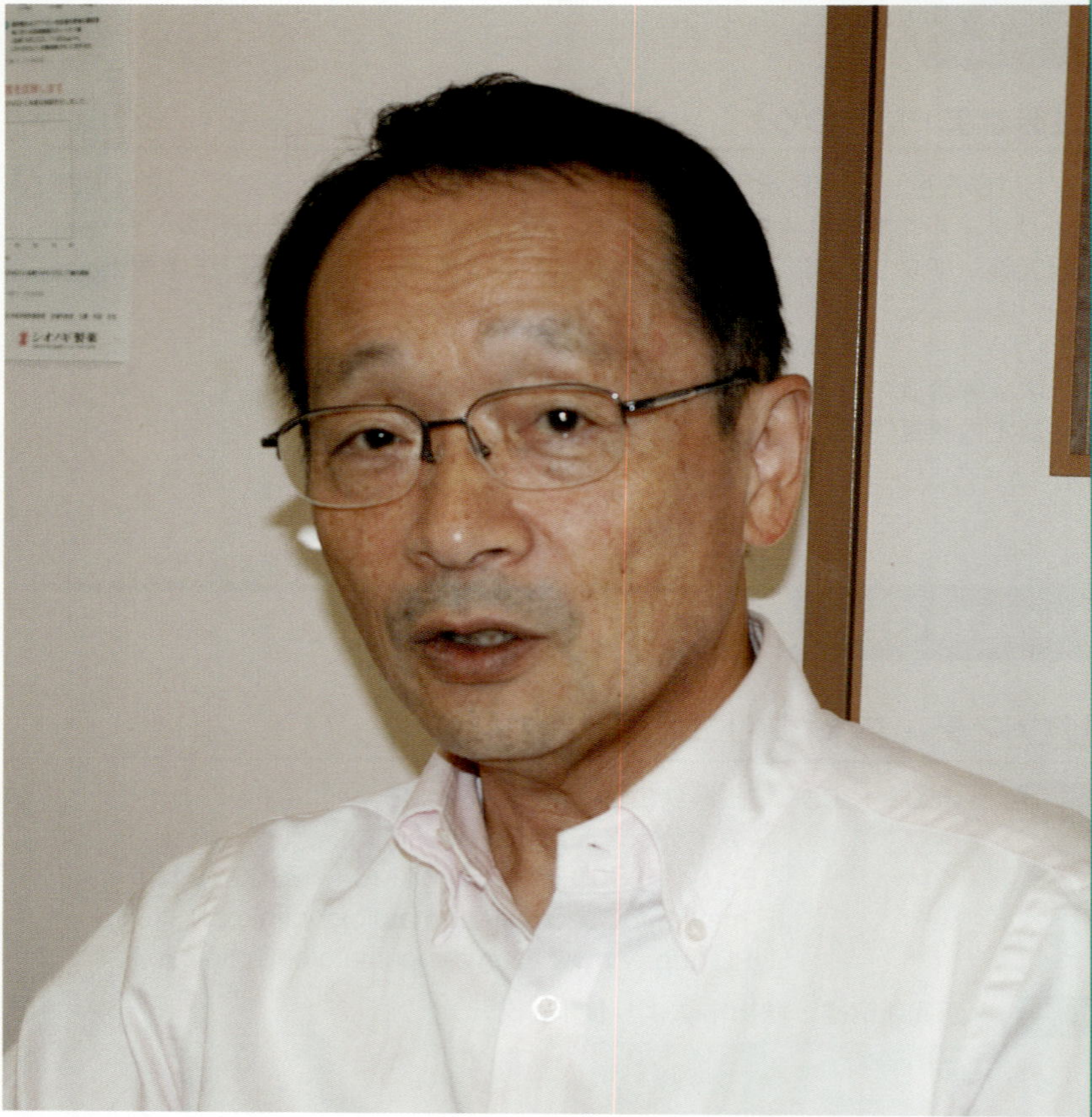

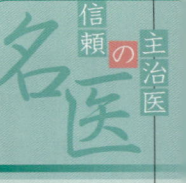

「いまも苦しい思いをしている患者さんに、ひとりでも多く私たちの治療を知って頂きたいと思います。中医薬に出会ってこんなに楽になりました、と言う患者さんの笑顔を見ることが何よりの喜びです」

Doctor Who Can Rely On Interview

医療法人社団 爽治会 イワサキクリニック

総院長 **岩崎 純夫**

アトピー性皮膚炎の「アトピー」とはギリシャ語の「不特定な場所」を意味する「アトポス」に由来している。この言葉が示すように、アトピー性皮膚炎は、はっきりとした原因が分かっておらず、このため決定的な治療法が確立されていない。

我慢ならない激しい痒み、皮膚の乾燥、強い炎症など、身体的にはとてもつらい症状を発現する。そして、精神的にも強い苦痛を伴う。

一時期、アトピー性皮膚炎患者が急増して身体的負担、精神的苦痛に耐え切れず自殺を図るケースがあり、社会問題化したこともあった。

一般的にはステロイド（副腎皮質ホルモン）外用薬で強い痒みを抑制するという治療が行われるが、長期間にわたり大量のステロイド剤を使用することから、強い副作用を発症するなどの問題点も指摘されている。

こうした一方、ステロイド剤を使わず、中医薬によるアトピー性皮膚炎の治療で実績を上げている、医療法人社団爽治会イワサキクリニックが注目を集めている。

イワサキクリニック総院長の岩崎純夫医師は、独自に開発した中医薬による治療で多くのアトピー性皮膚炎患者を耐えがたい苦悩から救済している。

## 李頌華氏との出会い。中医薬顧問に招聘
## 中医薬によるアトピー性皮膚炎治療薬を研究開発

医療法人社団爽治会は、昭和28年島根県江津市に国沢病院（現国沢内科医院）を開院したときにその歴史が始まる。昭和52年に法人化し、国沢内科医院と出雲市の出雲医院の2医療機関を運

営し、内科系病院として地元を中心に地域医療に貢献してきた。

岩崎純夫総院長は島根医科大学（現島根大学医学部）を卒業、同大学付属病院放射線科に勤務した後、昭和62年に国沢病院に勤務し、平成7年に院長に就任した。

内科医として幅広く精力的に診療活動に取り組み、リウマチなどの膠原病や自己免疫疾患の治療にも力を注いでいた。その頃、リウマチの治療研究を通して、当時島根医科大学に研究生として来日していた李頌華氏（医療法人社団爽治会中医薬顧問）と出会った。

李頌華顧問は中国広州中医薬大学大学院を修了し、恩師の陳紀藩教授（現広州中医薬大学名誉教授）が研究開発した「通卑霊」というリウマチ治療薬を紹介し、共同研究するため島根医科大学に留学していた。

「その頃、アトピー性皮膚炎という病気で悩み苦しんでいる患者さんが余りにも多いのに驚きました。当時、中国にはアトピー性皮膚炎という疾患は少なく、あまり知られていませんでしたが、リウマチと同じ免疫性の病気であることから、何かいい治療法があるのではないか、と考えていました」と李顧問は当時を振り返る。

いったん広州市に帰った李顧問は日本での研究成果が認められ、広州中医薬大学の助教授になって再度特別優待留学生として島根医科大学に戻った。

その時島根医科大学学長から「優秀な医師である李先生をこのまま中国に帰すのは非常に残念。李先生も日本に残ってアトピー性皮膚炎治療の研究を希望されているようなので、是非日本に残っていただければどうでしょうか」との誘いを受けた。

学長からのこの提案を受け、院内で検討したところ、「西洋薬にある限界も感じていたし、中医薬には興味がある」、「中医薬、漢方薬は奥が深く、これからのテーマにできる」、「李先生に指導してもらい、共同研究できるなら」という意見が多く、中医薬顧問として招聘することに決した。

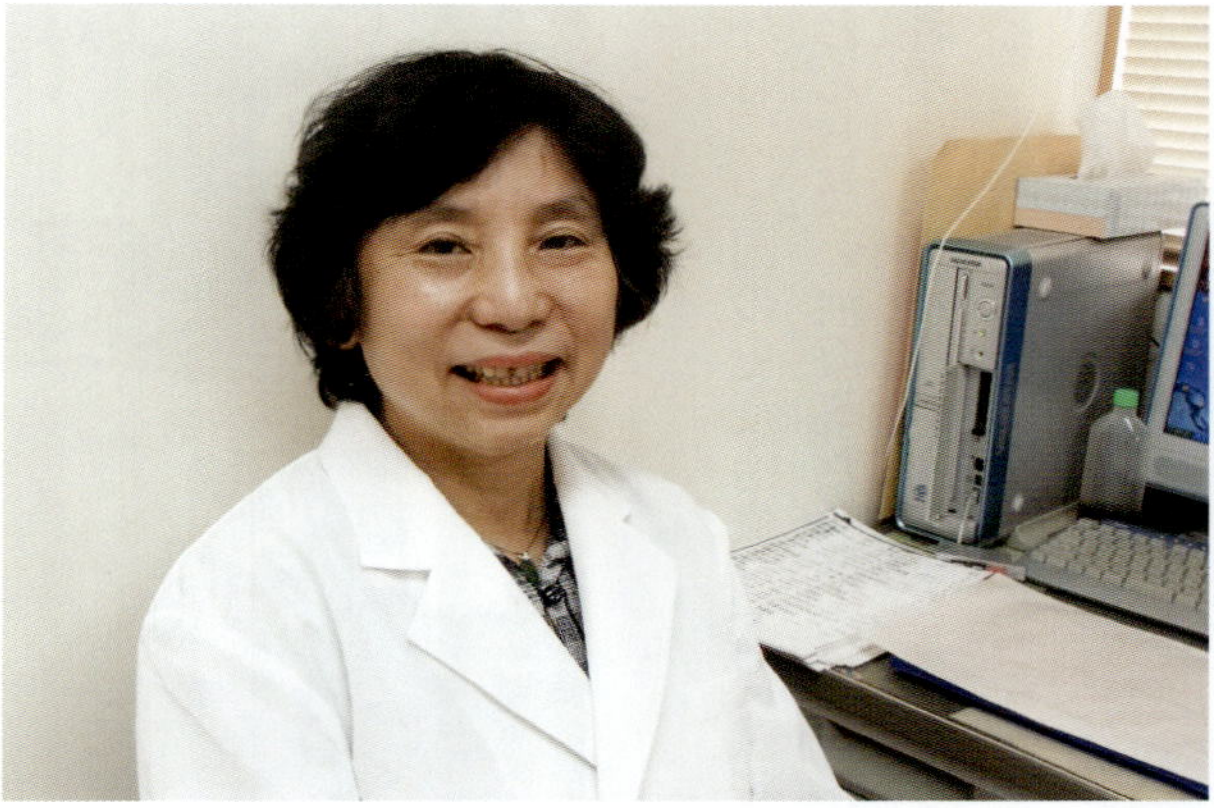

爽治会グループのアトピー性皮膚炎治療薬の研究は、李頌華顧問との出会いから始まった

平成8年のことである。

こうして、ステロイドや免疫抑制剤を使わない中医薬によるアトピー性皮膚炎治療薬の研究開発が始まったのだった。

## 「中医薬」は中医学の発展とともに今も進化する薬剤 植物薬が1万1146種もの幅広い中医薬

一般に日本では中国から伝わった薬を「漢方薬」と称するが、李顧問は「漢方薬」と「中医薬」とは若干異なるという。

「『中医薬』とは、約2700年余り前から中国の伝統医学に扱われている薬の総称です。中国での漢方薬はその字の通り漢の時代に使われていた薬のことです。日本で言われる『漢方薬』は、中国から日本へ漢方医学（東洋医学）が輸入され、日本独自に発展し今日に至るものです。中国で独自に発展した漢方医学は中医学と言い、その薬のことを『中医薬』と言います」

つまり「中医薬」というのは中医学の発展とともに今も進化している薬剤である、というのだ。

「20世紀後半以降、中国では更なる現代科学技術の導入に伴い、『中医薬』も大いに飛躍発展を遂げています。最初の『神農本草菂』に記載された365種から、明代の『本草綱目』では

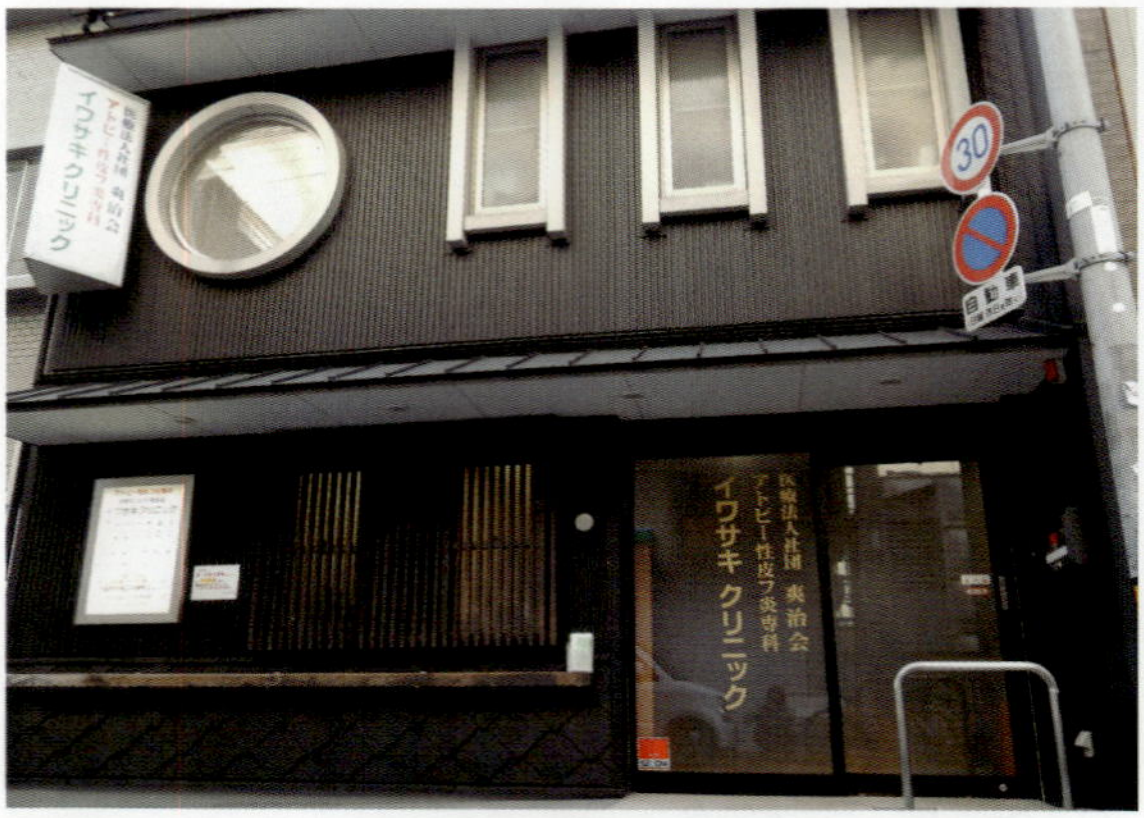

中医薬でアトピー性皮膚炎を治療する
イワサキクリニック大阪

1892種、近年の『中薬学』になると、植物薬が1万1146種あり、病気の治療における薬草の選択範囲は大いに広がっています」と説明する。

また、中医薬の製造法にも現代の進んだ科学技術を導入し、薬効成分を分子レベルで抽出するなど、最先端の手法を採用している。

昔からの煎じ及び粉砕などの伝統製造方法に比べると効果効力が飛躍的に向上している。治療法としても内服、外用だけでなく、筋肉、静脈注射等にも対応できるようになっている、という。

こうした進化する中医薬の特性を活かして岩崎総院長と李顧問は、島根医科大学薬理学教室と広州中医薬大学の協力を得て、中医薬によるアトピー性皮膚炎の治療薬を完成させた。

独自に開発したこの治療薬は、現代中医薬を研究、配分し、中国の免疫治療を基に試行錯誤を重ね、改善改良の結果、極めて効果が高く、副作用がほとんどない治療薬だ。このころから爽治会は、このステロイド剤を使わない中医薬で、アトピー性皮膚炎の治療を本格的に開始した。

## 内服薬による自己免疫力の調整でアトピー体質を改善
## 中医薬でアトピー性皮膚炎を発症しない身体づくり

岩崎総院長は国沢内科医院と出雲医院の両医院で、中医薬によるアトピー性皮膚炎を治療を行った。その治療方針が優れているのは、ひとつに内服薬により自己免疫力を調整することを基本にしていること。つまり、アトピー性皮膚炎体質の改善だ。

中医薬の内服治療は即効性に劣るが、紫根（シコン）等の薬草は副作用が少なく、大量の臨床症例で、皮膚炎治療に有効との報告がなされている。

また、中医学では血液の流れが悪くなったら、新陳代謝が悪化し、老廃物がたまり、皮膚に良くないと考える。当帰（トウキ）等の薬草は瘀血（おけつ）を除き、皮膚の微小循環を改善し、バリア機能も回復する。こうした成分を用いて、アトピー性皮膚炎を発症しない身体づくりを基本としているのだ。

外用薬は、抗炎症及び乾燥肌の修復を目的としている。アトピー性皮膚炎は強い痒みのため、掻く、皮疹の悪化、痒みの増悪という悪循環になる。そこで、薄荷（ハッカ）等は鎮痒作用があり、外用剤に入れると、清涼感を与え、痒みを遮断する。止痒効果が強く、即効性にも富む。

また、アトピー性皮膚炎では皮膚感染症を合併発症するケースが多いのだが、中医薬は抗炎症抗アレルギーを持つだけでなく、抗菌抗ウイルス作用を持つものもあり、感染症の予防にも役立てている。

岩崎総院長と李顧問は、この二つの基本方針のもとに、患者の症状を丁寧にヒアリングし、症状、血液検査の科学的データを基に診断していく、西洋医学的な考え方と中医薬を融合させた新しい治療法を確立していった。

## ＴＶの報道特集に取り上げられ遠来から多数の患者が訪れる東京、大阪の大都市でアトピー性皮膚炎治療のクリニックを

岩崎総院長はアトピー性皮膚炎に悩む患者を一人でも多く、そのつらい苦しみから解放しようと、独自開発の中医薬での治療を地道に実践した。こうした診療姿勢や中医薬の効果の評判が高まり、島根県内はもちろん、隣接県、遠く全国各地から多くの患者がアトピー治療に訪れるようになった。

そんな時、ＢＳＳ山陰放送が自社のテレビ報道番組「テレポート山陰」で「中医薬によるアトピー治療の現在」と題して爽治会のノンステロイド治療法を取り上げた。実際に、ひどいアトピーに苦しむ3歳の児童を岩崎総院長が治療していく様子を丁寧に取材し、3か月で完全に完治した様子を詳細に報道したドュメント番組だった。

この放送がアトピー性皮膚炎の治療を求めて遠方からの来院者の増加に拍車をかけた。こうして来院する患者たちから大都市に診療拠点を作って欲しいという声が高まり、爽治会は平成17年に大阪市中央区にアトピー性皮膚炎を専門とするクリニックとして「イワサキクリニック大阪」

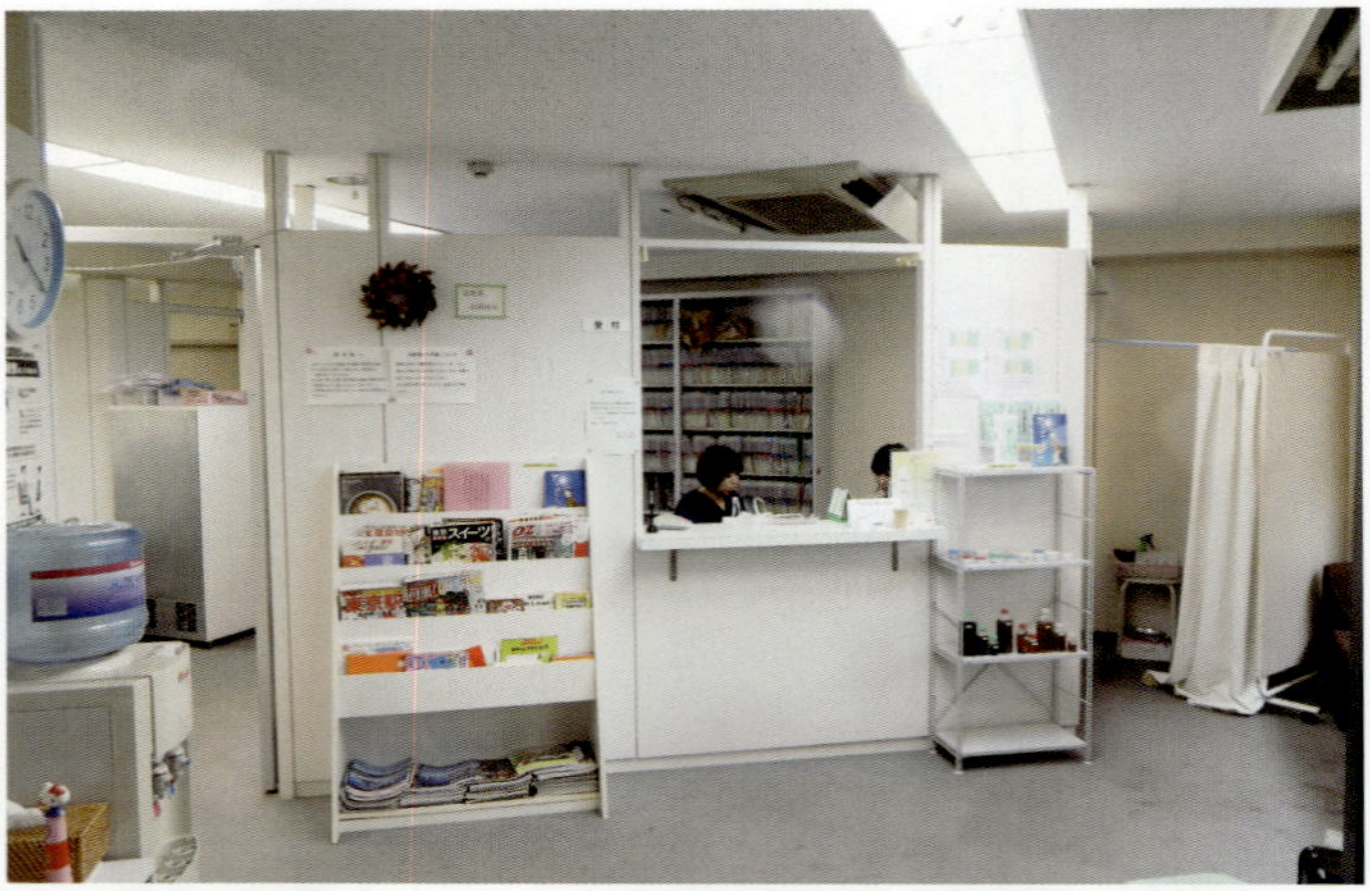

高い効果を上げる中医薬治療を求めイワサキクリニック東京にも多くの患者が

の開院に踏み切った。

さらに、東日本地域からの患者に対応するため、翌18年には東京都千代田区に「イワサキクリニック東京」を開院した。これらのクリニックはアレルギー科単科クリニックとし、アトピー性皮膚炎患者の治療だけに専念している。

これまで、国沢内科医院と出雲医院で培った中医薬による治療を踏襲しているが、よりアトピー性皮膚炎に焦点を絞って効果の高い治療を行っている。

「アトピー性皮膚炎にならない体質を作るための中医薬の内服薬は4種類あります。皮膚の保湿や浸透性などを高め、止痒効果の高い外用薬が14種類あります。これらを患者さんの体質や症状に合わせて判断し、組み合わせを決め、処方量も増減させています」と岩崎総院長は説明する。

アトピー性皮膚炎は、遺伝因子や自然環境の悪化、食物、掻破（かゆいところをかいて皮膚を傷つけること）、化学的刺激、ダニ、ほこりなどが発症、症状悪化の原因と考えられている。思春期以上や高齢者ではストレスも要因とされ、近年はアトピー性皮膚炎に悩む人が増えている、という。

「いまも苦しい思いをしている患者さんはひとりでも多く私たちの治療を知って頂きたい、と思っています。中医薬に出会ってこんなに楽になりました、と言う患者さんの笑顔を見ることが、この治療を始めてからの何よりの喜びです」と岩崎総院長は笑みを浮かべる。

## 身体の内面から免疫力を高める効果的な中医薬内服薬
## 新中医薬処方「複方苦参」の治療効果97％を論文で発表

イワサキクリニック大阪、イワサキクリニック東京を含め国沢内科病院、出雲医院の爽治会グループで使用している中医薬は、中国、アメリカ、日本、EUで国際特許を取得している。アトピー性皮膚炎は免疫性の病気であり、症状のある皮膚表面に外用薬を塗って改善したように見えても根本的な治療にならない。従って身体の内面から免疫力を高める中医薬の内服薬がより効果的なのだ。

爽治会グループが使う新中医薬処方「複方苦参」の治療効果は、それまでの臨床症例を検証し、平成16年の日本炎症・再生医学会の学会誌に有効率が97％という論文を発表している。

岩崎総院長は、「私たちが使っている治療薬は中医薬成分を使用して独自に開発したものです。従って中国にもありません。最近中国でもアトピー性皮膚炎が増えてきており、爽治会の治療薬を使わせて欲しいという依頼が来ています。これからも爽治会グループで中医薬の研究を続け、免疫性の難病の治療に活かしたい」と胸を張る。

そして、「今後、中医薬など東洋医学が目指す道は、西洋医学で解明されている病気ではなく、まだ解明されていない『難病の治療』だと考えています。西洋の医療技術で病根を見つけ出し、中医薬で治療する『中西併用治療』で難病の治療に取り組んでいきたい」と意欲的に語る。

医療法人社団爽治会グループは、つらいアトピー性皮膚炎に苦しむ患者をひとりでも多く解放しようと診療拠点の全国展開を志向している。さらに、中国、アジア、欧米地域からの治療法への問い合わせにも対応し、多くのアトピー性皮膚炎をはじめとする免疫性難病の治療克服に想いを馳せている。

## PROFILE

### 岩崎 純夫（いわさき・すみお）

昭和 60 年島根医科大学卒業。島根医科大学付属病院放射線科勤務。同 62 年医療法人社団爽治会国沢病院（現国沢内科医院）勤務。平成 7 年医療法人爽治会国沢病院（現国沢内科医院）院長就任。平成 17 年イワサキクリニック大阪開院。同 18 年イワサキクリニック東京開院。イワサキクリニック総院長。

### 李 頌華（り・しょうか）

中華人民共和国広州市出身。中国広州中医薬大学卒業。同大学大学院修了。国立島根医科大学（現島根大学医学部）に留学。

**所属・活動**

中国広州市海珠区中医病院内科研修医、助手。中国広州市中医薬大学内科助教授、客員教授。

医療法人社団　爽治会中医薬顧問。国立島根大学医学部薬理学教室外国人研究生。

島根くにびき学園健康福祉専門講座講師

## INFORMATION

**医療法人社団爽治会**　URL http://www.soujikai.jp

### イワサキクリニック大阪

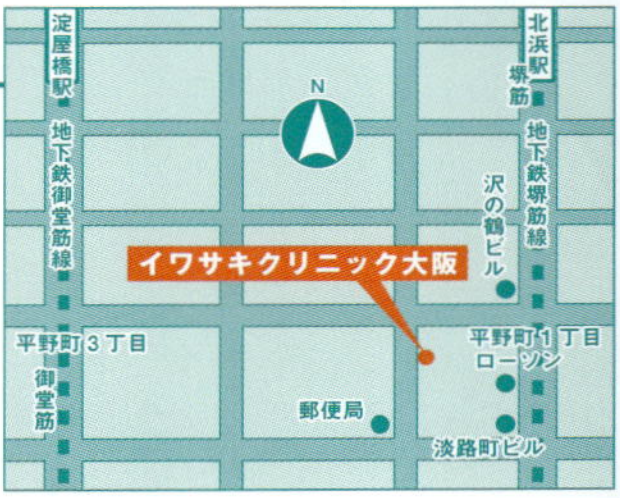


**所在地**　〒 541－0046　大阪市中央区平野町 2－2－2
TEL 06－6201－2525　FAX 06－6201－3535

**アクセス**
- 地下鉄御堂筋線　淀屋橋駅下車
  11 番出口より徒歩 10 分
- 地下鉄堺筋線　北浜駅下車
  5 番出口より徒歩 5 分

**診療時間**　水・木（11：00－13：00　15：00－18：00）
金（9：00－13：00）　土（9：00－14：00）
第 1 日曜（9：00－13：00）　休診日（日・月・火・祝日）

### イワサキクリニック東京

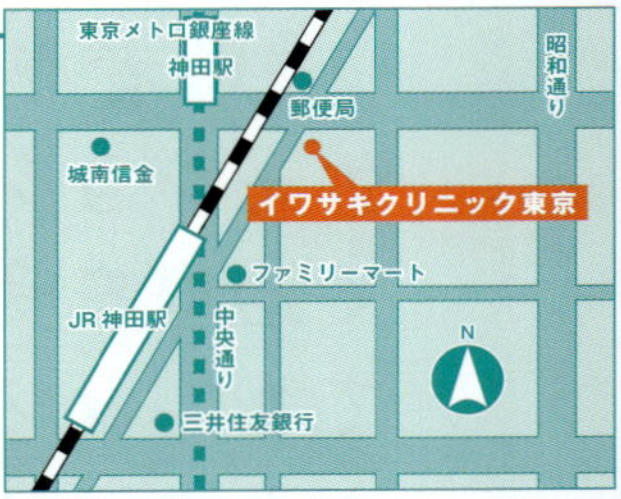


**所在地**　〒 101－0044　東京都千代田区鍛冶町 2－9－5
東園ビル 3F
TEL 03－3256－0055　FAX 03－3256－0033

**アクセス**
- JR 山手線・中央線・京浜東北線　神田駅下車
  東口出口より徒歩 2 分
- 東京メトロ銀座線　神田駅下車
  3 番出口より徒歩 2 分

**診療時間**　火（10：00－13：00　15：00－18：30）
金（10：00－12：30、第 1 金のみ－20：00）
土（10：00－14：00）　休診日（日・月・水・木・祝日）

### 出雲医院

**所在地**　〒 693－0007　島根県出雲市駅北町 5－1
TEL 0853－30－6060　FAX 0853－30－6100

### 国沢内科医院

**所在地**　〒 695－0021　島根県江津市都野津町 1972 番地 1
TEL 0855－53－0324　FAX 0855－53－2298

信頼の主治医 名医

# 患者との信頼関係を大切に歩み続けて30数年

## 現代病であるアレルギー性鼻炎・花粉症の専門家

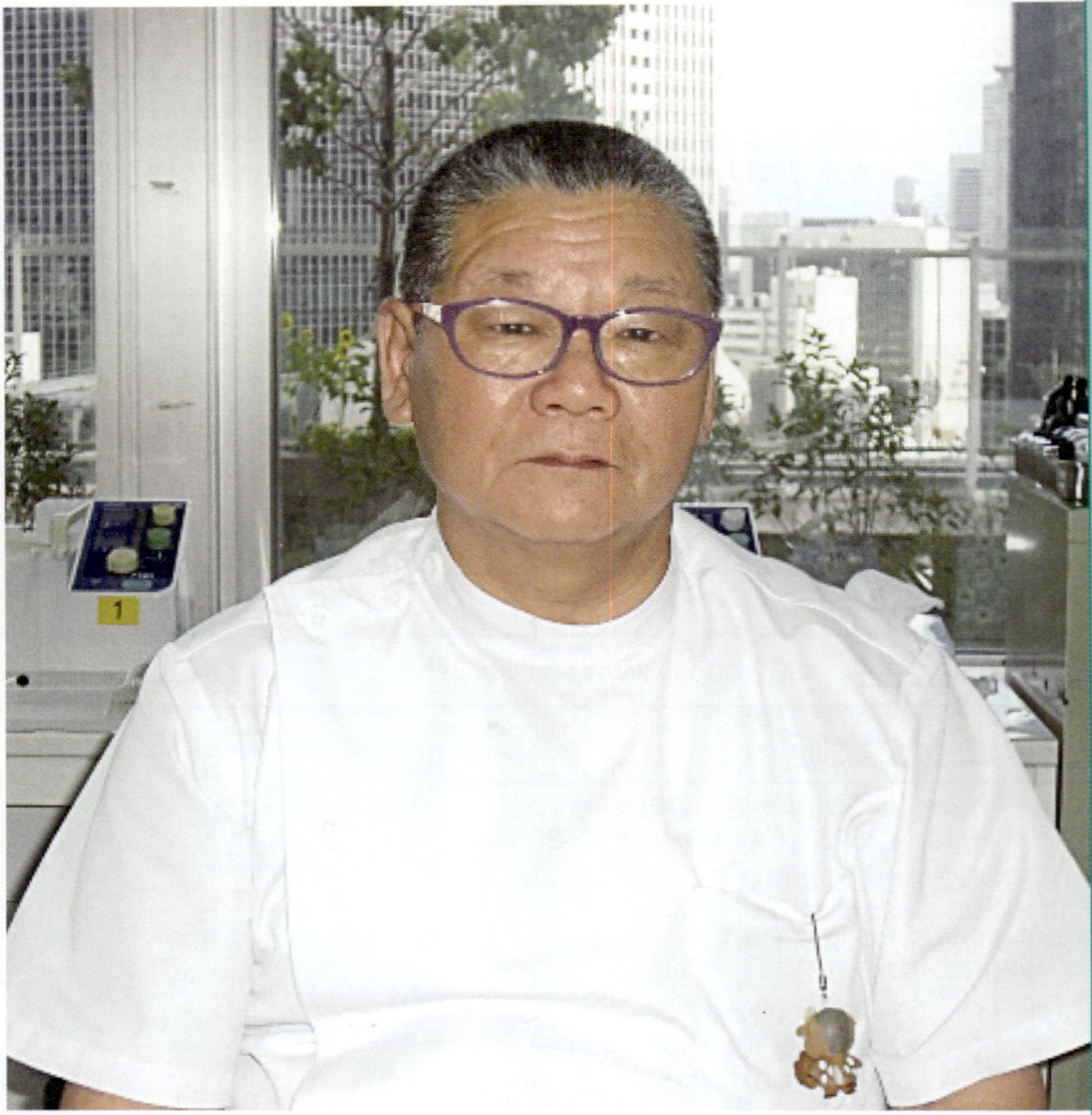

「患者さんと豊かなコミュニケーションを築いて、『この医院で治療を受けて良かった』と思ってもらえるように、これからも全力を振り絞っていきます」

Doctor Who Can Rely On Interview

大橋耳鼻咽喉科・アレルギー科医院

院長 **大橋 淑宏**

近年、マスメディアなどでよく取り上げられる「現代病」とは一体どういうものなのか。端的に言えば現代の生活習慣や様式、環境が過去と比較して異なるために発症する病気のことだ。代表的なものとして「うつ病」などの精神疾患が挙げられる。さらに最近とくに著しく増えているのは、花粉症、アレルギー性鼻炎、気管支喘息、アトピー性皮膚炎などのアレルギー性疾患だ。軽症のものから入院治療を要する重症の気管支喘息などの重症のものも含めると、実に日本人の約3分の1がアレルギー性疾患に罹患していると言われる。

アレルギー性疾患が急増した理由として、現代人をとりまく生活環境が大きく変わったこと、欧米化に偏ってしまった食生活の変化や、大気汚染を始めとしたさまざまな環境汚染、都市化にともなう現代社会のストレスの増加などが挙げられる。

こうした中で大橋耳鼻咽喉科・アレルギー科医院の大橋淑宏院長は、長年アレルギー性鼻炎・花粉症の治療に真正面から取り組んできた。

大橋院長は大阪市立大学医学部を卒業。同大学院医学研究科博士課程を修了し、大阪市立大学医学部（耳鼻咽喉科学教室）助手。米オハイオ州立大学留学後、大阪市立大学医学部（耳鼻咽喉科学教室）講師、助教授を歴任した。

この間多くの論文を国内外で発表し、石切生喜病院副院長としてキャリアを積み、平成24年8月大阪市北区梅田の大阪ステーションシティに大橋耳鼻咽喉科・アレルギー科医院を開院した、アレルギー性鼻炎・花粉症治療の第一人者である。

JR大阪駅直結、地下鉄梅田駅からもすぐという交通至便な場所にある大橋耳鼻咽喉科・アレルギー科医院には、花粉症やアレルギー性鼻炎などに悩む患者が足繁く訪れている。

## 今や国民の4分の1以上が「スギ花粉症」に悩まされている
## ライフスタイルに合わせた薬剤選択が大切

花粉症の中でも日本で最も多いのが「スギ花粉症」で、2500万人もの人が患っているといわれている。スギ花粉が飛散する2月から4月の間にスギ花粉症の患者は急増し、新聞やテレビ、インターネットなどでは地域ごとに毎日のスギ花粉飛散情報が報じられている。

花粉症の治療法は「免疫療法」の他に、「抗原回避・除去」、「薬物療法」、「手術療法」などの治療法がある。

抗原回避・除去というのは文字どおり、花粉にできるだけ触れないようにすることで、花粉の飛散時期にはなるべく外出を控えるとか、外出時には花粉のつきにくい素材の上着や花粉カット機能のあるマスク、ゴーグルなどを着用する、室内では空気清浄機を使い、洗たく物も室内に干す、などの工夫をすることだ。

「薬物療法には、抗ヒスタミン薬、抗ロイコトリエン薬、鼻噴霧用ステロイド薬（ステロイド点鼻とも言い、体に吸収されることがほとんどないので副作用も心配ない）を組み合わせて用います。症状のタイプや程度に応じて組み合わせることが重要で、そこが医師の腕の見せ所です」と大橋先生は強調する。

また、理想的な薬物療法は、「初期療法」と呼ばれる治療法で、花粉が飛び出す約2週間前から予防効果のある薬を用いる方法だ。初期療法に用いる薬は「第2世代抗ヒスタミン薬」が中心になる。

花粉症の症状（くしゃみ、鼻水、目のかゆみなど）の多くは、ヒスタミンという体内物質によっ

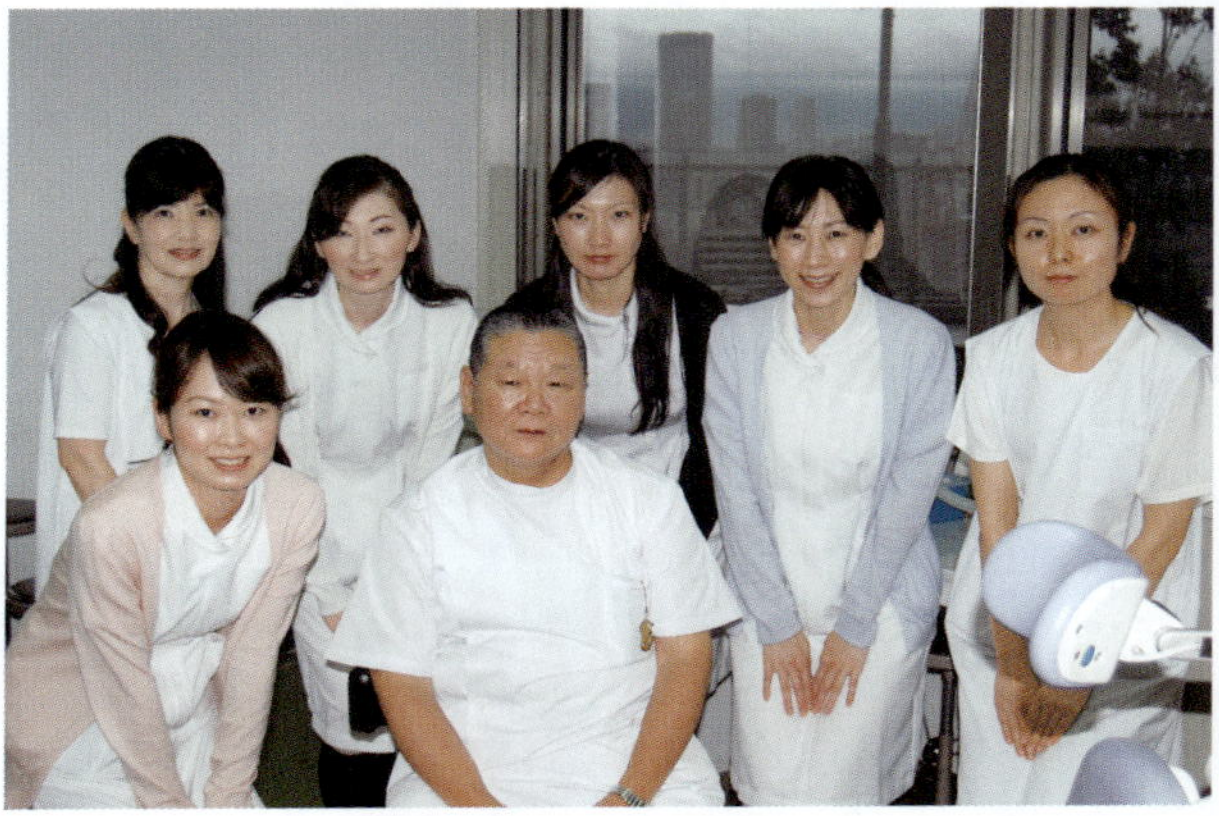
気さくなスタッフ達が患者の心を和ませる

て引き起こされ、そのヒスタミンの働きを早い段階からおさえるのが初期療法の目的だ。この方法で症状の出現を遅らせたり、軽くしたりすることが可能になる。
ただし、最近の第2世代抗ヒスタミン薬は副作用が少ないとはいえ、眠気やだるさ、仕事や勉強の効率に影響が出ることもあるので、ライフスタイルに合わせた薬剤選択が大切だ。

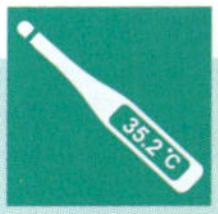


## 花粉症の唯一の根治療法といわれる免疫療法
## 根治を切望する患者が全国各地から訪れる

一般的に、スギ花粉症は治らないと諦めている人が多いが、決してスギ花粉症は治らない病気ではない。「諦めないでほしい。スギ花粉症は治せる病気です」と大橋先生は言う。ただし、完治させるための治療を受ける必要がある。それが免疫療法だ。

日本耳鼻咽喉科学会認定専門医である大橋院長のもとには、スギ花粉症を根治したいと切望する患者が近畿各地はもとより、全国各地からも訪れる。

「免疫療法というのは、アレルギーの原因となる物質（アレルゲン）を徐々に体内に入れてアレルゲンに対するアレルギー反応をストップさせる方法で、アレルギー疾患全般に効果があります。

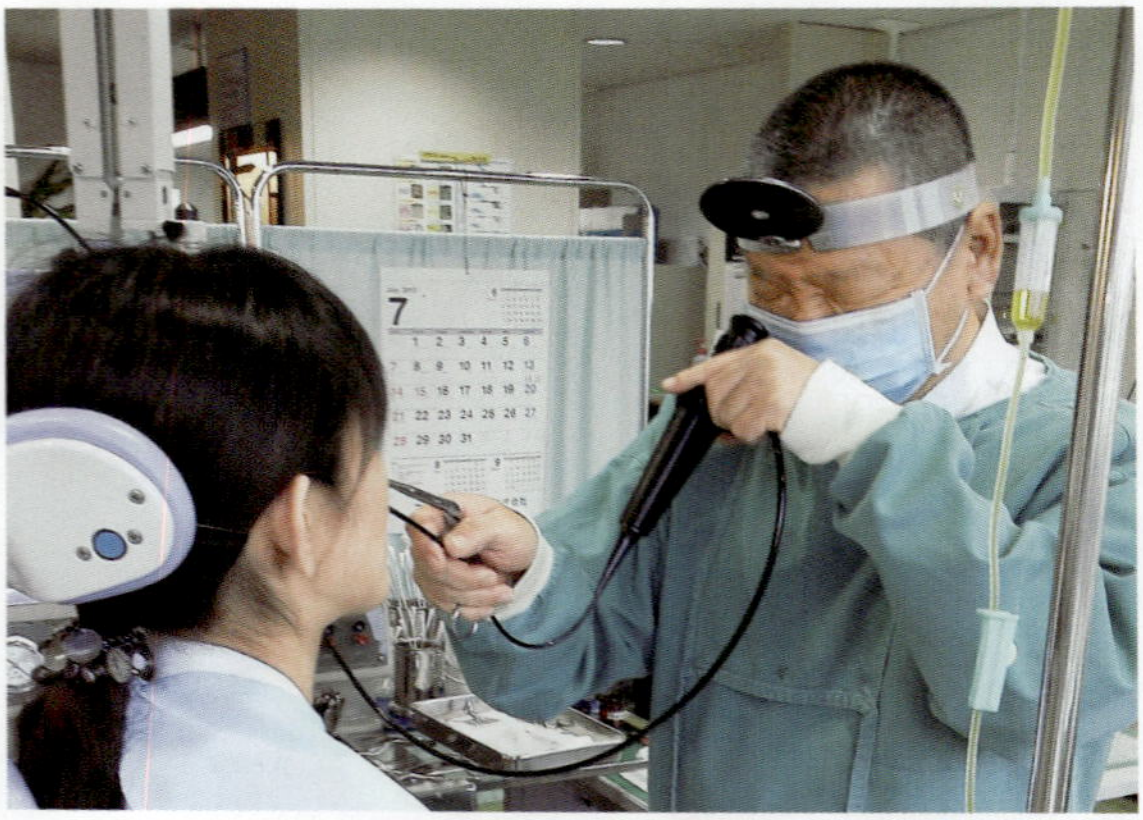
アレルギー性鼻炎、花粉症の治療に全力投球する

例えばスギ花粉症の場合には、最初に体に安全な低濃度のスギ花粉を含んだ医療用の注射液を注射します。その後反応を見ながら徐々に注射量を増やして、スギ花粉に対するアレルギーを根絶させようとする治療法です」と大橋院長は説明する。

週1回の通院で早い人だと3カ月程度で効果が現れる。約1年後からは月1回の通院頻度になるが、スギ花粉症を完全に治そうとするならば、5年以上の継続治療が必要なので、その間根気よく通院を続ける強い意思が求められる。

「ただし免疫療法はすべての患者さんに効くというものではありません。100人中3～4人は効かない人がいます。6年程度の免疫療法で3分の1以上の患者さんは完治して、その後は病院に行く必要もなくなります。完治しなくても、大半の患者は薬なしで花粉シーズンを快適に過ごせます。しかし、専門家が治療していても2000回に1回ぐらいの確率で、命に関わるほどのショック症状が起きることがあります。技術と経験を要する治療法なので、免疫療法を行える施設も医師も限られていて、どこの病院でも実施できるというわけにはいきません」と大橋院長は指摘する。

「免疫療法は若い女性には特に薦めたい治療法です」と話す大橋院長。最近の抗アレルギー薬の安全性は高いが、妊娠している女性には好ましくない。その点、免疫療法は化学物質を用いないので、妊娠している時期にも胎児に影響を及ぼさないためだ。

また、スギ花粉症はある日突然発症するのではないそうだ。発症までに数年間の準備期間があり、その段階で免疫治療を受ければ、スギ花粉症になる芽を摘むことができるという。

「スギ花粉症は遺伝性の病気なので、家族にスギ花粉症の人がいる場合には、この準備期間に免疫療法でスギ花粉症の芽を摘むようにしています」と、大橋院長は語る。

## ショック症状を起こさない免疫療法「舌下免疫療法」期待の治療法メディアから注目、将来は保険適用へ

大橋院長は、これまでに四千人から五千人もの患者の免疫療法に携わってきた。この経験から一般的なイメージに反して、実際にはスギ花粉症よりダニアレルギーの方が多いと指摘する。

「症状の原因は何なのか、どういう種類のアレルギーなのかを見分けることが重要です。原因と症状を明確にして、患者さんのニーズに合わせた治療方法をよく検討し、納得の上で治療を行う事が大切です」と強調する。

患者の体内に注射するこれまでの免疫療法は、注射の痛みを伴い、長期間に及ぶ定期的な通院、そして低頻度とはいえショック症状の発生する危険性などの問題があった。しかし、最近の研究成果として、ショック症状を起こすことなく効果のある免疫療法が開発されて注目されている。

「舌下免疫療法という療法で、舌下から抗原注射液を吸収させるというものです。注射で一気に身体に入れるのではなく、時間をかけてゆっくり体内に入っていくことで、全くショック症状の心配がないことがわかってきました」

大橋院長が説明するように、ショック症状の心配がない舌下免疫療法の出現は患者にとって非

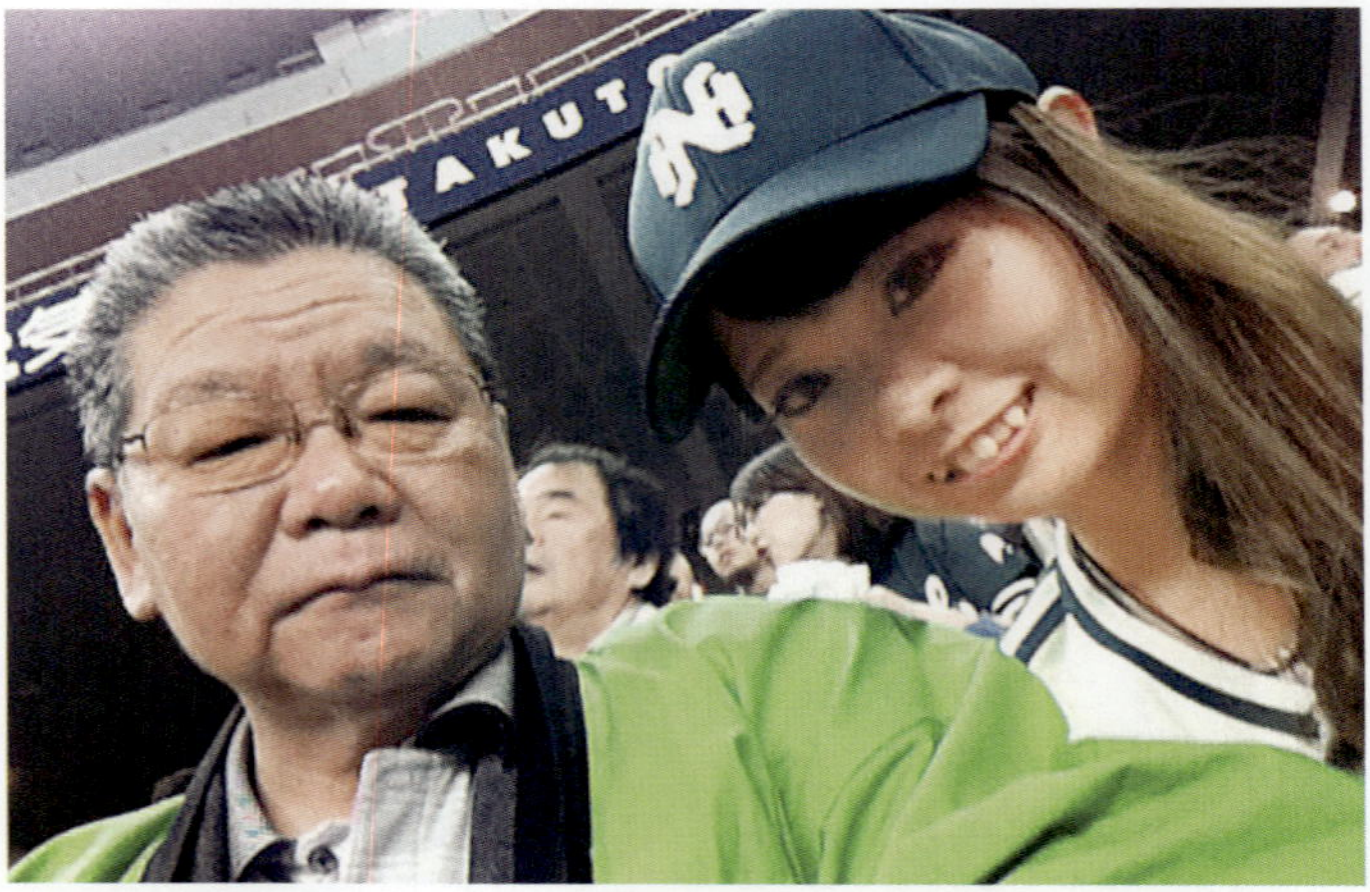

愛娘と趣味の野球観戦を楽しむ大橋院長

常に大きなメリットだ。舌下法でも専門家の管理・指導が必要だが、家でもできるので頻繁な通院は不要になる。

ただ、通院の回数は注射による皮下免疫療法に比べて大きく減少するが、治癒するまでの期間はこれまでと変わらず年単位での治療が必要だといわれる。

## アレルギーは一つの全身疾患と考えた対処が必要
## 「環境」と「生活習慣」の改善で健康的な暮らしを

舌下免疫療法を希望する患者は、自分がスギ花粉症に罹っているのかどうか、また免疫療法に適応するかどうかの診断が必要となる。

現時点で舌下免疫療法は自由診療のため治療費は高額となる。治療期間は長期に及ぶため費用対効果を考えなければならない。

「いずれにしても舌下免疫療法は、苦痛の少ない手軽で効果的な治療法です。近い将来、平成26年初頭にも健康保険の適用が認められる方向で論議が進んでおり、一日も早い認定が待たれます」と大橋院長は熱っぽく語る。

アレルギーを引き起こす原因は「遺伝」「環境」「生活習慣」の3つが考えられる。なかでも最近影響力を増しているのが「環境」と「生活習慣」だ。

本来、アレルギーはアトピー性皮膚炎や小児ぜんそくなど幼少期に発症するものが多かったが、最近では花粉症やアレルギー性鼻炎など大人になってから発症するアレルギーが急増している。

それらの原因について、大気汚染やダニ、カビなどの環境のみならず、生活習慣が大きく影響していることが近年の研究でわかってきた。

添加物や脂質の多いインスタント食品や不規則な生活を避け、ストレスが溜まりやすい生活習慣病の原因となるライフスタイルを見直すこと。

さらに、室内は十分な換気を行うとともに掃除機だけでなく、拭き掃除でダニやカビなどのアレルゲンをしっかり取り除くといった、日常の細かい努力が現代病と呼ばれるアレルギー疾患に対する最大の予防策といえる。

## ここで診てもらってよかったと言われる診療を一人でも多くの人のアレルギー改善に役立ちたい

日々の診療に加え、多い年には年間70回もの講演会の講師を務めるなど多忙を極める大橋院長は、「私が交通の便の良い大阪駅のステーションシティで開業したのは、一人でも多くの患者さんにアレルギー性鼻炎・花粉症の苦痛から自分の信じる医療によって解放してあげたいと考えたからです。免疫療法は花粉症を根本的に治す唯一の治療法です。花粉症と決別したいと願うなら、5月のゴールデンウイーク明けごろから、免疫療法を始めるのがおすすめです」と語る。

免疫療法で症状の改善率は95%、治療を受けた人の3分の1以上が根治するという。

昨今の医療現場は、温もりのある人間関係が欠如し、人間関係を必要としない殺伐とした世界が時折散見される。

患者は医療過誤の不安と疑いを抱いて医師や看護師への不信感を募らせる。医師は患者や患者の家族の訴えを警戒して引いてしまう傾向が強い。

副作用の可能性が限りなく低いとはいえ、リスクが全くないとは言えない免疫療法にあえて挑む大橋院長の姿勢は、アレルギーで苦しみ悩む患者を一日も早く解放して健やかな日常生活を送って欲しいという自然な想いに押されたものだ。

「患者さんと豊かなコミュニケーションを築いて、『この医院で治療を受けて良かった』、『このクリニックに来てよかった』と思ってもらえるようにこれからも全力を振り絞っていきます」

柔和な笑顔を浮かべる大橋院長の物腰に、患者への優しい想いと、妥協を許さない医療人としての熱意がほとばしる。

## PROFILE

### 大橋 淑宏（おおはし・よしひろ）

昭和２８年２月14日生まれ。昭和58年大阪市立大学大学院医学研究科博士課程を修了。大阪市立大学医学部（耳鼻咽喉科学教室）助手。同61年米オハイオ州立大学留学。平成元年大阪市立大学医学部（耳鼻咽喉科学教室）講師。同４年大阪市立大学医学部（耳鼻咽喉科学教室）助教授。同14年医療法人藤井会石切生喜病院耳鼻咽喉科部長。同15年医療法人藤井会石切生喜病院副院長。同18年医療法人社団享友会アクティ大阪耳鼻咽喉科医院副院長。同24年大橋耳鼻咽喉科・アレルギー科医院院長。

**所属・活動**

日本耳鼻咽喉科学会認定専門医、医学博士。耳鼻咽喉科免疫アレルギー学会評議員、
日本アレルギー学会員

## INFORMATION

### 大橋耳鼻咽喉科・アレルギー科医院

**所在地**　〒530-0001　大阪市北区梅田３-１-１
大阪ステーションシティサウスゲートビル17階
TEL 06-6347-0087　FAX 06-6347-0090

**設立**　平成24年８月

**アクセス**　●JR「大阪駅」からすぐ・各線地下鉄梅田駅から徒歩５分

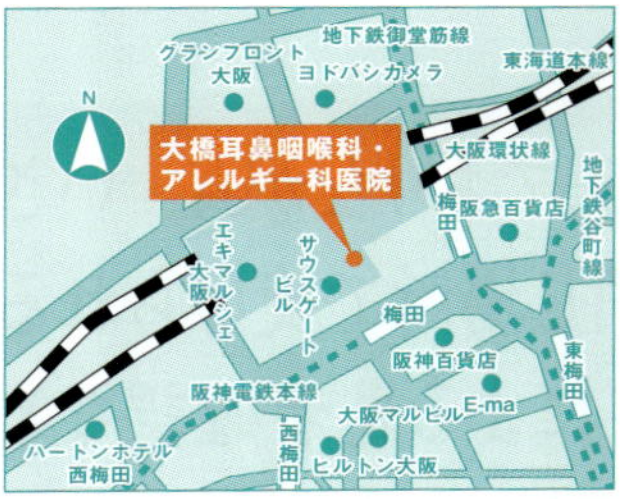


**診療方針**　口腔・舌を含む耳、咽喉［のど］領域の疾患、かぜ症候群といったものを治療対象にしています。スギ花粉症の治療に、専門的な知識が必要な免疫療法を取り入れています。尚、当科を受診された患者さんが、更に専門的な検査、治療を必要とする場合、或いは他科での検査、治療を要すると判断した場合は速やかに紹介し協力いたします。

**診療時間**　10：00-13：00（月-土）
15：30-18：30（月・火・木・金）
休診　日・祝日と土・木の午後13：00から

# 「より良い医療を地域の人々に」を理念に年中無休で病と戦う〝ミニ戦艦〟

## 「救急／がん・緩和／健診」を柱に思いやりと高度医療の実力派病院

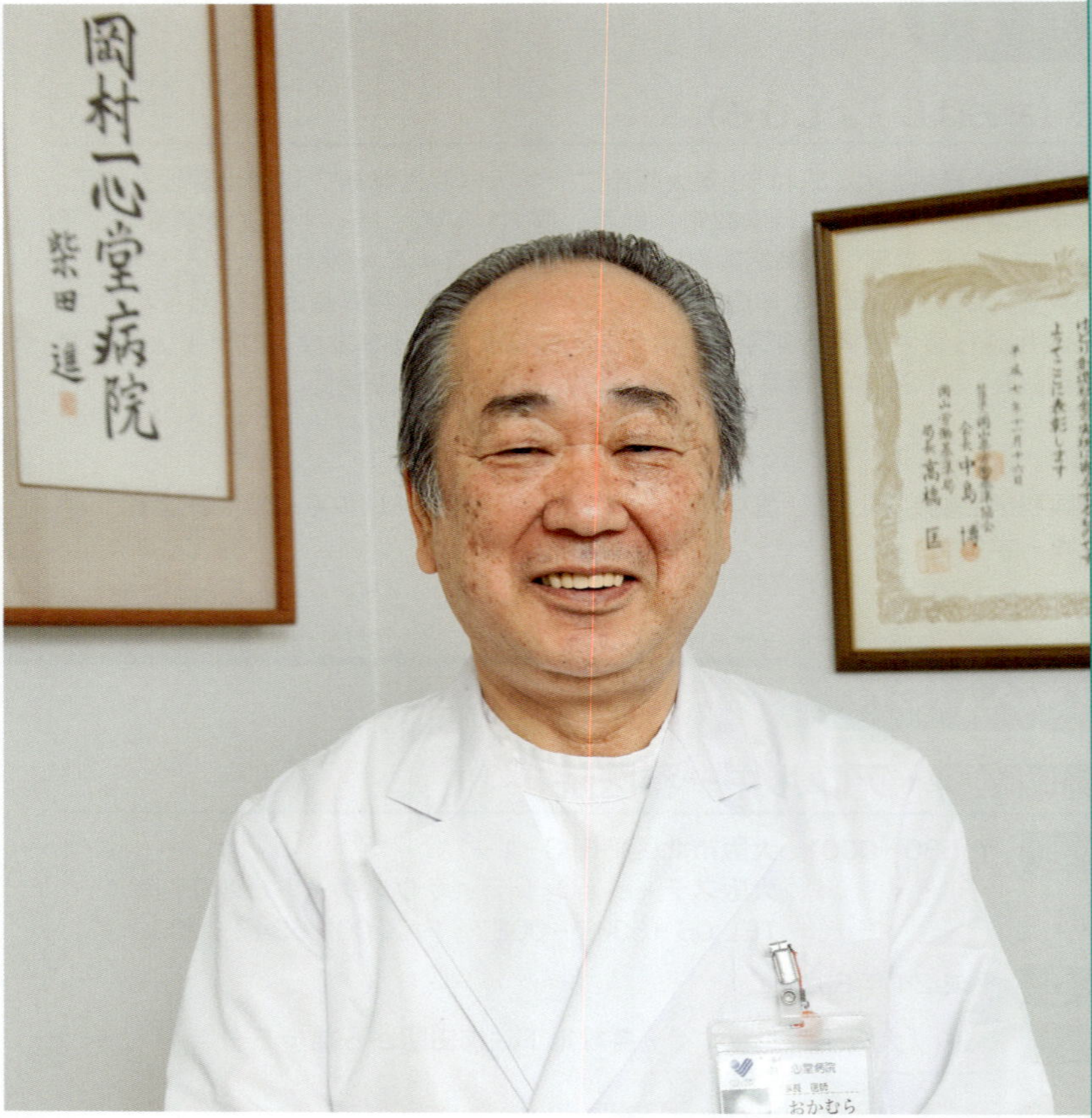


「普段はかかりつけ医でありながら、いざの時は高度な診療も同じ場所で受けられる病院です。バーコードによる患者確認など患者の安全管理も徹底しています。『病気と戦うミニ戦艦』として頑張ります」

Doctor Who Can Rely On Interview

医療法人 岡村一心堂病院

理事長 **岡村 一博**

現在も日本人の死亡原因の第1位を占めるのががん（悪性新生物）だ。日本人の30％の人ががんで亡くなっている。しかしながら、現代の先進医療でも治療が困難なのが現状だ。こうしたなか、岡山市の東区で、先進的ながんの治療理念を持って、がん治療と予防に取り組んでいるのが、岡村一心堂病院の理事長岡村一博さんだ。

「より良い医療を地域の人々に」の理念を掲げ、4半世紀にわたり地域の期待に応えてきた岡村一心堂病院は、「救急／がん・緩和／健診」を柱に、「思いやりの看護、高度医療の追求、チーム医療」の3つを行動目標に立てる。「病気と戦うミニ戦艦」として地域医療に貢献、そして先進がん医療の大きな砦となっている。「黙々徹底」を生きる指標とする岡村理事長は、がんの患者にとって良好な結果を生むことはすべてを実行するという姿勢を貫き、がん治療の最前線に立っている。

診療実績と臨床データを積み重ね、患者目線に立った思いやりの看護、心をひとつにするチーム医療、高度先進のがん治療を展開。岡村一心堂病院の声望は全国に及び、中国・四国地域だけでなく北は北海道、南は沖縄の遠来からも患者が訪れている。

## 病院名に込められた心を一つの「チーム医療」への思い
## 最新の診療・検査体制で内科・外科365日24時間診療

岡村理事長は山口大学医学部を卒業後、同大第3内科に入局。米ノースウエスタン大学医学部に4年間留学後、川崎医科大学検査診断学助教授、大阪府済生会泉尾病院健診センター所長などを歴任し、研究者としてまた臨床医としての実績と経験を重ねてきた。

そして昭和63年5月に、故郷である岡山市東区西大寺に岡村一心堂病院を開設した。「一心堂」という病院名の由来を岡村理事長は次のように語る。

「恩師の柴田進先生（故人・当時川崎医科大学学長）に病院の命名をお願いしたところ、一体どんな病院を創りたいのか、と問われました。『検査技師や放射線技師、看護師などがそれぞれの仕事で力を発揮して、共に喜びを分かち合えるような病院を目指したい』と答えると先生は、『それはチーム医療だ』と言われました」

チームが心を一つにして医療に当たるという意味合いを込めて『岡村一心堂病院』という名前をもらったのだ、と岡村理事長は当時を懐かしむ。このチーム医療を具現したものの一つが、後述する岡村理事長開発の「パニック事象報告システム」だ。

岡村一心堂病院は、開院当初から24時間救急患者を受け入れる救急医療体制を整備しているのはもちろんだが、平成7年から365日休診日なしで診療を行っている。まさに「眠らない病院」として地域の医療に貢献しているのだ。

そして、がんの診断・治療においても、予防検診、疾病の早期発見から治療、緩和ケアまで患者の思いを最優先する考えのもとに、最新の医療機器を導入、整備し、万全の医療システムを構築している。

岡村一心堂病院は今年開院25年の節目を迎えた。「より良い医療を地域の人々に―、この基本理念を常に念頭に、病院の理想像を追求してきました。今後はさらに完成度を高めて行きたい」

岡村理事長の強いリーダーシップとより良い医療への熱い想いが、地域の人々の大きな信頼を集めているのだ。

## ガンマナイフやライナック放射線治療など最新機器を導入
## 患者と家族の気持ちに寄り添い、選べるがん治療

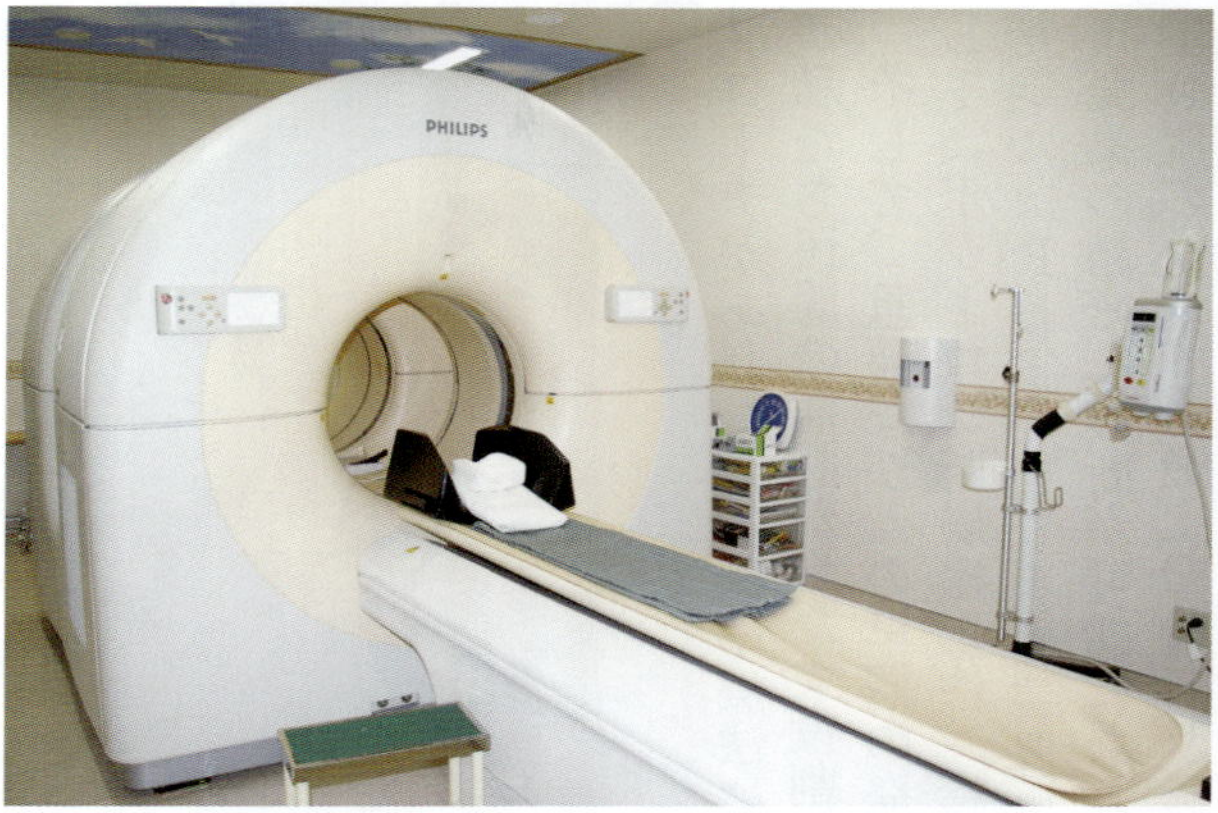

PET/CT 検査装置の導入で、がんの的確な治療方針の決定に役立っている

昭和56年からがんは日本の死亡原因の第1位となり、がんへの備えと対策が国民の生命と健康にかかわる重大な問題となっている。

岡村一心堂病院はがん治療のための先進医療機器を日本でも早い時期に導入している。脳転移したがんの治療に対応するため、平成10年に中・四国地方では第1号、世界でも第100号のガンマナイフを導入。「定位放射線治療を行うガンマナイフは、肺がんからの脳転移が多かった患者さんに対応するため導入しました。低侵襲性で全身合併症がある方や高齢の方の治療でも高い効果を上げています」と岡村理事長は言う。

この導入により全国から多数のがん患者が来院した。そして、平成11年には電磁波温熱治療装置を導入し、がんの温熱治療（ハイパーサーミア）を始めるとともに、本格的にがん治療に取り組んだ。

「抗がん剤は人が耐えられる最大量を基準量としているので、がん細胞を攻撃しますが、健康な細胞も弱らせます。強い副作用に耐えられない患者さんも多い。それなら、今日からがんの治療を変えよう」と、岡村理事長は考えた。抗がん剤は使うが、半分、1／3に減らし、温熱治療や放射線治療と併用し手探りで治療を始めた。それは、金沢大学外科助教授の高橋豊先生の「がん休眠療法」という本の考え方にヒントを得たのだが、がんを死滅させることだけを考えるのでなく、がんの活動を止めることで生存率を高めようとするものだ。

電磁波温熱治療で抗がん剤の効果が上がるため、抗がん剤の量が少なく、従って副作用も少なく、温熱刺激により体の活性化もあり、長期間の治療が可能になる「温熱・化学療法を用いたがんの

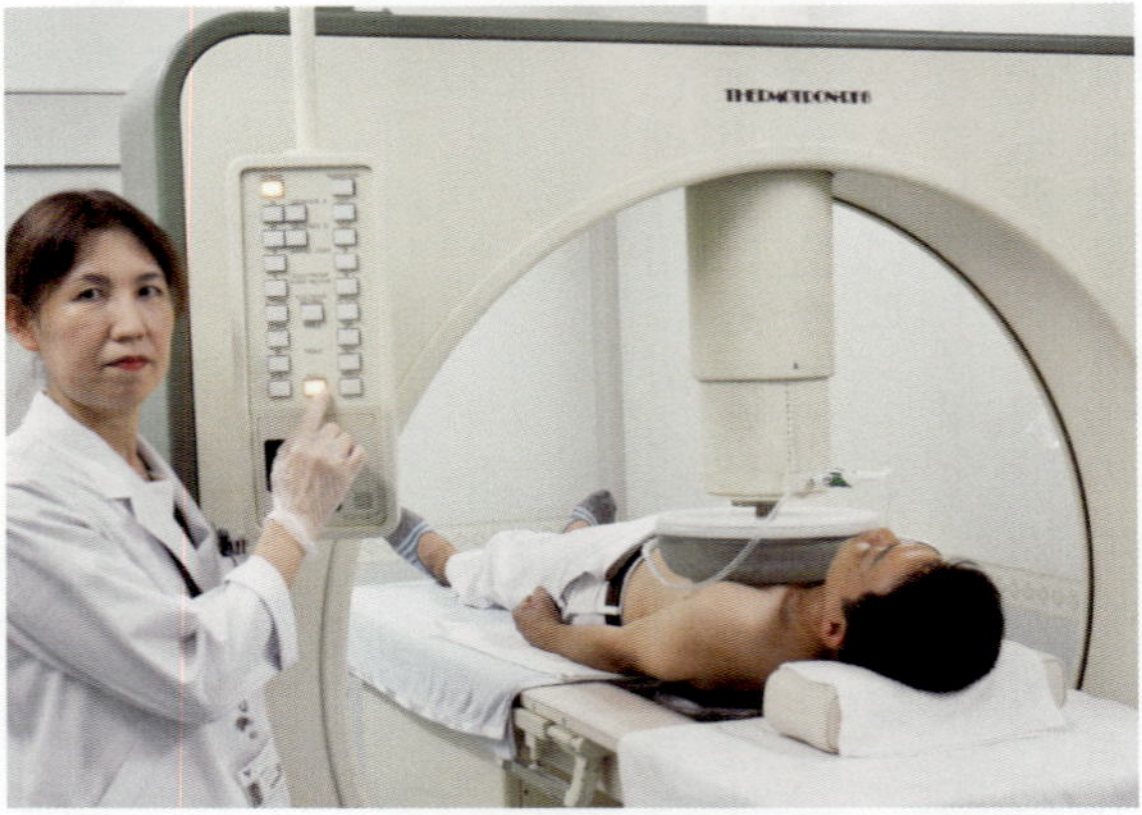

がんの局部を温めて抗がん剤の効果をよくする電磁波温熱治療装置、サーモトロン RF8

休眠療法」を実践している。その結果、岡村一心堂病院では、進行肺がん（非小細胞肺がんステージ４）24例で、一般的な化学療法の生存中央値が８・２か月〜12・５か月であるのに対し16・４か月という高い数値の生存延長を達成し、実証データとして残している。「治療にあたっては、当院の診療データを積み重ねた生きたエビデンス（根拠）に基づいた十分なカウンセリングのもとに決定します。身体的にも経済的にも負担のかかる抗がん剤を少なくし、少しでも患者さんに長生きしていただけるよう、職員一同全力で取り組んでいます」と熱く語る。

岡村一心堂病院では、定位照射ライナック（汎用型放射線治療システム）を用いた放射線治療も電磁波温熱治療を併用し、高気圧酸素治療も取り入れている。がんに対する標準療法にとらわれることなく、がん患者の生き方の希望を大事にし、患者本位のよりよい選択ができるよう、治療体制を整えている。

岡村理事長は、「がんを抑え、縮小させるには様々なアプローチがあります。標準療法に拘らずいろいろな療法を組み合わせて、高い効果を出す、それが私たち民間の病院が果たす役割です」とがん治療の使命を語る。

そして、重要ながんの早期の発見にも力を入れている。平成17年に岡山県で第2号機となるＰＥＴ（ポジトロン断層撮影法）検査装置を設備している。そして、さらに検査精度を上げるため翌年にはＰＥＴ／ＣＴ検査装置に導入している。この最新式装置では、がんの原発巣や転移巣、再発巣の精密な診断が可能になり的確な治療方針の決定に役立っている。また、平成23年にはＣＴ装置のなかでも最上級のエリアディテクタＣＴ３２０列６４０スライスを導入した。いずれも、がんは早く見つけ出し、患者の身体に負担のかからない治療をしようとする岡村理事長の強い思いからだ。また、平成19年には19床の緩和ケア病棟を作り、末期がんの患者に生活の質（QOL）を高めて気持ちよく過ごせるための、支持療法を含めた緩和医療にも取り組んでいる。

「がん相談室」を設け、専任の看護師、医療ソーシャルワーカーが医療費や治療法の相談、患者会の紹介などのサービスを提供する。そして、患者とその家族が家庭で療養生活を安心して送れるよう院外の施設関係者と密接な連携を取るなど、単なるがん治療だけではなく、社会生活上の様々な問題をも丁寧にフォローしている。

## 病気にならないための予防医学に基づく健診が大切
## 様々な検査で総合的に診断を行う「一心堂スーパードック」

従来の健康診断は、病気の早期発見・早期治療を目的としてきたが、今では健康診断は〝病気にならないための健康診断〟という〝予防医学〟の考え方に変わってきている。

かつて10数項目しかなかった健康診断も、時代と共に増加し、現在は45～100項目ほどの検査項目がある。徹底的に自分の体をチェックできる人間ドックを希望する患者も少なくない。

「特に生活習慣病はほとんど自覚症状がないため、発病して初めて気付くことが多く見受けられます。私たちの病院では、一般的な成人病検査に加えて、がん、脳、心臓・血管疾患、さらには睡眠時無呼吸検査を含む様々な検査で総合的に診断を行う『一心堂スーパードック』を開発しました」と岡村理事長。

生活習慣病は進行すると命にかかわる危険があるため、検査後により正確な情報の提供と、生活習慣の指導を受診者が納得できる形で提示することが必要だ。

最新の医療機器を駆使し、25年にわたる豊富な実績とデータを培ってきた岡村一心堂病院だからこそ、患者一人ひとりに合ったより適切な生活習慣指導を行うことができる。

「個人の健康は家族だけではなく社会全体の財産です。その大事な健康を将来にわたって守っていく地域のかかりつけ医として、患者さん一人ひとりの信頼はもちろん、地域社会の健康に対する要請に応えていける存在でありたい」と岡村理事長は力をこめる。

岡村一心堂病院では、「一心堂医学講座」を定期的に開催して、健診をより効果的にするための基礎知識や、季節に応じて起こりやすい病気などの周知徹底に努めている。

## 患者を救う「パニック事象報告システム」日々の病状チェックも万全な「医師と書くミニカルテ」

岡村理事長は昭和55年に臨床検査のパニック値の考えを発表したが、岡村一心堂病院では、これを発展させた「パニック事象報告システム」として医療事故の根絶を図っている。

「このシステムは、生命に危険が及んでいると思われる危険な検査数値や事象を、迅速に主治医に伝える仕組みのことです」

かつてCT検査で消化管穿孔によるフリーエアーが見つかった患者の検査結果が、主治医に速やかに報告されなかったことがあったという。

岡村理事長は、「このままではいけないと思い、あらかじめ病院としてのパニック値やパニック事象を決めて、例外なく速やかに主治医に報告する体制を整えました」とパニック事象報告システム立ち上げの理由を語る。「全国、全世界の病院でパニック事象報告システムを実践して欲しいが、そのためにはコメディカル（医師以外の医療スタッフ）の人々が実力をつけなければなりません」と岡村理事長は語る。

岡村一心堂病院で注目すべきは「一心堂電子カルテ」である。開院する2年前から、岡村理事長は独力で電子カルテの開発を始めたという。当時、Windowsはまだ誕生しておらず、パソコンは難解なものだったが、「大阪梅田のパソコンのお店で可愛いマックに出会い、これなら医師も自分でマウス操作でき、電子カルテが作れると直感しました」と語る。開院時にはマッキントッシュ20台をLANで結んだが、漢字変換に失敗してマックが止まってしまうという日常だった。「それでも患者登録は開院以来、重複や漏れなくきちんとできています」と言う。

現在は、すべてのオーダリング、電子カルテ、院内画像サーバー、院内心電図サーバーなどが完成しており、重複投薬を防ぐなどの様々な安全確保を電子カルテが果たしている。医師が自宅からカルテ内容や画像、検査データを確認して指示を入力することも実験中とのことである。

岡村一心堂病院ではこのほか、病院で使用する電子カルテに記載された内容を敢えてプリントし、全面開示する「医師と書くミニカルテ」を患者に渡している。医師の所見が書き込まれ、各種の検査結果、投薬内容、画像報告書などのデータが貼り付けられる。患者自身が日々の中で気づいたことも書き込めるようにし、双方向のコミュニケーションツールとして役立てている。

「日本語でわかりやすく書かれているため、『病気や治療内容、その後の経過などが一目でわかり、家族にも説明できる』と患者さんから好評です」という。

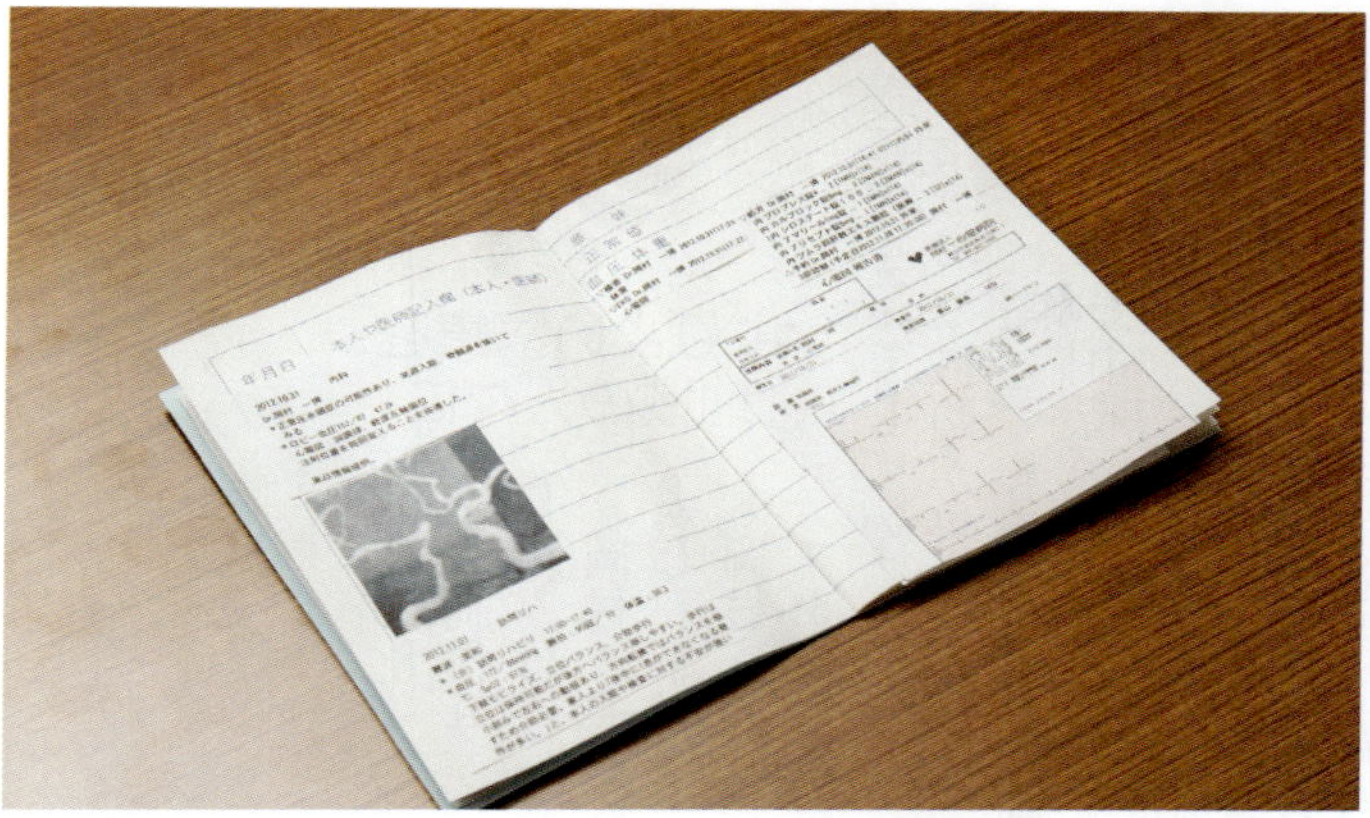

投薬名は勿論、診察所見、検査データなど全てが記載されたミニカルテは外来患者全員に渡される

## 病院スタッフが安心して生き生きと働ける理想の病院
## 地域の健康を願い、患者と家族を思いやる信頼の主治医

高齢化社会が進む中で、医療機関が連携して地域ぐるみの医療を実現していく体制作りが喫緊の課題となっている。岡村一心堂病院での数々の独創的な取り組みは、これからの地域医療のあり方を指し示すものとして注目されている。

岡村一心堂病院では早くから医師をはじめとするスタッフの週休2日制を導入し、子育て支援企業宣言を行っている。一般的には過労気味といわれる医師も岡村一心堂病院では、ほぼ定時に退出しているという。

スタッフ全員が働きながら育児ができる職場づくりをめざすなど、労働環境改善に力を尽くしている。

よりよい医療を
地域の人々に

また、医療機関が果たす社会的役割にも目を向ける。岡村一心堂病院は阪神淡路大震災、東日本大震災に際してもいち早く医師、看護スタッフを現地派遣している。特定非営利活動法人アムダ（NGO・国際医療ボランティア）に参加している。

「高度医療」、「親切医療」、「チーム医療」という3つの行動目標を掛け声だけに終わらせない、不退転の決意で病院運営を続けてきた岡村理事長は、今後の展望を次のように語る。

「私達は152床、職員数300人の小さな病院ですが、小さな病院ならではの小回りの良さも武器の一つ。患者さんを襲う病気に対して、あらゆる手段で立ち向かう『ミニ戦艦』、病と闘う強固な砦として頑張っていきたい」と力強く語る。

岡村一心堂病院のロゴマークは、丸い部分が患者でそれを支える3つの行動目標によって、一心堂の心を表すハート型となっている。

たぎる想いを胸に秘めて八面六臂の活躍を続ける岡村理事長の姿に、地域の健康と明るい生活を願って病と向き合う医療人の真骨頂が見えた。

## PROFILE

### 岡村 一博（おかむら・かずひろ）

昭和18年岡山生まれ。昭和44年山口大学医学部卒業後、同大第3内科に入局。同年6月天理よろづ相談所病院臨床病理部。昭和47年米ノースウエスタン大学医学部へ留学。昭和54年川崎医科大学検査診断学助教授。八尾徳州会病院中央検査部長。大阪府済生会泉尾病院健診センター所長などを経て昭和63年5月岡村一心堂病院を開設して院長に。平成3年から理事長。医学博士。

**所属学会**

日本臨床検査医学会専門医、日本臨床病理同学院会員、日本医師会認定産業医。

## INFORMATION

### 医療法人 岡村一心堂病院

**所 在 地**　〒704-8117　岡山県岡山市東区西大寺南2丁目1番7号
TEL 086-942-9900　FAX 086-942-9929
URL http://www.isshin.or.jp

**アクセス**
- JR岡山駅下車タクシーで約25分。
- JR岡山駅から赤穂線で西大寺駅下車タクシーで約5分。

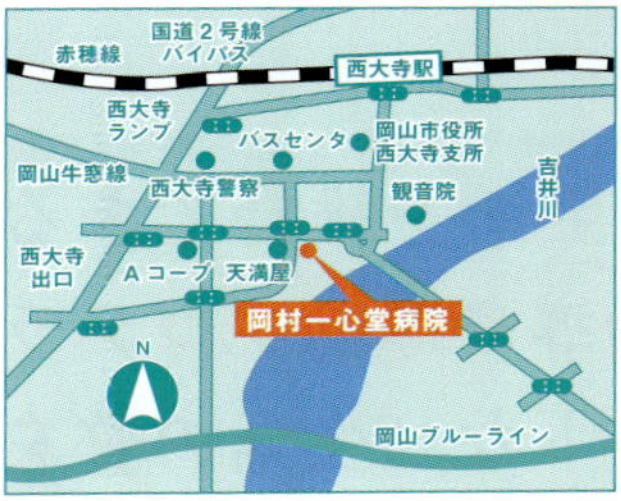


**診療科目**　内科　外科　整形外科　脳神経外科　耳鼻咽喉科　眼科　泌尿器科　皮膚科　形成外科　心療科（精神科）　心臓血管外科　呼吸器内科　神経内科　放射線診断科　放射線治療科　消化器外科　麻酔科　リハビリテーション科　循環器内科　消化器内科　肛門外科　腫瘍内科　糖尿病・代謝内科　腫瘍外科　臨床検査科　緩和ケア内科　人工透析内科　救急科　婦人科など

**診療時間**　内科は365日通常診療。
外科は土曜、日曜、祝日も診療。（外科系医が担当）
救急は全科24時間待機（産婦人科を除く）

信頼の主治医 名医

# 予防医学に軸足を置いた生活習慣病、アンチエイジングの専門医
# 患者に寄り添い、一人ひとりに即したオーダーメイドの診療

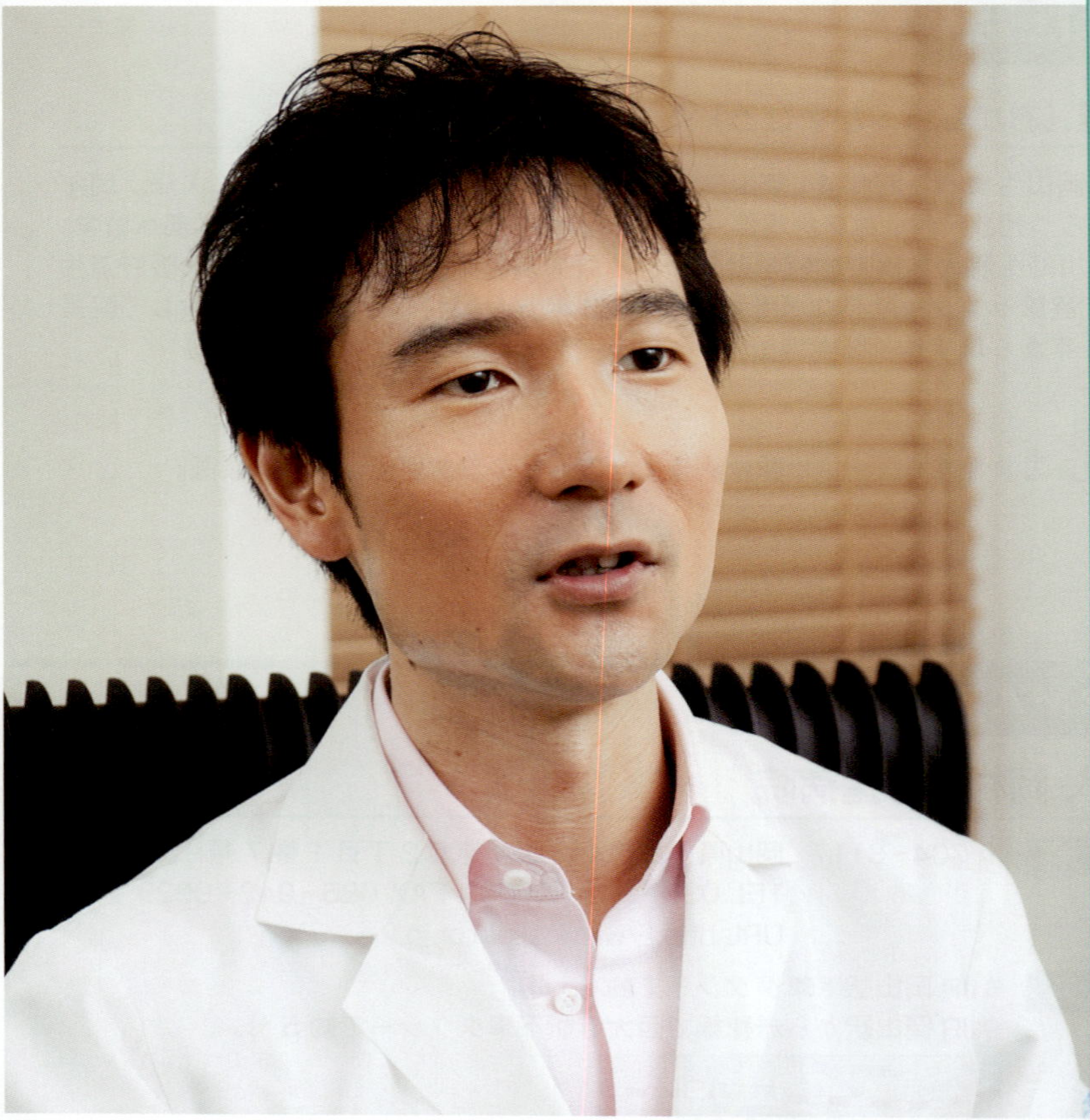

「健康な質の高い生活を維持できるように、食生活の指導や運動プログラム、精神面のサポートなど生活の質をワンランク高められる、『生涯サポート』のクリニックを目指しています」

Doctor Who Can Rely On Interview

かまやち内科クリニック
院長 釜范　正

生活習慣病の「代表格」である糖尿病患者の数は全国で890万人と推計され、予備軍を含めると2210万人ともいわれる。また、高血圧や脂質異常症の患者数は、それぞれ3970万人、4220万人と推定されている。

中高年の多くが何らかの生活習慣病を抱えており、それが重大な健康障害を引き起こす可能性がある。少子高齢社会は進み、国民医療費が増加の一途をたどる中で、生活習慣病の改善と予防に対する具体的なシステムの構築は喫緊の課題となっている。

こうした中、平成25年11月に東急田園都市線の池尻大橋駅近くで、「予防医学」を中心に「患者さんの健康で幸せな生活」をひたすら願って開院したのが、かまやち内科クリニックである。

院長の釜萢正医師は慶応義塾大学病院の内科医として腕を磨き、多様化、複雑化する現代社会の様々な健康問題に柔軟に対応するとともに、理想の医療の追求と予防医学の普及に尽力している。

「一人ひとりの幸せな人生に寄り添い、病気と闘い続ける医師でありたい」との熱い想いをこめて、日本の医療問題改善に取り組んでいる釜萢院長のもとには、開院を待ちかねたように多くの患者が足を運ぶ。

## 「人に喜ばれる仕事を」との想いで医師を志す
## 理想の医療と予防医学の普及をめざして独立開業

「今まで生活習慣病を中心に、大学病院で病棟管理、一般病院やクリニックで外来診療を行ってきました。その中には治療の効果がしっかり感じられ、内服する薬の量も徐々に減っていく人と、検査のデータは正常化するものの果たして生活習慣が改善されたのかよくわからない人。また、なかなかデータが正常化しないで何度も入院を繰り返す人がいます。色んな患者さんを診ていて思うのですが、もっと患者さん一人ひとりに適したデータを蓄積し、このデータに基づいて適切な治療を施すことによって薬を減らしたり、薬に頼らない生活ができるような環境を作れないだろうかと思いました」と釜范院長は開院の動機を語る。

両親が医者という家庭環境のなか育った釜范院長は、訪れる患者が喜んで帰る姿を見て、人に喜ばれる仕事がしたいと思い、幼い頃から医療の道を志した。

「医師は一生現役として続けることができ、医療を通して人の人生そのものに関わることができるとてもやりがいのある仕事です」

と話す釜范院長は研修医時代を振り返って、「若い糖尿病の患者さんが入院してこられましたが、治療内容は指導医の指示通りで自分は横にいて話を聞いてあげることぐらいしかできませんでした。しかし、退院時に患者さんから感謝のお手紙を戴きました。患者さんにとって医師は、治療行為だけでなく色んな側面で頼りにされる存在なのだと感銘を受けました。その想いが医師としての私の原点です」とかみしめるように語る。

医師のキャリアは単に経験年数で決まるものではない。どれだけ多くの患者に真正面から向き合い、真摯に患者の思いに的確に応えてきたかで決まる。「患者一人ひとりの幸せな人生のために寄り添い続ける医師でありたい」と願う釜范院長は、患者とのコミュニケーションを大事にした

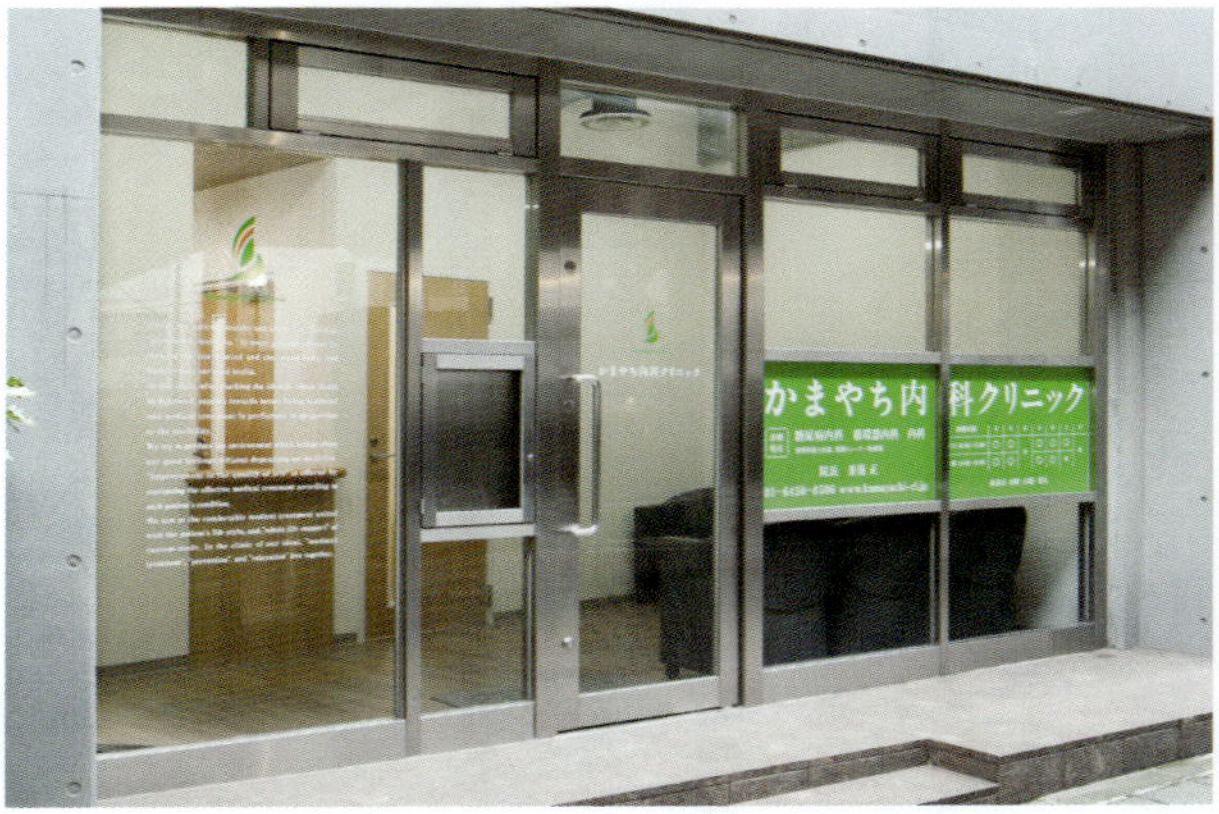


東急田園都市線池尻大橋駅から徒歩１分の好立地にある

「オーダーメイドの診療」を広げていきたいと熱く語る。

釜萢院長の診療スタイルは、これからの地域医療のモデルとなる理想的な形と言える。

## 病気に罹りにくい体づくりで「生活の質」を向上 1人ひとりの患者に応じた効果的な治療でしっかりサポート

「これまでの日本の医療は、病気になってから治療するというのが中心でした。これに対して予防医学というのは、今の健康を損ねないように様々な疾患の発生や経過、それに影響をおよぼす原因を研究して疾患の予防を行うこと。さらに病気になりにくい心身を作ることで病気を予防し、健康を維持することを言います」と釜萢院長は説明する。

高齢化の進展で２０３０年には75歳以上の後期高齢者が現在の約2倍の２２６６万人となり、医療費は大幅に拡大することが予想される。

国民の「ＱＯＬ（クオリティ・オブ・ライフ）＝生活の質」の確保が叫ばれて久しいが、これまでの議論はどちらかといえばがん患者のＱＯＬの確保が中心で、病気になってからの視点で語られることが多かった。しかしこれからは、病気に罹る前に定期的に健康診断を受けるなど日ご

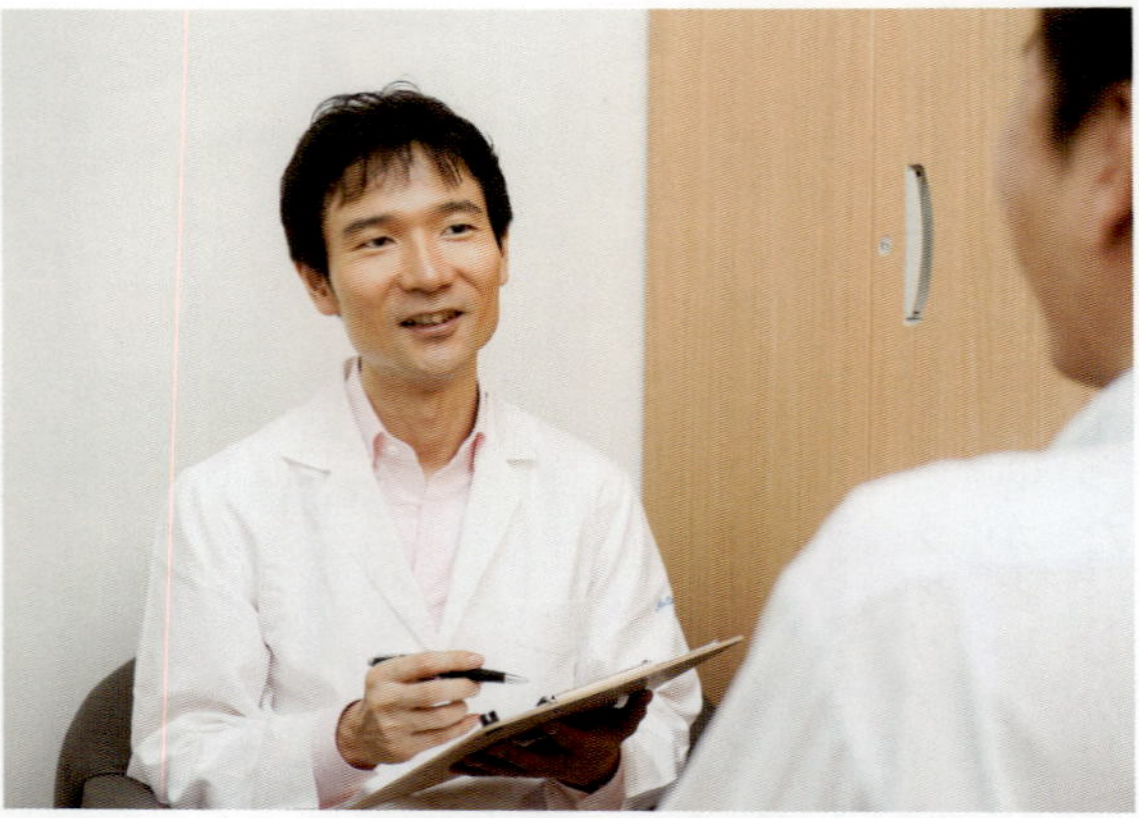

釜萢院長は常に丁寧なコミュニケーションを取ることを心掛けている

ろの健康づくりに力を入れて、普段の「生活の質」を高めることがますます重要となる。

「特に生活習慣病は、病状が相当悪化するまで自覚症状が現れないという特徴があり、自覚症状が出たときには、完治するのが大変困難な場合があります。根本から日常の生活を変えない限り病気の治療にはつながりません」と指摘する釜萢院長。

かまやち内科クリニックでは、改善すべき生活習慣をチェックしたうえで、生活改善に向けた支援や、病気の状況に応じて薬を用いた内服治療を行っている。

症状をつぶさにチェックして薬の量を減らしていき、できるだけ薬に頼らないで健康な生活ができるような環境づくりに努めるなど、それぞれの患者の状態に応じた効果的な治療を続けることで、「生活の質」の向上を目指している。

## 患者のライフスタイルに合わせた気楽で無理のない医療
## 「治療」「予防」「リラクゼーション」が共存するクリニック

長期にわたる不況にあえぐ日本社会にあって、健康産業は高齢化の進展や健康志向の高まりに伴って持続的に伸長しており、今後も市場拡大が期待される成長産業のひとつとなっている。従来は健康食品やフィットネス、各種自然療法（漢方・ハーブ・食養生、整体・マッサージ、温熱療法等）などを指していたが、いまや健康産業は、健康はもちろんのこと健康的な美を追求する食品、衣類、靴や住宅設備、オフィス空間や設備。さらに輸送機器や住宅、インテリアから什器、環境コントロール機器・システムまで幅広い。

こうした時代背景の中、釜萢院長は自ら監修してトレーナーやフィットネスクラブと連携し、患者の現状に合った運動療法や食事制限などライフスタイルに関わるトータルな医療の提供を目指している。

「健康で質の高い生活を維持できるように、食生活の指導や食事の提供、運動プログラム、精神面のサポート、美容関連の知識の提供など、幸せで健康な生活の質をワンランク高められる、『生涯サポート』を目指したクリニックにしたいと考えています」と目を輝かせる。

また、より効果的な予防医療のために、心身の内面のみならず、外見の美しさにもアプローチしていきたいという。

「アンチエイジングと呼ばれる抗加齢診断・治療が流行っていますが、内面と外見は表裏一体で、片方だけの美しさはあり得ません。他院への通院状況やこれまでの病歴など正確なデータの蓄積によって、それぞれの患者さんの状況に応じた治療を提供し、何歳になっても若々しい肌を保ち、心身共に健康な生活を送るお手伝いができればと思っています」と熱く語る。

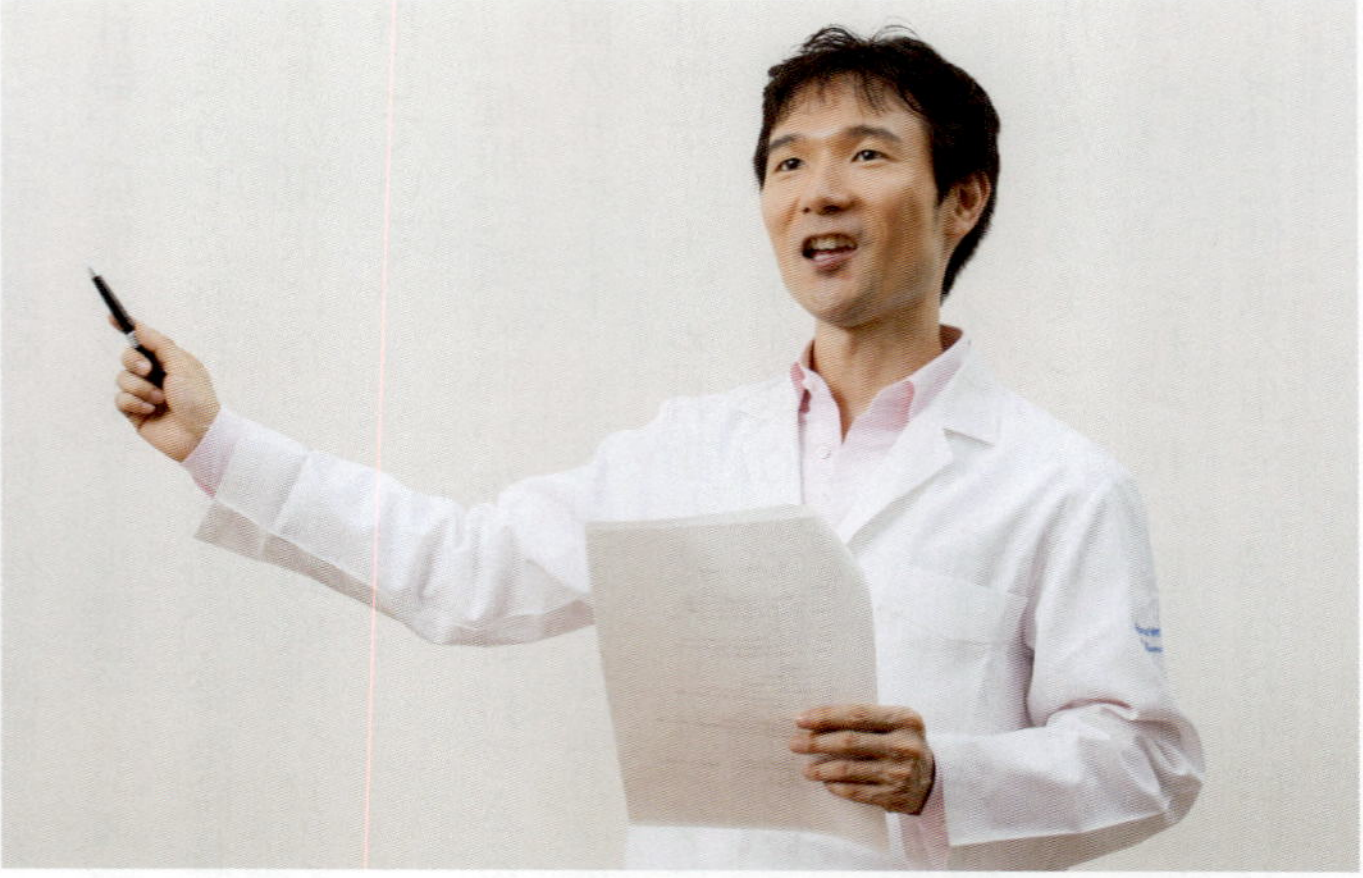
セミナーや学習会を開き予防医学の普及に努める釜萢院長

## 正確な情報を幅広く提供し日常的な病気予防を大切に
## できるだけ薬を使わない医療で健康生活をサポート

最近の医療を巡るさまざまな問題点がある中で、特に増えているのが「先生とじっくり話がしたい」「検査や薬の説明をもっと聞きたい」といった患者の切実な声だ。

こうした状況の中、かまやち内科クリニックでは、患者とのコミュニケーションを重視し、薬に頼らない診療を目指している。

「特に糖尿病などの生活習慣病に関しては、遺伝的な要因が強い場合などを除き、運動や食事の見直しで薬が減らせることもあります。患者さんのＱＯＬを維持するうえでも、治療に伴う金銭面の負担を減らすうえでも、薬を減らしていく医療をすすめていくことが大事だと思っています」

また、どのような薬を減らしていくべきかについて、「患者さん自身の判断で薬を減らさない」ことが大切と釜萢院長は語る。薬によっては、必ず飲まなければならないものもあるため、日頃からの医師と患者のコミュニケーションが求められている。

「今薬を必要としている人も、徐々に薬の量を減らしていき、最終的には薬に頼ることのない生活を送れるように患者さんを導き、さらに薬のいらない状態を継続していけるようにその後も様々な面でサポートを続けていきたいと考えています」と力強くアピールする。

生活習慣病は従来の二次予防（早期発見・早期治療）だけでは無理があるため、一次予防の啓蒙に取り組む必要がある。かまやち内科クリニックでは、講演会やセミナーの開催を始め、クリニック独自の栄養指導などを行うことでそれらの解決に取り組んでいる。

## 文字通りの「予防」を原点とした患者に寄り添う医療 とことん患者目線で診療に携わる信頼の主治医

平成25年11月に開院した釜萢院長だが、医師として一番大切に心に刻んでいることを次のように語る。

「患者さんは自分の人生をかけて医師の前に立っています。その想いに応えるには、医師も自らの人生をかけるしかありません。患者さんの生活に大きな影響を与える場合がある疾患の説明や治療方針をしっかり伝え、患者さんに決断をして頂くには、自分も同じような感覚を共有し、覚悟を決めなければなりません。そうでなければ患者さんは医師を信じ、その医師が提案する治療に自身を賭ける覚悟はできないと思います」

少子高齢化が加速化する現在、このままの医療システム、医療体制が何の改善もなく続くのならば医療の崩壊に繋がり、「お金の有る無しで患者の寿命が決まる」時代が来るとも限らない。一人ひとりの人生を大切に寄り添い、命の最後の砦でありたいと願う釜萢院長の医療改革への取り組みは、経営優先の医療機関が多い中でひと際輝きを増している。

スキューバダイビングやスキー、映画鑑賞。それにオーケストラでバイオリン演奏を行うなど多彩な趣味を持つ釜萢院長は、その行動的なライフスタイルが、何事にも前向きでアグレッシブな姿勢に繋がっている。

「巷にあふれたＨＯＷＴＯものの予防医学、予防医療ではなく、文字通りの『予防』を原点とした健康のあり方を全国に広めていくことが医師である私の役目だと信じています」

さわやかに語る釜萢院長のもとに、病気の治療だけでなく、自分の一生を託せる信頼の主治医を求めて多くの患者が列をなす。

## PROFILE

### 釜范 正（かまやち・ただし）

昭和 49 年 4 月生まれ。神奈川県出身。日本医科大医学部卒業後、慶応義塾大学病院に内科医として長らく勤務。その後、複数の病院、クリニックに勤務。平成 25 年 11 月にかまやち内科クリニックを開業。抗加齢医学会専門医。専門は生活習慣病、アンチエイジング。

## INFORMATION

### かまやち内科クリニック

**所在地**
〒 154 - 0001　東京都世田谷区池尻 2 - 31 - 7
ルナクレッシェンテ 1 階 102 号
TEL 03 - 6450 - 8506　FAX 03 - 6450 - 8507

**アクセス**
● 東急田園都市線　池尻大橋駅南口より
徒歩 1 分

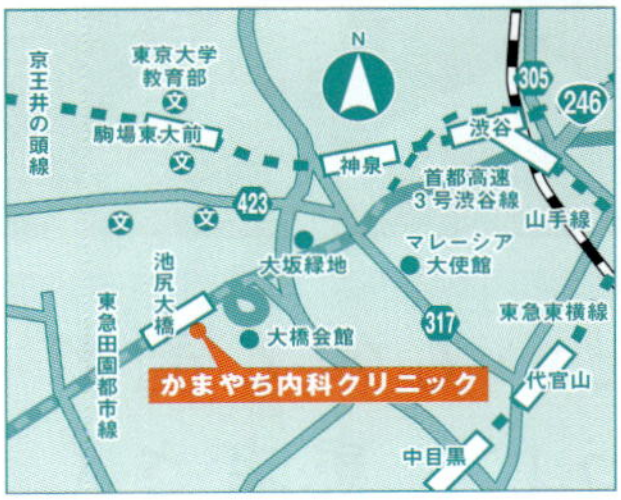


**設立**
平成 25 年 11 月

**診療科目**
糖尿病内科、循環器内科、内科

**診療時間**
平日 10：00 - 13：00　15：00 - 19：00
土曜 10：00 - 13：00
休診日　水曜日、日曜日、祝日

**モットー**
①オーダーメイドの診療により、自分の一生を託して頂ける医師を目指す
②薬に頼らない診療が目標

# 「待たせない」、「断らない医療」をモットーに患者本位の実力派総合クリニック

## 地域に根差しプライマリー・ケアに重点を置く信頼のホーム・ドクター

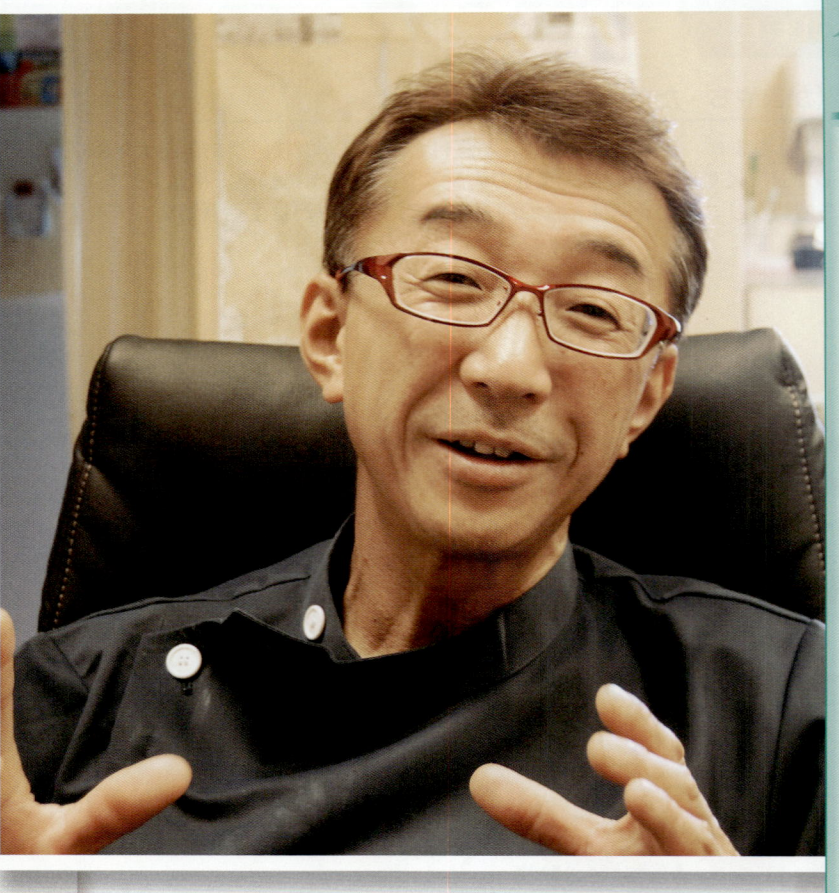

「お店で売りたいものと売れるものが違うように、患者さんが求める医療に応えられない医師であってはいけません。医療はサービス業です」

Doctor Who Can Rely On Interview

医療法人社団 甲南回生 松本クリニック

理事長・院長 **松本 浩彦**

国際観光文化都市に指定されている兵庫県芦屋市は、谷崎潤一郎の名作『細雪』の舞台で知られるように、固有の阪神間モダニズム文化で育まれた瀟洒な街並が訪れる人を魅了する。

市内北部は高級住宅地として有名で、全国に先駆けたいわゆる「豪邸条例」の厳しい建築協定によって街の景観が守られている。また日本初の女性市長誕生の町としての先進性を持つ。

その芦屋市のJR甲南山手駅近くにある医療法人社団甲南回生松本クリニックは、患者を待たせない、断らないをモットーにした「街のコンビニ・クリニック」として地域の厚い信頼を集めている。

松本浩彦院長の明るく誠実で親しみやすい人柄とともに、最新の医療設備と治療法を駆使した幅広い診療が評判で、「理想の診療」を求めて遠隔地からも多くの患者がクリニックを訪れる。

## 救命救急外科で培われた豊富な診療経験に基づく対応力
## ジャンルを問わない「総合クリニック」として独立開業

松本院長は神戸市の生まれで、京都府立医科大学卒業後、同大学の第一外科学教室に入局した。その後、済生会京都府病院外科・心臓血管外科医員として勤務し救命救急医療に携わった。救命と技能が要求される。

「連日連夜、様々な病状を抱えた患者さんが来られました。激務の中でさまざまな診療を行い、また手術に携わったことが今の私の診療の原点になっています」と松本院長は当時を懐かしむ。

その後、京都府立医科大学大学院の博士課程を修了し、京都府立医科大学生化学教室での勤務など数々の研究所や病院での臨床研究や診療経験を積んだ松本院長は、平成11年4月に頼れる地域のホームドクターとして、神戸市東灘区に「松本クリニック」を開業した。

「開業当初から患者さんの年齢や疾患の具合で診療を断るようなことはせず、一貫して患者さん第一の親切医療に心がけてきました」と語る松本院長だが、最近では医療の専門分化が進んで、どの診療科を訪ねていいのか判断に迷うケースが多い。

「患者さんの中には『こんな症状の時にはどんなクリニックに行ったらいいのだろう』と不安に思う人が多いでしょう。患者さんのこうした不安に応えて私のクリニックでは、幅広い分野の疾病に対応しています。もちろんすべてが万能というわけにはいかないので、必要に応じて直ちに一流の専門医に紹介する体制を確立するため、常にアンテナを張り巡らせています」と説明する。

松本院長の専門は消化器外科、心臓血管外科だが、0歳の小児から100歳を超える高齢者まで分け隔てなくプライマリー・ケア（初期治療）に重点を置いた診療を貫いている。

大腸発がんと細胞膜脂質過酸化に関する研究をはじめ、国内外で100題以上の講演や論文の発表、著書・訳書を出版するなど精力的に活動する一方、在阪プロ野球球団の選手やOBをはじめ、俳優やタレントの主治医としても信頼を得ている。

## 患者の思いに応える姿勢から生まれた診療スタイル 一般性と専門性を併せ持つ幅広い最新の医療を実践

患者がクリニックに求めるのは、病気を治してもらうのはもちろんだが、医師に診てもらうことで不安が安らぎ、心の安らぎ、癒しを得るためでもあるといえる。

平成24年に芦屋市三条南町でリニューアルオープンした松本クリニックは、落ち着いた色調で、

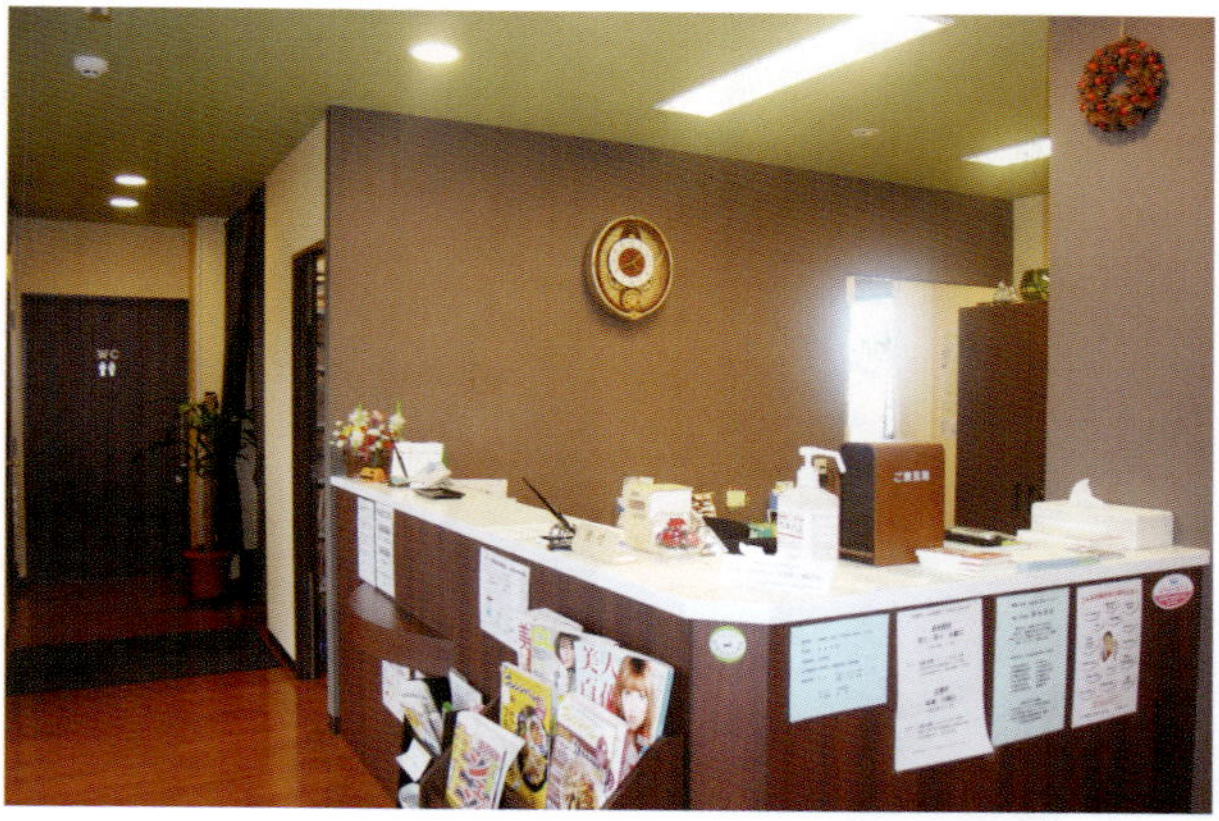

「待たせない」、「断らない医療」をモットーに「街のコンビニ・クリニック」として親しまれている

明るい採光の建物で、病院とは思えないような爽快感あふれる受付。

内装は冬でも暖かい気持ちにさせてくれる黄色い壁が優しく包み、イタリア調の漆喰風のあしらいが思わず病院へ来たという緊張感をほぐしてくれる。

松本院長は、「イタメシ屋をイメージしました」という。会計の窓口ではカウンターの下にハンドバッグが置ける棚を設置するなど、スタッフの意見を参考にしたきめ細やかな配慮が行き届いている。

普通のクリニックでは、医師が診察室に座って構えていて患者が行き来するが、松本クリニックでは2つの診察室を、松本院長始めスタッフが行き来して診療にあたっている。

「こうすることによって患者さんをできるだけお待たせすることなく、スムーズに診療することができます」と松本院長。

診察室には音を立てないようにカーペットが敷かれている。不安で緊張している患者が静かに落ち着いて診療を受けられるようにというきめ細やかな配慮がなされているのだ。

また、毎週一回皮膚科の専門医が、さらに、麻酔科と泌尿器科の専門医が隔週1回ずつ交互に診察を行っており、より高度な専門医療で患者の健康をしっかりサポートしている。

医療用痩身機「ヴィーナス・フリーズ」や皮膚のレーザー治療器（IP$^2$L光治療器）の第二

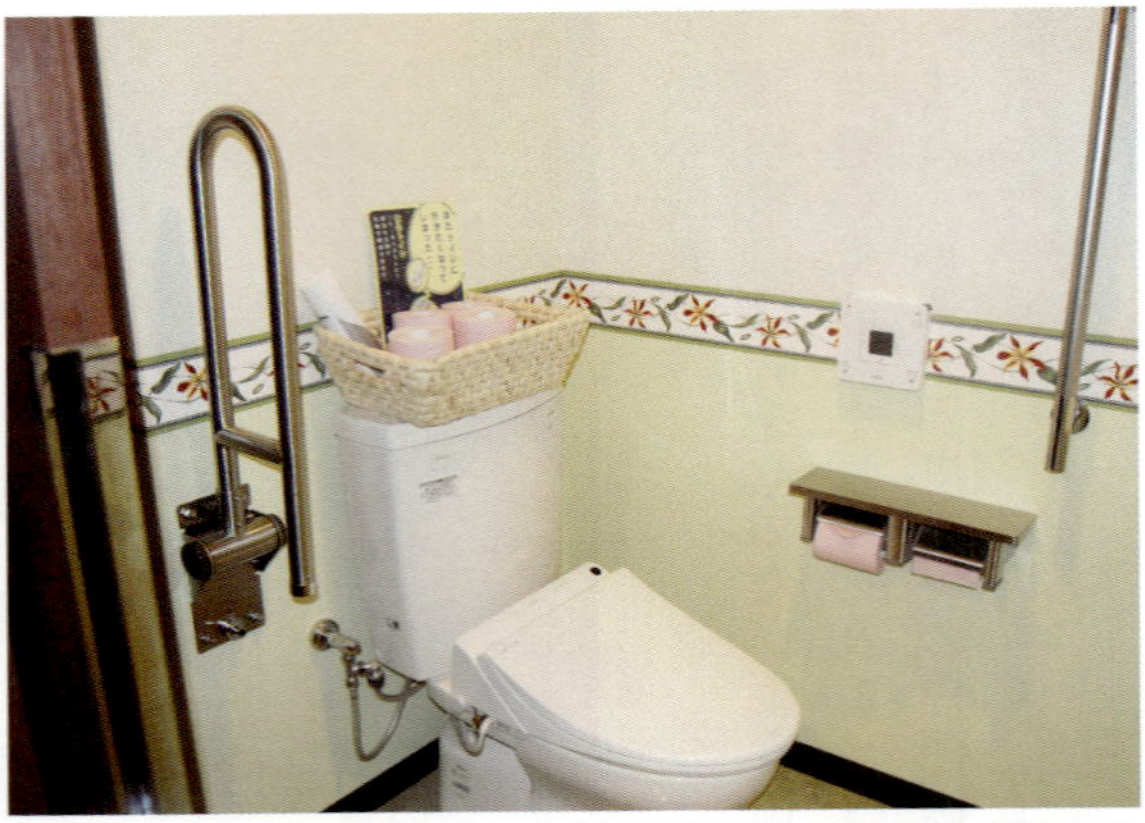

バリアフリーはもちろん、気持ちが和らぐ空間づくりを心掛けている

世代機である「DJ700」、ガンを未然予防する遺伝子ドック（成人病・遺伝子健康診断）など、常に最先端の医療機器を導入し、最新の診療技術を駆使して患者の要求にとことん応えている。

「お店で売りたいものと売れるものが違うように、患者さんが求める医療に応えられない医師であってはいけません。医療はサービス業です。私は生まれつきサービス精神、好奇心が強いので、患者さんから『こんな症状の病気ですが是非治して下さい』と言われればまずとことん調べます。そしてその分野の一流の先生の所に足を運んで教えを乞い、そのうえで治療を行って患者さんに喜んでいただいています。その積み重ねです」と松本院長は熱く語る。

## 「万能薬」として評価の高いプラセンタ治療
## 正しい治療法と適正価格で健康増進に貢献

患者のニーズに応えて幅広い診療を行っている松本クリニックだが、中でも評判が高いのがプラセンタ治療だ。プラセンタとは胎盤のことで、プラセンタエキスとは、この胎盤の有効成分を抽出したものである。

これを注射することで体内の細胞を若返らせ、疲労回復や更年期障害をはじめ、アトピーや花粉症などの各種アレルギーや、むち打ち症、ぎっくり腰、筋肉痛などに効果があるという。

「プラセンタ治療を取り入れているクリニックも増えていますが、この治療に習熟している医師はそう多くはいません」と松本院長。

クリニックによっては、即効力があるという触れ込みでプラセンタの点滴を行ったり、非常に高額な医療費を請求するところもある。患者側も、治療費が高ければより効果がある、という誤った認識をしている面もあるようだ。

松本院長は、「研究会に参加してきちんと勉強している医師は、プラセンタを点滴で入れたりはしません。点滴をすればせっかく体内に入れたプラセンタが、次の日には尿とともに排出されてしまいます」と指摘する。

プラセンタの正しい使い方は筋肉注射、それも脂肪に注射することだそうだ。

「筋肉注射でプラセンタを徐々に体内に浸み込ませていきます。最初の3ヶ月は週に1回、維持療法は1～2週間に1回が効果的とされています。患者さんから『何でこんなに安いんですか』と聞かれますが、よそが高いからうちが安く見えるだけです」と苦笑する。

ネット社会の進展で様々な情報が氾濫している今日、医師がどういう考え方のもとにその医療を取り入れているか見極めることが、患者側にも必要だ。

診療に応じた適正な価格で、常に患者目線に立って、「患者を待たせない」、「患者のあらゆる要求に応える」をモットーにした松本院長のまさに患者本位の診療スタンスが、松本クリニックへの安心と信頼につながっている。

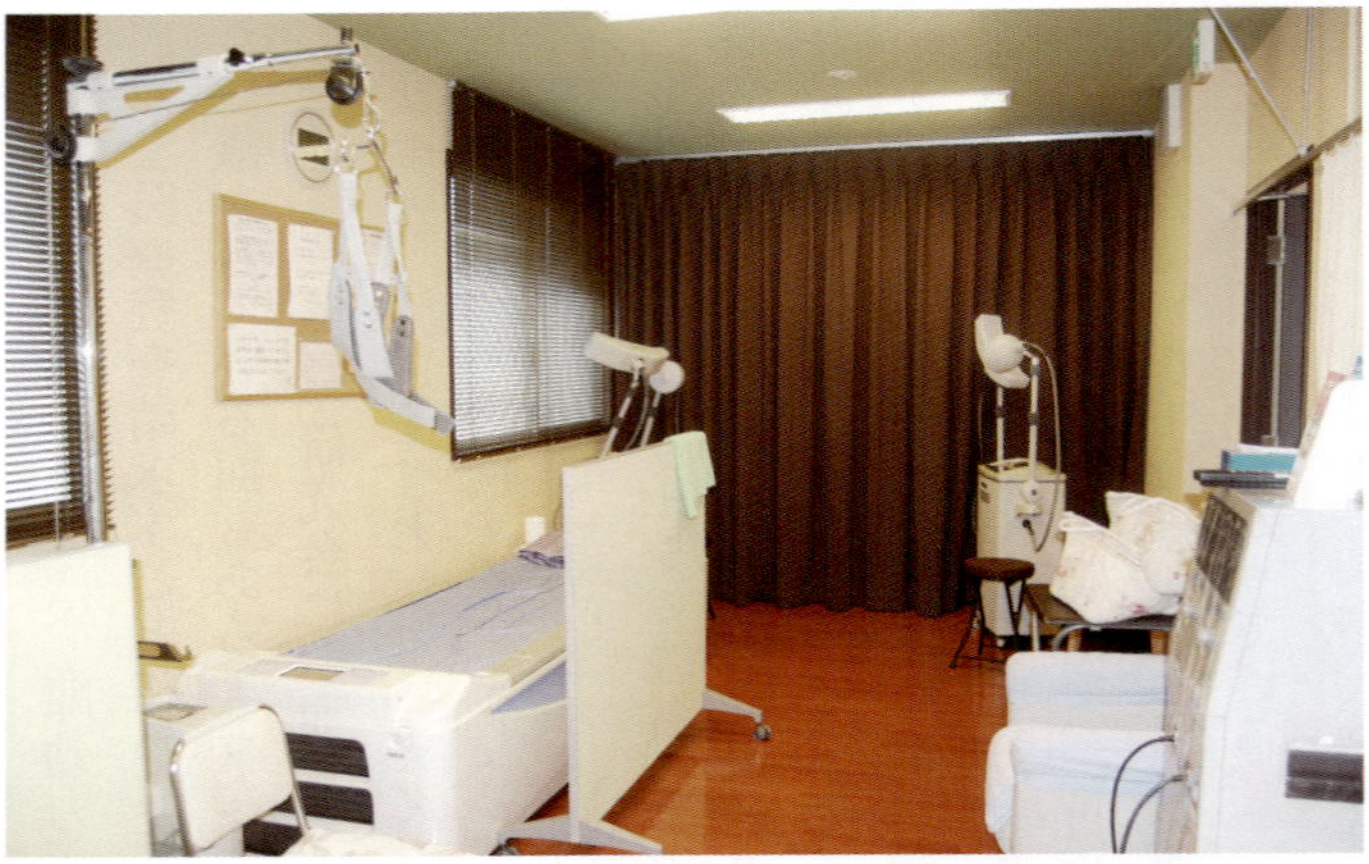
医療用痩身機や皮膚用レーザー治療器など、最先端の新鋭機器を導入している

## 日本国内でも他に例を見ない「肥満外来」患者の約7割が平均12キロの減量に成功

厚生労働者の調査によると、日本の男性はどの世代も10年前、20年前に比べて肥満者の割合がぐんと増えているとのことだ。とくに40代から60代の肥満者は30%を超えている。

一方女性は、中年を迎えると肥満傾向になることが明らかになっているが、松本クリニックで人気の高い医療の一つが「肥満外来」だ。

「肥満治療の基本は、『痩せたいなら食べるな、食べたいなら痩せようと思うな』に尽きます。肥満の原因は『過食』にあることをまず理解しなければなりません。食べることへの執着を捨てる、つまり患者さんの『人生観を変える』ことなくしては肥満は決して治りません」と強調する。

松本院長は、肥満を医学的な見地から考えた独自の「胃袋ダイエット」を提唱している。1000例以上の実績があり、そのうち7割近い患者が平均12キロ（5～42キロ）の減量に成功している。

「痩せない原因は肥大した胃袋にあります。対策としては何を食べてもいいのですが、必ず普段の量から3割（減らしたい体重の割合によって変動）を残して捨てることから始めます」と松本院長は具体的な肥満治療を説明する。

「ここで問題なのが、たった1回でも普段通りに食べ過ぎると振り出しに戻ってしまうということです。『胃袋ダイエット』は効果が出るまで6ヶ月はかかります。二度とリバウンドしないためにも、じっくりと時間をかけて食習慣を改善し、体質そのものを変えていく必要があります」と力を込める。

松本クリニックの肥満外来では、一人ひとりにきめ細やかなカウンセリングを行い、補助手段的にサプリメントや漢方薬を用いるオーダーメイドの診療を行っている。

松本院長は、専門の消化器外科の知識を活かした著書「胃袋ダイエット」を発表し、社会的な肥満対策、地域の健康増進に貢献している。

## 「名医」であるよりも「良医」でありたいと願う 地域に根差し血の通った診療に邁進する信頼のホーム・ドクター

クリニック開設以来、多くの患者や地域の人々に親しまれている松本クリニックだが、松本院長は「名医」であるよりも「良医」でありたいと願う。

「世の中には『名医』と呼ばれる先生はたくさんいますが、私は患者さんにとって『良医』でありたいと心がけています。診療内容は幅広いですが、それだけに常に学習を怠らず最新の医療を積極的に取り入れ、患者さんと真摯に向き合ってきました。これが私なりのインフォームド・コンセント（正しい情報を伝えた上での合意）だと考えています」と自身の医師としてのスタンスを明確に語る。

趣味はドライブ、剣道、ジャズピアノなど。大学時代から自主製作映画の脚本を手掛ける傍ら、月刊誌に小説を発表し現在までに小説だけで20冊以上の単行本を出版するなど、多種多彩な才能を発揮している。

「私のクリニックには、他の病院で匙を投げられた患者さんもたくさん来られます。藁をもすがる思いで来られた患者さんを快く迎え、笑顔を取り戻していただく。そういう血の通った診療をこれからも続けていきたいと思います」とたぎる想いを秘めて静かな口調で語る。

また、「『病気に罹らない生活』の実現」を理念とする臨床ゲノム医療学会の認証医である松本院長は、「これからの医療はゲノム抜きには考えられない」とその活動に力を注ぎ、11月に大阪で開催する「第三回臨床ゲノム医療学会」では副大会長を務める予定だ。

地域に根差し、地域の人々の健康で明るい暮らしをサポートすることを主眼に、心の通いあう医療に邁進する松本院長の飽くなきチャレンジが続く。

## PROFILE

### 松本 浩彦（まつもと・ひろひこ）

昭和35年5月神戸市生まれ。昭和63年京都府立医科大学卒業、同第一外科学教室に入局。平成2年済生会京都府病院外科・心臓血管外科医員。京都府立医科大学大学院博士課程を経て平成9年京都府立医科大学生化学教室助手。同11年4月松本クリニック開設。同14年4月医療法人社団甲南回生設立。

**所属・活動**

有限会社神戸ポリフェノール研究所所長。日本生体パーオキサイド研究会評議員。日本体育協会公認スポーツドクター。日本医師会認定産業医。日本外科学会認定医。日本消化器外科学会認定医。近畿外科学会評議員。臨床ゲノム医療学会認証医。多数の私立学院校医などを務める。

## INFORMATION

### 医療法人社団 甲南回生 松本クリニック

**所在地**　〒659-0086　兵庫県芦屋市三条南町13-16　ソレイユ芦屋3階
TEL 0797-22-5511　FAX 0797-22-5533
URL http://www.m-clinic.net

**アクセス**
- JR神戸線甲南山手駅（芦屋より神戸方向に一駅）から徒歩3分。
- 阪急電鉄芦屋川駅から徒歩8分。

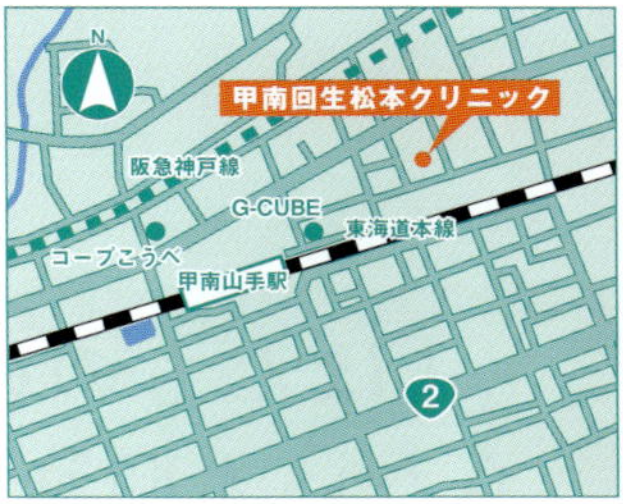


**診療時間**
・月・火・木・金
（9：00-12：00、15：00-18：00）
・水・土（9：00-12：00）
・毎週火曜日午前は皮膚科専門医外来
・毎月第1・第3水曜午前はペイン・クリニック専門医外来
・毎月第2・第4水曜午前は泌尿器科専門医外来

**診療内容**
○総合診療科
外科・内科・整形外科・リハビリテーション・美容外科・消化器病・肛門病・アレルギー・アトピー・ホルモン療法・肥満外来 プラセンタ治療・心療カウンセリング・漢方医学・美容内科・スポーツ医学・健康診断・ペイン・クリニック
○外来手術　外傷・痔核・ピアス・まき爪
○美容整形　二重瞼・隆鼻・コラーゲン注射・美顔・美肌・部分やせ
○各種検査　レントゲン検査・内視鏡検査・超音波検査・心電図検査
○その他　理学療法内科・アレルギー科・東洋医学療法

信頼の名医 主治医

# 身心のバランスを整えて免疫力を向上させる全人的医療を実践

## 「身心霊整合性医療」をモットーに「ほんものの医療」を目指す

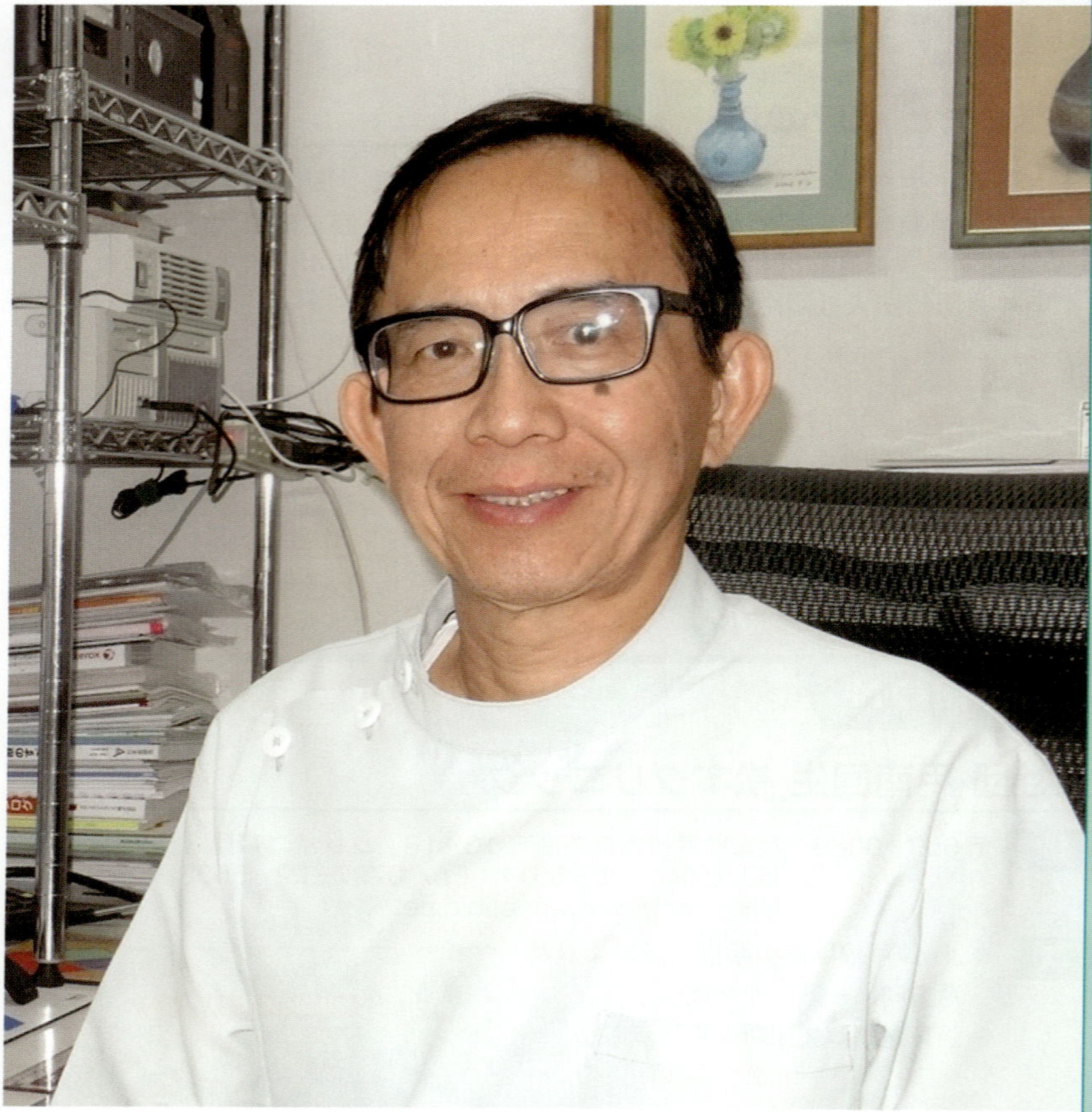

「ほんものの医療は、病気にならない人間社会をもたらす医療でなければなりません。そのためにはまず魂の存在を信じ、そして自然の治癒力を信じることです」

Doctor Who Can Rely On Interview

サイ・クリニック
院長　井泉 尊治

近代西洋医学による医療と、補完代替医療を併せた医療を統合医療という。病気を治療し、症状を緩和するには「対症療法」と「原因療法」があるが、これまでに多くの医療機関が実践してきた医療は、近代西洋医学を基本とする「対症療法」が中心だった。

しかし日本統合医療学会によると、最近の国際的な趨勢として単に病気を見るだけでなく、人間の身心全体を診る方向に移行しており、「原因療法」を中心とした伝統医学や補完、代替医療も必要だとする考えが急速に広まっているという。

こうした総合的な全人的医療の考えの立場に立ち、さらにそれを発展させて「ほんものの医療」を真摯に追い求めているのが、横浜市のサイ・クリニックの井泉尊治（いずみたかはる）院長だ。人間の持つ自然治癒力を目覚めさせ、心身のバランスを整えて、免疫力を向上させる。患者との会話の中から病気の根本原因を理解し、その原因に対して全人格的なアプローチをしていく。

サイ・クリニックでは、これを「身心霊整合性医療」と名付けて全人的医療を実践し成果を上げている。

## 台湾で高校時代病魔に襲われ一時医師の道を断念
## 留学先の日本で医師免許を取得し、やがて横浜で開院

井泉院長は台湾の高雄市生まれで、小学校から高校まで一度も学校を休んだことが無いという健康児で学業にも秀でていた。

「家族に医師がいたら心強いね」という母親の一言がいつも頭の中にあり、幼い頃から医学の道を目指していた。しかし、高校生の時、井泉院長を原因不明の病魔が襲う。

受験勉強中のこのハンディキャップで医学部進学を諦め、当時新設間もない中国医薬大学の薬学部に進んだ。

中国医薬大学は中国伝統医学と西洋医学との複合的発展を目的に1958年に設立された医科大学だ。中国と西洋の医学結合を目指した大学での学びが、井泉院長が提唱する全人的医療を育む礎となった。

また井泉院長は、同大学で日本留学の経験のある教授から漢方薬の知識を学んだことも大きな影響を与えている。

その後2年間の兵役を経て製薬会社に進んだが、27歳の時、「私がするべきことは医療しかない」と日本への留学を決意した。親戚の伝手を頼りに東北大学薬学部生化学教室に研究生として籍を置く。

「一年後に留学生を対象に薬学部から医学部に編入できる大学があると知り、挑戦してみようと思いました」と井泉院長は、一度はあきらめた医学の道に再び大いなる意欲を燃やす。

こうして長崎大学医学部への編入試験に合格、在学中の4年間は一心不乱で学んだ。卒業後日本の医師免許を取得し、東京大学医学部第三外科に入局した。

6年間、研修と臨床現場の経験を積み、数多くの外科手術を執刀し、内視鏡手術をはじめとした西洋医学の最先端の医療技術の修得に努めた。

## 現代西洋医学に違和感を覚え、漢方薬治療に力を入れる 西洋医学の「抑える薬」と東洋医学の「癒す薬」

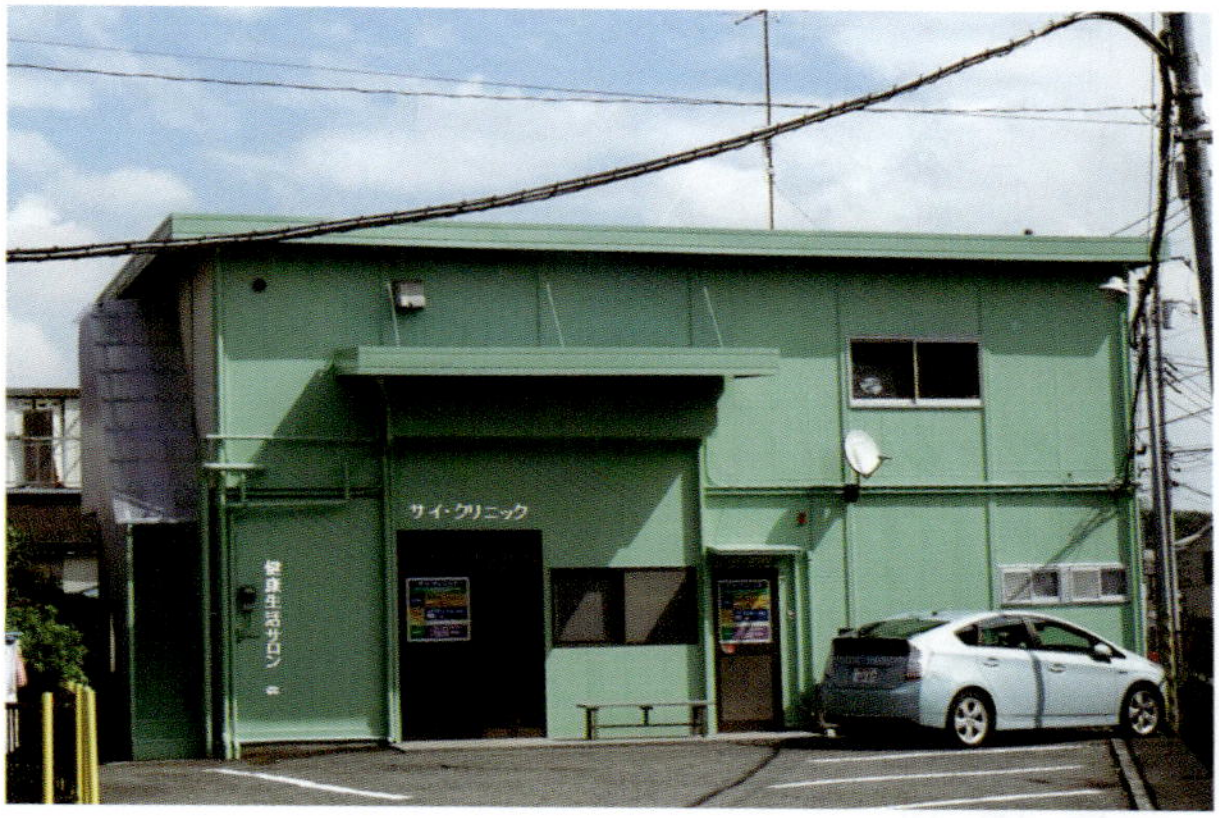

「身心霊整合性医療」を理念に、ほんものの医療を追求している

しかし、井泉院長は近代西洋医学が持つ疾病の症状への「攻撃的」特性に違和感を覚えていた。例えば乳がんの摘出手術では、当時米国では患者への身体的、精神的負担の少ない縮小手術を採用する動きが出ていた。

これに対して当時の日本では、がん細胞を積極的に取り除く手術が主流だった。乳がんの外科手術を受けたものの他の臓器への転移が見られ、抗がん剤治療を続ける患者がいた。

井泉院長の担当ではなかったが、その患者から「抗がん剤を飲むのが辛い」と相談された。精神的なサポートも必要だと感じた井泉院長は丁寧に患者の話しを聞き、漢方薬をアドバイスしたところ、その後の経過が見違えるように好転したという。

聞けばその患者は、「担当医から出される抗がん剤は断れないからもらっているが飲んでいない」ということだった。

こうした経験もあって、がん細胞や疾患の根本原因を徹底的に攻撃する近代西洋医学の治療の考え方に違和感と限界を覚え、井泉院長自身が考える「ほんものの医療」を目指して、昭和63年に横浜市都筑区（旧緑区）にサイ・クリニックを開院した。

内科、外科、消化器科を診療科目に掲げて開院したが、当時の緑区周辺には大きな病院もクリニックも少なく、小さな子供から高齢者まで幅広い層の患者が実に様々な疾病を抱えて診療に訪れた。

「私は以前から西洋医学と東洋医学の双方に身近に接してきました。薬の性質や服用の方法も異なります。西洋の薬は『抑えの薬』です。症状を今以上悪化させない。もしくは進行を遅らせるために用います。一方東洋の薬は『癒す薬』です。ただ病気を治すだけでなく、患者さんを健康な状態に導くのです」と井泉院長は説明する。

## 西洋医学の「制御の医療」と非西洋の「調和の医療」「身心霊整合性医療」を理念にほんものの医療を追求

漢方の素晴らしい点は、人間の自然治癒力を引き出すところだという。井泉院長は西洋の薬も処方するが、薬はあくまで補助的なものだという。そして、「病気を治すのはあくまで患者さん自身です」という井泉院長の考えは、「身心霊整合性医療」へと発展していく。

井泉院長は、医療は「制御の医療」と「調和の医療」の二つに大別できるという。

「近代西洋医療のほとんどが『制御の医療』に属します。病状の進行、悪化を抑えたり、遅らせることしかできません。人の生体、つまり心と体が暴走状態に突入した場合は西洋医学の制御の医療しか対処法はありません。しかし、暴走状態を脱したら制御の医療は徐々に減少させ、やがて停止して生体を本来の健康な状態に戻さなければなりません」と強調する。

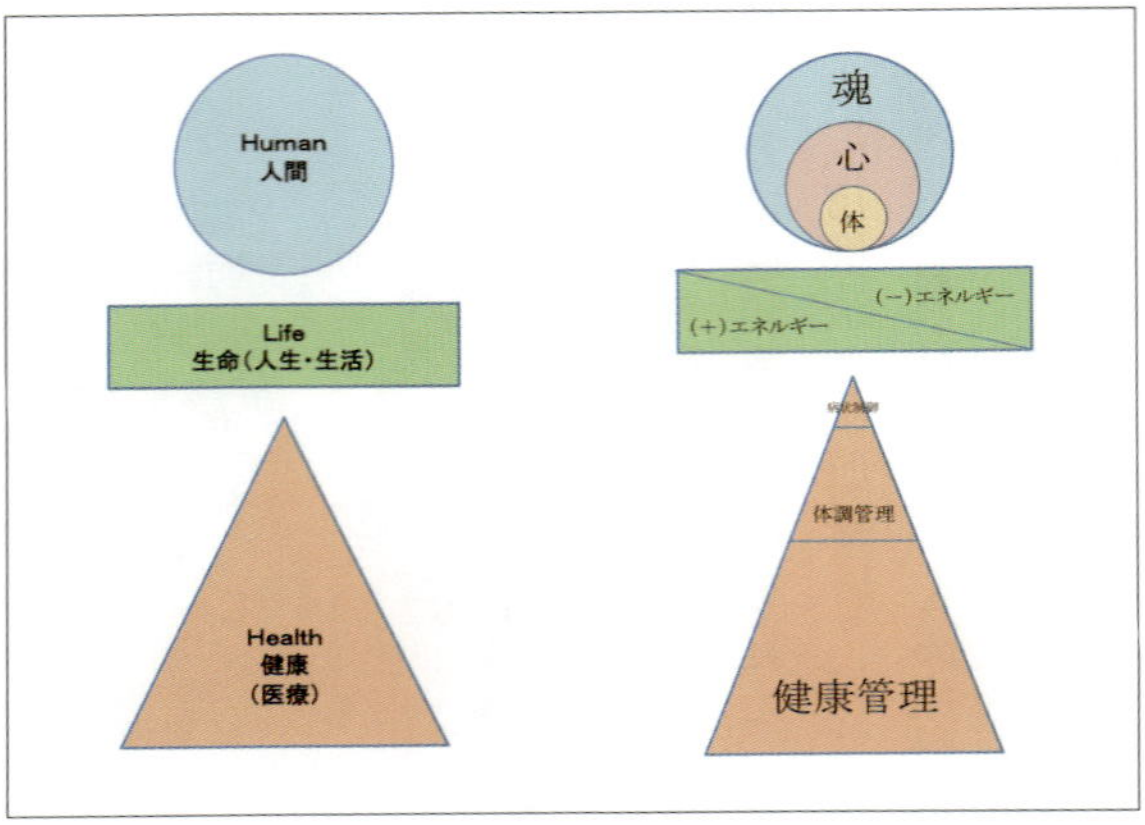

「身心霊整合性医療」の考えを表すサイ・クリニックのロゴマーク

一方、西洋医学以外の医療のほとんどは「調和の医療」に属するという。この調和の医療をベースにすることで非常時の制御の医療を止めて生体の健康状態を取り戻すことができるという。

井泉院長は、現代の西洋医療はＥＢＭ（科学的根拠に基づく医療）といって、統計的データに基づく医療であると解説する。これに対して、井泉院長は、個々の患者との触れ合い、会話の中から病気の根本原因を探るＮＢＭ（人生生活物語に基づく医療）という考えの医療を重視している。

「身心霊整合性医療」を目指す井泉院長は、病気の根本原因は患者の生きてきた時間のなかにあると指摘する。患者が置かれてきた生活環境やものごとの考え方のなかに病気に罹る原因が潜んでいることがあるという。

井泉院長は、ＥＢＭ（科学的根拠に基づく医療）を10％以下、ＮＢＭ（人生生活物語に基づく医療）を90％以上の比率で取り入れた独創的な、全人間に基づく医療（ＨＢＭ）を実践している。

「細胞が集まり、それが組織となり器官となって人体が形成されています。しかしそれだけではありません。そこには心があり、魂があります。私が目指している『身心霊整合性医療』は、患者さんの話をしっかりと聞き、患者さんの過去・現在・未来に想いを馳せて治療方法を考えて病気を治し、身心の真の健康を取り戻そうというものです」と井泉院長は熱く語る。

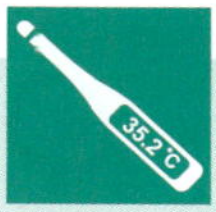


## ＰＲＡ療法やＡＲＤＫ診療の医療システムを導入
## 高い精度で患者一人ひとりの体調、健康状態を把握

「私の考える医療には、①健康管理②体調管理③病状制御の三つの領域があります。患者さんの

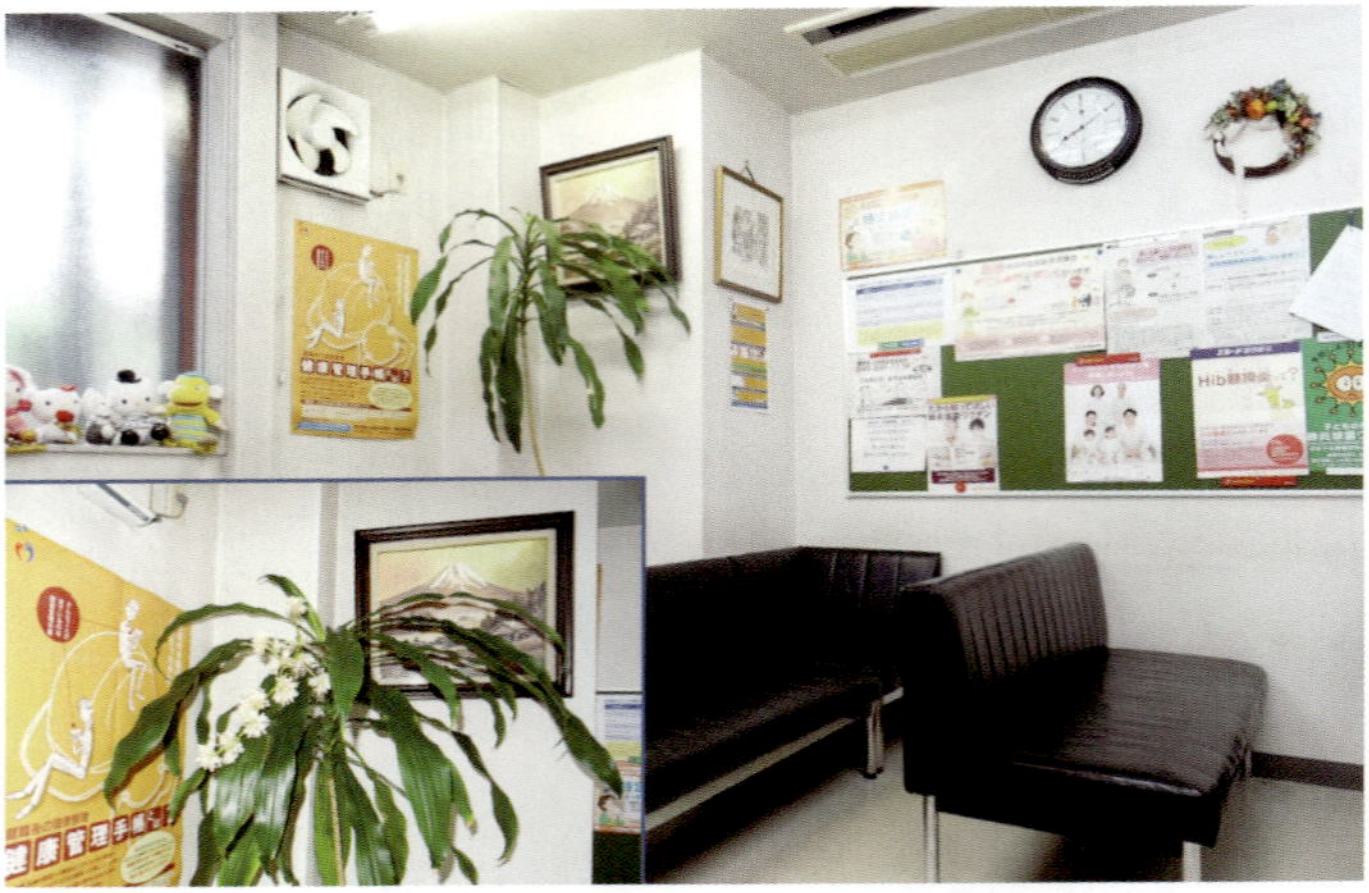

院内の幸福の樹が花を咲かせている

症状に合わせてこれらの医療を使い分けて診療を行っています。このなかで現代西洋医療を活用する病状制御はほんの一部です。主として体調管理と健康管理に力を入れています」

　井泉院長は「身心霊整合性医療」を実践するため漢方薬やサプリメントを活用しているが、他にＰＲＡ（電子ホメオパシー）と呼ばれる精神電流反射分析装置による治療法を導入している。

　ＰＲＡ装置による治療法とは、「病気の症状や体調不良の理由は、患者さんごとに異なります。それを画一的に治療するのでなく、患者さん一人ひとりによって異なる体調や健康状態を把握し、病気の治癒に向けた生体情報を患者さんに送り込む治療法です」と説明する井泉院長。

　ウイルスやアレルゲンが身体におよぼす影響度合いの判定。薬や治療法の適合性の診断。あるいは、未病、不定愁訴の診断・治療に効果を上げている。

　また、かつての旧ソビエト連邦が宇宙空間での宇宙飛行士の健康管理のため、中国医学の理論をベースにして開発した「ＡＲＤＫ診療」と呼ばれる医療システムを導入している。

　数百万件に上る心身の測定データを基に、身体や精神の状態を把握する手法で、サイ・クリニックでは台湾製の「ユホンジ」という装置を用いている。

測定法は短時間で済む非侵襲性測定で、身体の異変や弱っているところを高い精度で測定してすぐに結果が出せるため、体調管理や術後観察、治療効果・進捗状況の確認に役立てている。

## 症状を抑えるだけの治療や検査を繰り返す医療を改めよう 健康管理、体調管理、病状制御の三本柱でほんものの医療を目指す

井泉院長はサイ・クリニック開院当初から「ほんものの医療とは何か」を常に考え追求してきた。こうした問題意識を持って日々診療に当たっているうちに、ある思いが突然閃いたという。

「ひとつに、病名を作ったり、病名を探したりする医療はやめようということです。さらに、ただひたすらに症状を抑えるだけの医療や検査を繰り返すだけの医療を変えようということです」と井泉院長は噛みしめるように語る。

現代の西洋医療は、心と肉体の集合体である「全人間」を診ることができず、病気だけをターゲットに直接的、攻撃的な医療を展開している。そのため病気を根本から治すことにならず、「医原病」とも言われる多くの慢性疾患を生み出している、と井泉院長は指摘する。

現代社会は複雑化し、情報に溢れ、また、食品や薬品には合成化合物が含まれ、心と身体を強く刺激する事象が多すぎる。現代社会を健康に生き抜くには直接的・攻撃的医療ではとても対応しきれない。こうした事柄をより深く理解してもらおうと9月から「健康ダイエット教室」や「健康生活サロン」という活動が本格的に動き出す。

「病いは人生の長い道程の中での小さな過ちと、大きな油断から生まれます。小さな過ちは気付きにくいが、大きな油断は過信さえしなければ避けることは容易い。まず、大きな油断を避け、

小さな過ちに気付けば誰でも健康に、幸せになれるのです」と井泉院長は語りかける。

井泉院長の医療は、健康管理、体調管理、そして病状制御が三本の柱だ。健康管理と体調管理は、人間が本来備わっている自然治癒力と天然自然の力を活用した自己管理の医療だという。そして健康管理と体調管理こそが医療の基本で、現代社会の医療の90％以上を占めるべきである、と説明する。

井泉院長は、「『ほんものの医療』は、病気にならない人間社会をもたらす医療でなければなりません。そのためにはまず魂の存在を信じ、魂が永遠不滅であることを信じることです。そして自然の治癒力を信じることです」と力を込める。

「壮快生、そして爽快死」、この強い信念で「身心霊整合性医療」を実践している。健康管理、体調管理を十二分に実現し、現代西洋医学の力を必要としなくなった時こそが「ほんものの医療」が完成した時だという。理想とする「ほんものの医療」への井泉院長のたゆまぬ挑戦が続く。

## PROFILE

### 井泉 尊治（いずみ・たかはる）

昭和 24 年台湾高雄市生まれ。昭和 42 年台湾台中市中国医薬大学薬学部入学。中医学・中薬の基礎を学び、日本の漢方医学に出会う。同 51 年日本に留学。東北大学薬学部生化学教室研究生を経て同 57 年長崎大学医学部卒業。日本の医師免許取得。同年東京大学医学部第三外科教室に入局。同 63 年横浜市都筑区（旧緑区）で、サイ・クリニックを開院。

## INFORMATION

### サイ・クリニック

**所在地**　〒 224－0053　横浜市都筑区池辺町 2443－1
TEL 045－933－1887　FAX 045－932－0454
URL http://sai-clinic.com

**アクセス**　● ＪＲ横浜線鴨井駅　徒歩 10 分

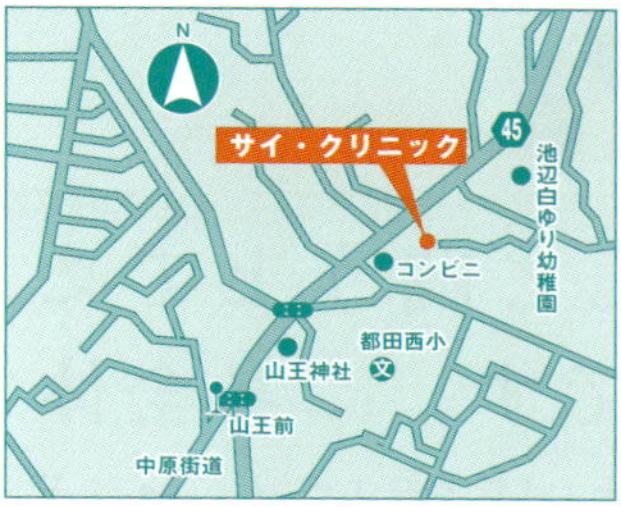


**診療内容**
・一般保険診療　一般内科、小外科
・労災保険診療
・保険外診療　健康診断、がん検診、予防接種
・特殊診療　ＱＲＳ診療、ＡＲＤＫ診療、サプリメント診療、点滴療法

**診療時間**
月・火・水・金
(9：00－12：30　15：00－18：30)
土（9：00－13：00)
休診日：土曜午後、木曜、日曜祝日

# 予防医療から終末期医療まで、全人的医療を実践
## マクロビオティックの導入で免疫改善し、がん治療に成果

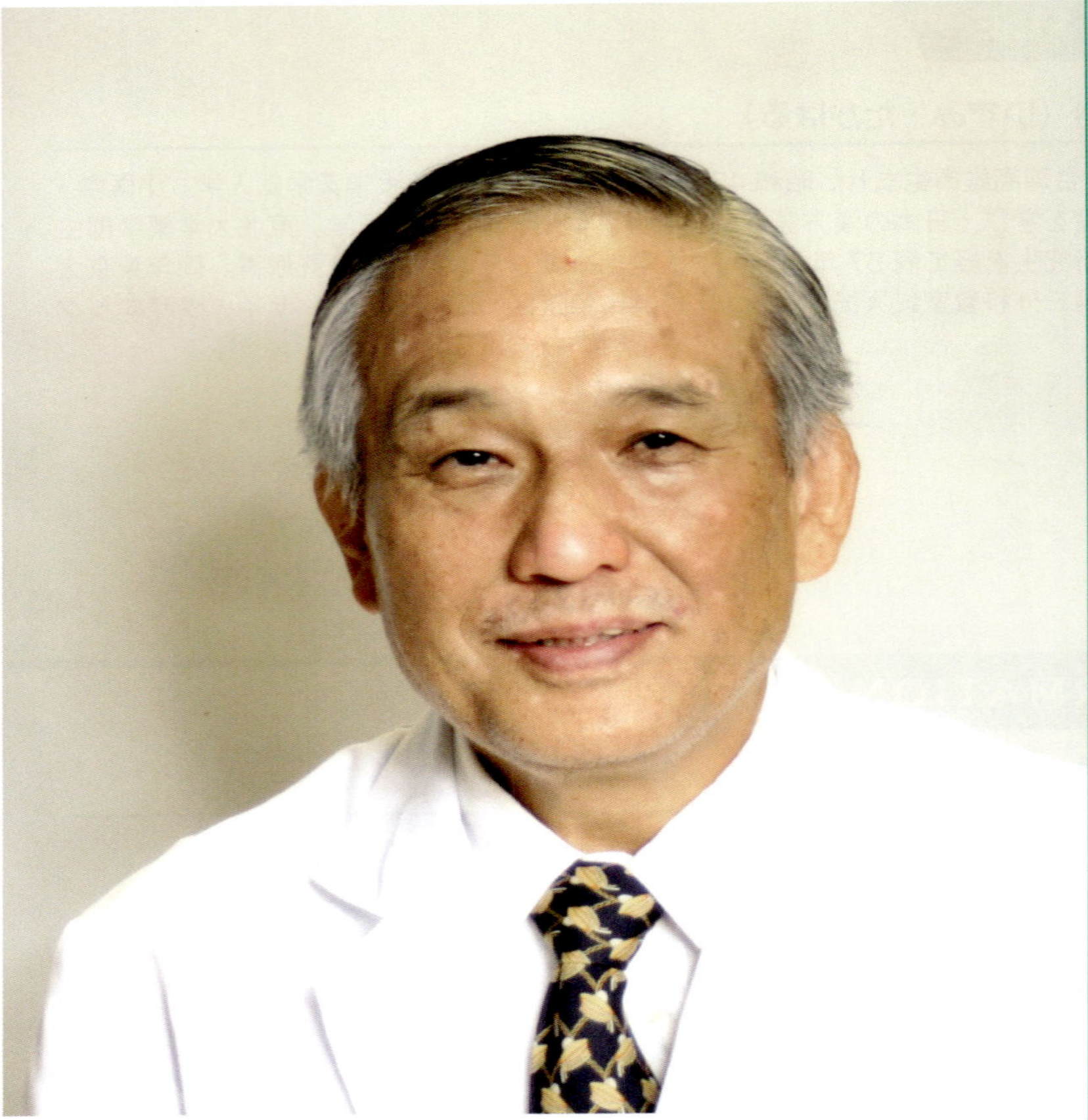

「免疫力はがんと闘う上で必要不可欠なものです。心身全体が充実し、健康な状態になれば自然と体の中にある免疫力は上がります」

Doctor Who Can Rely On Interview

医療法人社団洗心
島村トータル・ケア・クリニック
理事長・院長 島村 善行

国民の2人に1人が罹患すると言われるがん。国民病ともいえるがんに対する一般的なイメージは〝再発を繰り返す不治の病〟、〝死に至る病気〟、〝心身ともに辛い闘病生活〟など暗くてネガティブなものが多い。

医学の発達でがん治療は長足の進化を遂げているが、日本人の死亡原因のトップは今なおがんで、苦しい闘病生活によって生活の質が奪われる。

人生設計を大きく狂わせる〝難病〟であるがんと向き合い、独自の治療プログラムで、痛みやストレスに悩まされる多くのがん患者の症状を劇的に改善させているのが、島村トータル・ケア・クリニックの島村善行院長だ。

「がんは難病であり、予防と早期治療が重要です。進行がん、再発がんになると手術や抗がん剤治療、放射線療法などの治療にも限界があり、死に至ることになります。その中で私たちは患者さんの免疫力を高める食事療法などを行って成果を挙げています」

こう語る島村院長は、小学生の頃から医師を志した。「医者になろうと思ったのは命に関わる仕事がしたかったからです」とのことで、京都府立医科大学卒業後は、がん手術がメインとなる消化器外科医の道を選んだ。

以来国立がんセンターなど複数の病院でがんの肝臓切除術を約1600例、その他多くの消化器がん手術を手掛けてきた。島村院長が工夫して生み出した独創的な手術法や、リピオドールを用いた肝動脈塞栓療法は、広く実技指導や学術発表を通じて世界に普及している。

## 患者の体質を根本的に改善して免疫力を高めるマクロビオティックの考えを取り入れてクリニックを開設

外科医として医療界に多大な功績を残してきた島村院長だが、「手術をしても進行がんは再発して死に至るケースが多いのです。手術だけでは限界があります」と語る。

この限界を乗り越えるには、「患者の体質を根本的に改善し、自己の免疫力を高めなければいけません」と指摘する。そして島村院長は免疫力を高めるためには、「玄米菜食と適度な運動、体温を高めること。さらに心の持ち方を改善することが必要」と説く。玄米菜食を中心とした食事方法や、心の持ち方を改善して免疫力を高める手法はマクロビオティックといわれる。

島村院長はマクロビオティックの考えを取り入れて、がん治療やがんの発症・再発予防に挑戦しようと、平成13年に千葉県松戸市にレストラン付き医療施設「島村トータル・ケア・クリニック」を設立した。

「トータルケアというのは文字通り肉体面、精神面のケアを通じて、社会との関わりや生きがいなど心身を全体的にケアすることです。心身全体が充実し、健康な状態になれば自然と体の中にある免疫力は上がります」

自己の免疫力でがんを克服しようというのが島村院長の基本的なスタンスである。「免疫力はがんと闘う上で必要不可欠なものです。例えば抗がん剤の治療も全身状態が良好でなければ続けることが難しくなります」と免疫力の重要性を強調する。

がん治療の主流として、手術や抗がん剤、放射線療法などが挙げられる。しかし島村院長は、「手術でどんながんでも完治できるなら話は早いのですが、がんの種類や進行度、転移の有無や患者

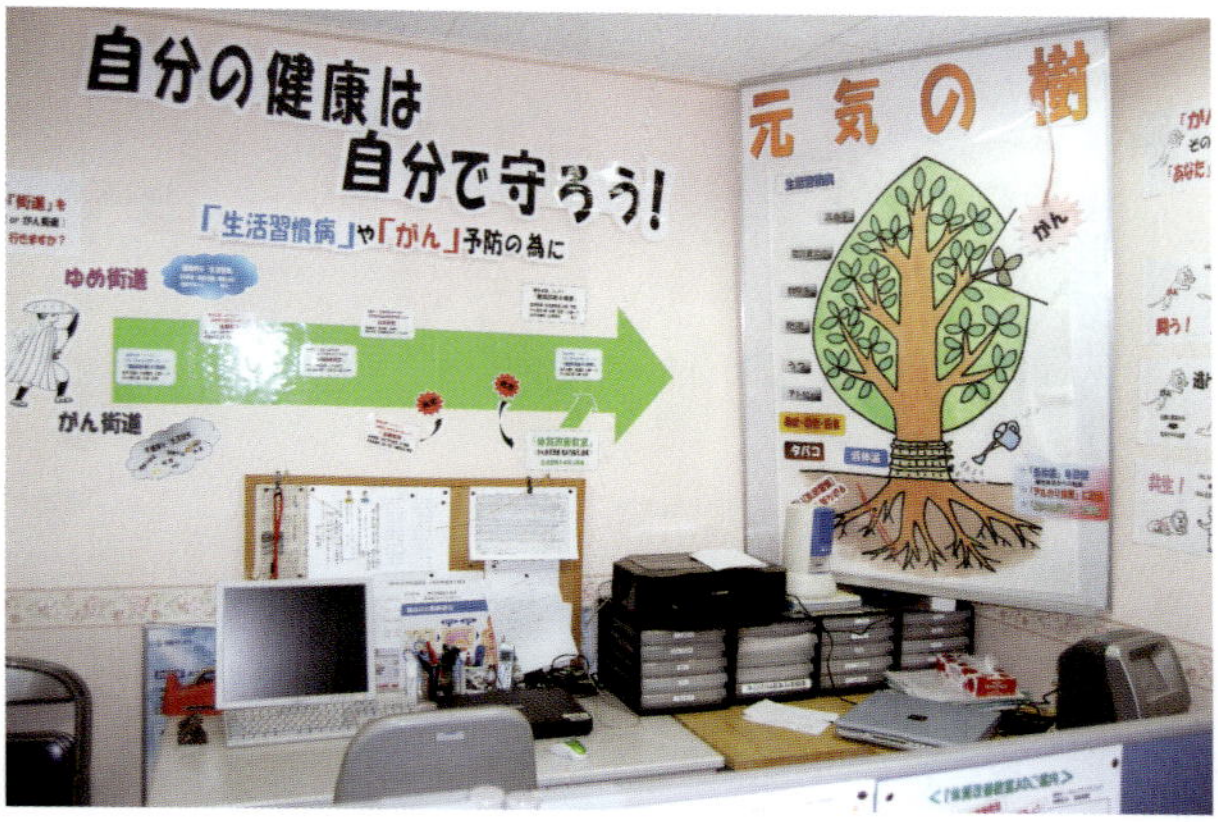

クリニック内にあるがんに関する情報の閲覧スペース

さんの年齢、体力を考慮して手術ができないケース、あるいは手術をやらない方が患者にとってベターなケースがあります」と指摘する。

「全身状態から手術が出来ない。また抗がん剤や放射線療法も処置が難しいと判断された患者さんは、治療を継続したくても泣く泣く断念しなければならなくなります」

実直に語る島村院長だが、今問題になっている〝がん難民〟の中には、こうした事情を抱える人は少なくない。

## がん患者の免疫力を高める教室「体質改善教室」
### 食と運動の改革・体温の正常化・心のケアがポイント

島村院長はこうした希望を失いかけた患者に対しても、広く門戸を開いてがん治療の手を差し伸べる。

「がんはもともとは自分の細胞から生まれたものです。日々の生活習慣の中で代謝障害を誘発し、細胞内の遺伝子を傷つけて細胞に変異を起こしてしまう。それが15年もの長い間にわたって成長してきたのががんなのです。従ってがんを治せるのはがんを患っている患者自身なのです。根本的に体質を改善するのが一番であり、がんを治すんだという強い信念を患者さん自身が持っていただきたい」と島村院長は熱く語る。

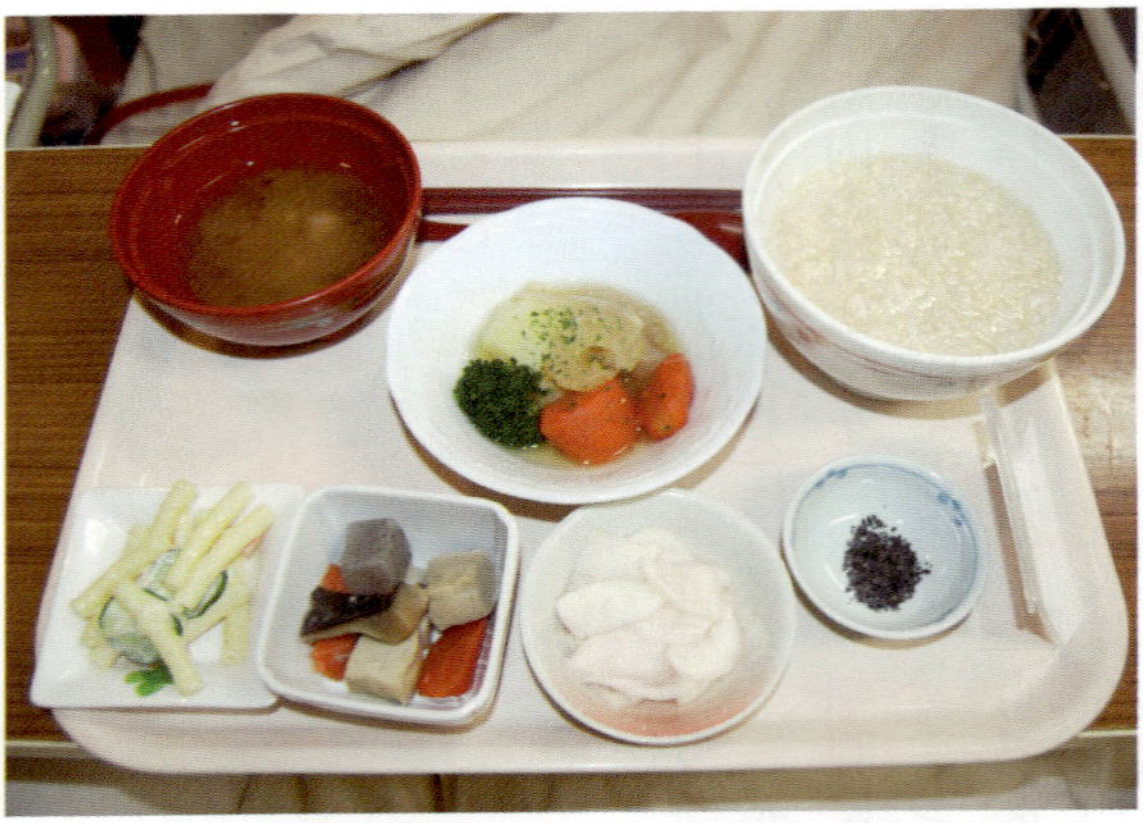

毎回工夫を凝らして提供される体に優しい玄米菜食料理

島村トータル・ケア・クリニックには、がん患者の心身を改善する「体質改善教室」がある。島村院長は、「現在の生活習慣を変えることで、自己の免疫力を強化させていくことを目的とした実践教室です」と解説する。2泊3日の合宿形式で行われ、期間中に食事指導と医学的な指導、代謝・免疫力向上の指導を専門の医師や栄養士やインストラクターから受ける。

「食と運動の改善、体温の正常化、心のケアの4つの実践が大きなポイントになります。この4つを、合宿を通して患者さん自身やそのご家族の生活習慣に根付かせ、がんを制御する心と体を作り上げていくことを狙いとしています」

「体質改善教室」が導入されて間もなく成果は顕著に表れた。胃がんが進行し、リンパに転移した患者の身体からがんが消え、肝臓がん患者の身体からもがんが消えた。

「こうした事例はほんの一部です。がんで余命数か月と思われた人がトータルケアで10年近く元気な人もいます」とその成果の一部を披歴する島村院長。

これまでの常識では考えられないような素晴らしい結果が出ていることについて島村院長は、「体質改善教室の存在が大きいですね。患者さんが、〝がんはこうすれば消える〟という強い意思をもって治療に臨むことが大切です。そのために、免疫力や心の状態を数値化し、患者さんに目で見える形で明確な目標をもっていただきたいと思います」とかみしめるように語る。

「治療効果が表れて体調が改善していくと、患者さんの生活の質が向上し、患者さん自身が日々の暮らしを楽しむことでますます免疫力が上がっていきます。これによってがんの進行がゆっくりとなり、縮小、消失につながります。これが良好な結果の秘訣です」と島村院長は胸を張る。

## 食欲のない人でもペロリと完食する「玄米菜食」料理 野菜だけで作られた絶賛の〝魔法のスープ〟

「体質を改善する上で毎日の食事は最も重要な要素」と食事の大切さを訴える島村院長は、自身の研究で、マクロビオティックの中心となる要素は「玄米菜食」であるという結論に達した。

「玄米菜食というのはご飯を全て玄米にして、肉や乳製品、白砂糖を一切使用しないで作られる料理のことです」と説明する島村院長はまた、「玄米菜食を、毎日飽きずに美味しく食べられるように、調理に工夫を凝らすことが大切」と付け加える。がん患者は食欲が減少するとともに、体に入れる食べ物に対して敏感に反応してさらに食欲を減退させる。こうして食べ物を摂らなければ体力や免疫力が低下して、どんどん衰弱するといった悪循環に陥る。

ところが島村トータル・ケア・クリニックで出される玄米菜食の料理は、まったく食欲がなく一週間以上食べれなかった人でも、ペロリと完食することが多いという。ここでの玄米菜食料理は、伝統の日本食をベースに、料理研究家が毎回工夫を凝らした力作なのだ。「これらは毎週開かれる料理教室で誰でも学ぶことができます」

さらに島村医師が〝魔法のスープ〟と絶賛する野菜だけで作られた甘い野菜のスープも好評だ。「衰弱して食欲のない患者さんでもこのスープなら飲んでくれる」という。

こうした〝玄米菜食〟料理や〝野菜スープ〟は体質改善教室の食事だけではなく、入院患者やホスピスレジデンスの入居者、クリニック３階にあるカフェでも提供している。

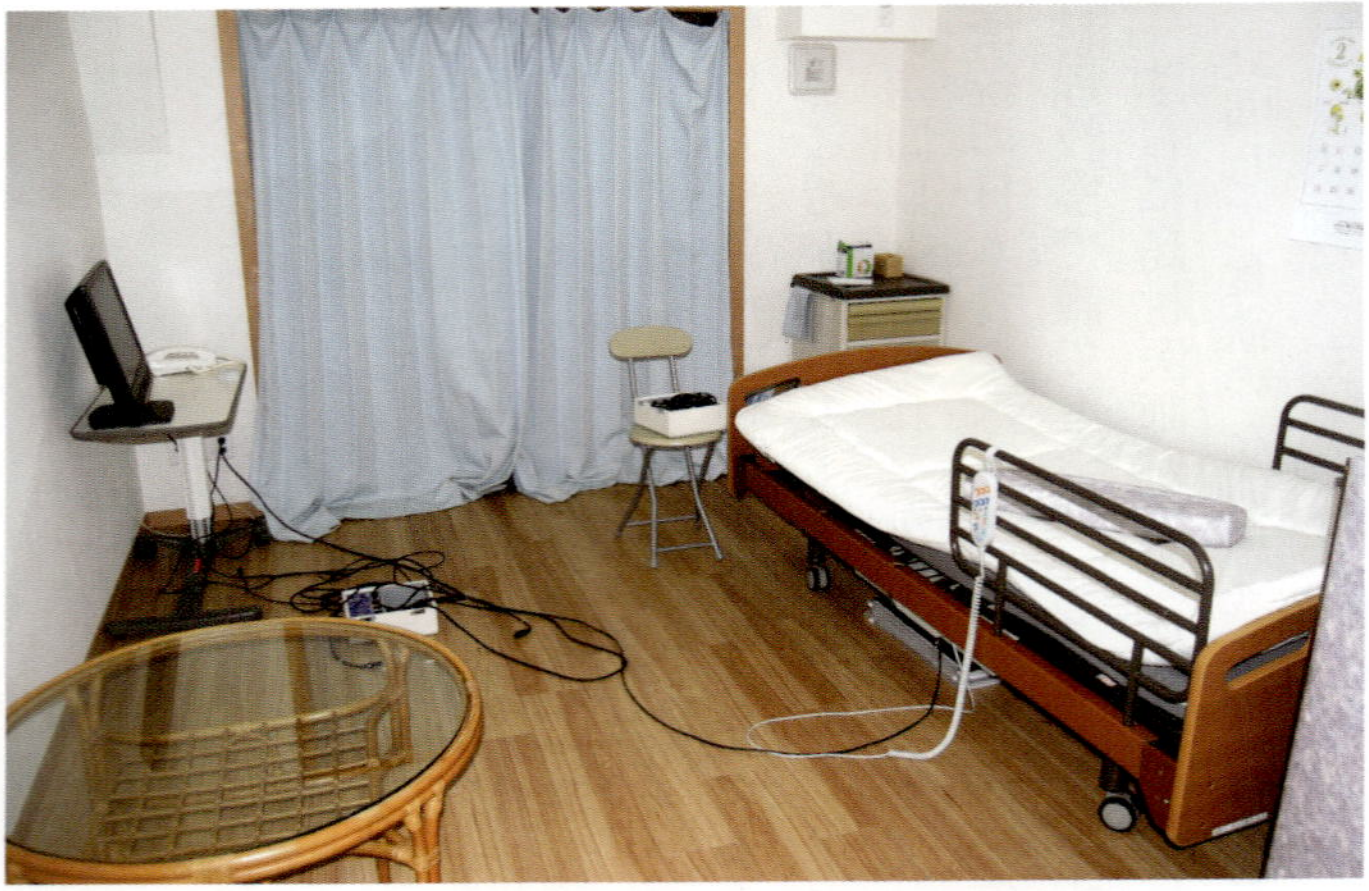
クリニックの建物３階にある在宅ホスピスレジデンスの入居部屋

## 〝医療と介護の帝国ホテル〟のようなクリニック ホスピスレジデンスは看護・介護つきのスイートルーム

島村トータル・ケア・クリニックは開院して今年13年目を迎え、年と共にがん治療の成果を積み重ねている。「体質改善教室」のメニューにあるデトックス（排毒）や温熱療法もその成果を押し上げている。島村院長は、「玄米菜食や温熱療法は代謝を改善し、免疫力を上げる効果があります。さらに体力の消耗をできるだけ抑えた塞栓療法や、ラジオ波焼灼術、ステント術といった先進的な治療も行っています」と説明する。

通院が出来ない患者のための在宅診療は、夜中に急に病状が悪化した場合でも対応できるように24時間体制で臨んでいる。島村トータル・ケア・クリニックは、ＪＲ松戸駅からバスで10分ほどの閑静な住宅街にある。クリニックは４階建ての瀟洒な建物の中にある。島村院長は「医療と介護の帝国ホテルを目指しています」とのことだ。１階で診察・治療と検査を行う。２階は19床のベッドがある病室となっている。「１階２階が医療施設のフロアで、

3階4階は在宅ホスピスレジデンスです。つまりがんを始め病気を患っている患者さんが寝泊まりして療養するためのホテルのようになっています」という。

島村トータル・ケア・クリニックの特徴の一つである在宅ホスピスレジデンスには、数日から数か月単位で宿泊日数を自由に設定でき、入居者のニーズに合わせて滞在することが出来る。

「すべてスイートルームで、マクロビオティックの玄米菜食などの食事が提供されます。色んなイベントや催しにも参加でき、至れりつくせりのサービスが整っています」

介護ヘルパーが常駐していて、必要な介護を受けることができ、1階2階が医療施設なので、気軽に外来診療や検査を受けることができる。さらに体調が悪くなれば看護師や医師がすぐに入居部屋に駆けつけて診てもらい、入院が必要な場合はそのまま2階の病室に移ることができる。

島村院長は〝心の健康ケア〟にも力を入れており、入居者やスタッフを交えてみんなが楽しめる多彩なイベントを定期的に開いている。例えば体を動かす運動療法を基本から学べる教室や自彊術、吹き矢教室、さらにミニコンサートなども開催している。とりわけクリニックの屋上からは東京スカイツリーが一望でき、なかなかの評判だ。

「イベントは毎回盛り上がり、みんなが笑顔になってとてもいい雰囲気です」と島村院長も自ら楽しんで参加している。「うちの在宅ホスピスレジデンスのように、在宅看護、介護サービスが備わった心身の癒し空間での生活は、病気療養中のみなさんにとって申し分のない環境と言えます」とアピールする。

## 5つの健康の秘訣実践で病気と無縁の生活を〝為当為。不為不当為〟をモットーに喜びの輪を広げる

今後さらに進んでいく超高齢社会だが、がんの克服をはじめとした病気の治療とともに、病気にならないための予防医学の重要性も声高に叫ばれて久しい。病気に罹りにくい体を維持するための健康管理、健康増進のための生活習慣作りだ。

「私が健康維持のため実践しているのはまず1つは年に一回精密検診を受けること。2つ目が食と運動に気を付けるということ。3つ目は好奇心を持って、わくわく体験をすることです。さらに4つ目が一日5回以上声を出して笑うこと。最後の5つ目が一日10回以上、感謝の気持ちを持って、『ありがとう』と言うことです。この5つをしっかりやっておけば病気と無縁でいられます」

医師になってこれまで2000人以上ものがん患者の最期を看取ってきた島村医師。「亡くなられた方々の想いと魂をしっかり背負って、今後も診療にあたっていきたい」とかみしめるように語る。島村医師の診察はただ目の前にある病気を診るだけではない。「心と体の全体をトータル的に診ることが大事なのです。肉体的なこと、精神的なこと、実生活の営みや患者さんの生きがい、家族の様子など、いつも色んな角度からさまざまな視点で診察することを心がけています」と静かに語る。トータル・ケア（全人的医療）の実践で患者が安心してよろこんでもらえる医療を目指し、心を込めた医療を提供する。「だから、がん患者さんはどんな状態の人でも喜んで診療させていただきます」と島村院長。諸橋轍次博士の『為当為。不為不当為』（人として当然なすべきことは為す。当然為してはならないことは為さない）をモットーに今後も喜びの輪を広げていく。

## PROFILE

### 島村 善行（しまむら・よしゆき）

昭和 21 年生まれ。高知県出身。京都府立医科大学卒業。国立がんセンター外科レジデント、国立療養所松戸病院、国立がんセンター東病院外科医長、千葉西病院代表、千葉西総合病院院長。平成 13 年島村トータル・ケア・クリニック開院。平成 15 年医療法人社団洗心として法人化。医学博士。平成 26 年 7 月には玄米菜食を給食に取り入れた老健を開設する予定。

**所属・活動**

日本外科学会指導医。人間ドック学会会員。健康スポーツ医。産業医。松戸市医師会在宅ケア委員会委員長。千葉県東葛北部在宅緩和ケアネットワーク代表世話人。元厚生省対がん 10 カ年戦略肝臓がん主任研究員。千葉県外科医会世話人。消化器病研究会常任世話人。「医師がすすめるマクロビオティック」（マキノ出版）、ほか著書多数。

## INFORMATION

### 医療法人社団洗心 島村トータル・ケア・クリニック

**所 在 地**　〒 270 - 2241　千葉県松戸市松戸新田 21 - 2
TEL 047 - 308 - 5546　FAX 047 - 308 - 5547
URL http://www.stc.jp

**アクセス**
- JR 松戸駅東口からタクシーで約 7 分
- JR 松戸駅東口から新京成バス（1 番のりば）で 10 分、「島村トータル・ケア・クリニック前」バス停下車徒歩すぐ。

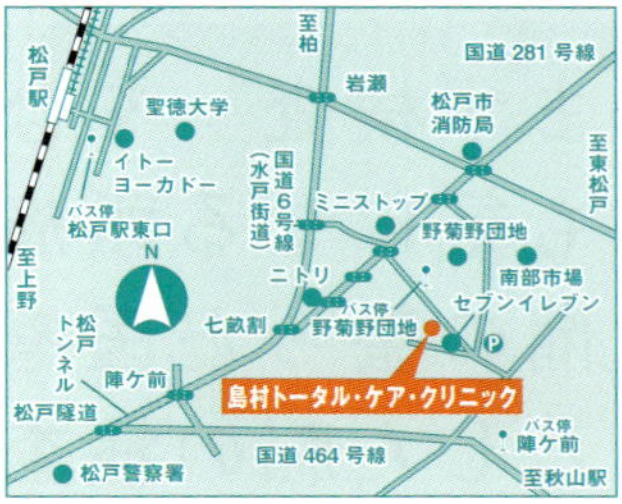


**診療科目**　消化器内科、消化器外科、外科、内科、呼吸器内科
入院（病床数 19 床）、検診（企業・一般・松戸市指定）、人間ドック、**在宅医療**

**診療時間**　月ー金（9：00 - 13：00　14：00 - 17：00）
土・日（9：00 - 13：00）
休診日▶祝日と土・日曜日の午後

# 5000を超える症例に携わってきた脳神経外科のスペシャリスト
## 脳疾患のきめ細やかな予防・診断・治療で地域医療をサポート

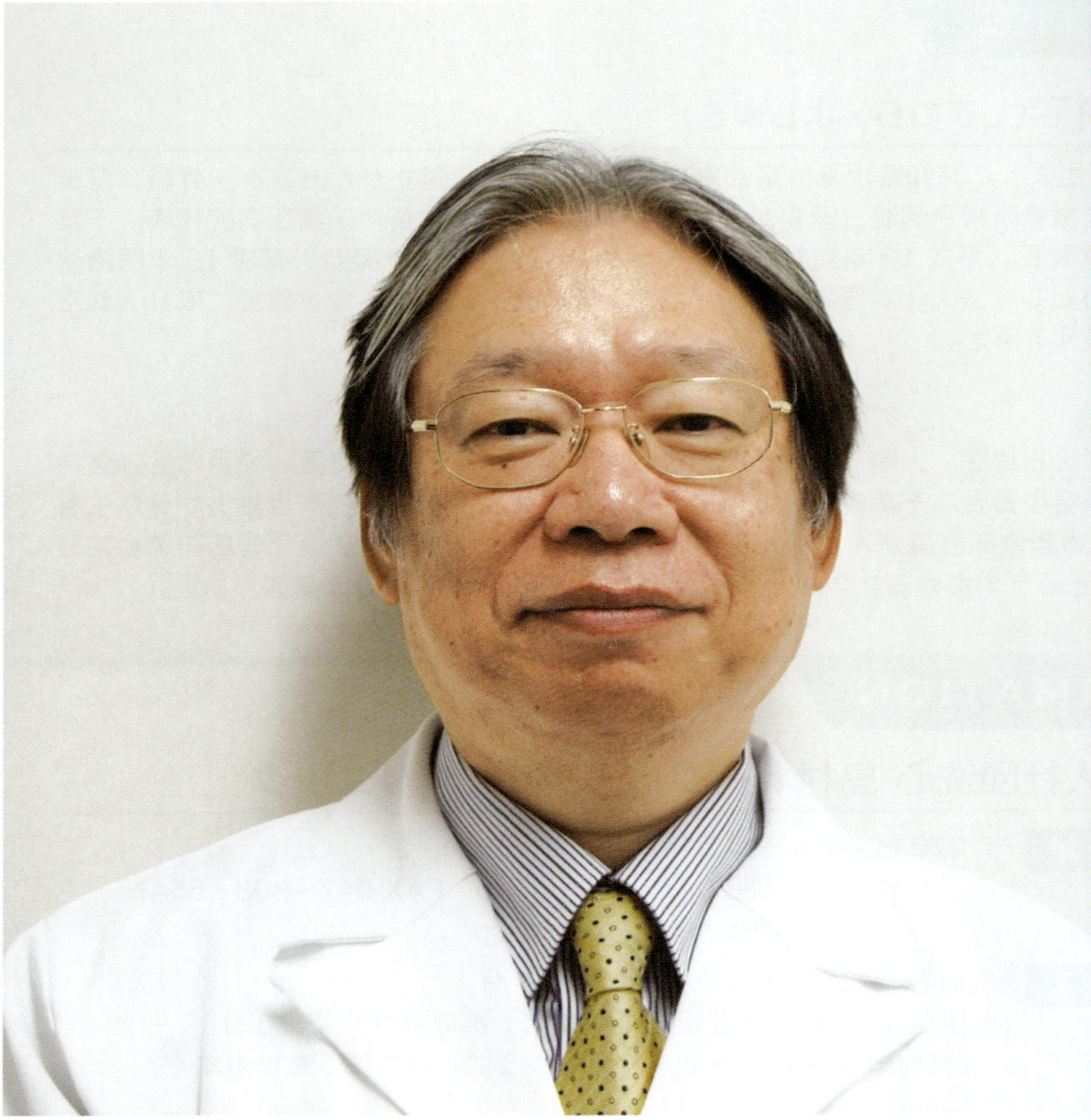

「“疑わしきはまず検査”を合言葉に、少しでも気になる頭痛を感じたら、設備の整った医療機関できっちりとした脳の検査を受けることをお勧めします」

Doctor Who Can Rely On Interview

とみた脳神経クリニック
院長 冨田 洋司

それまで健康だった人を突然襲う恐ろしい脳卒中。脳卒中の中でも多いのが脳出血や脳梗塞で、発症すれば生命に関わり、一命を取り留めても後遺症が残るケースが多い厄介な病気だ。

それとわかる前触れが認識しづらく、発症すると命を落とす危険のある脳卒中は、事前に発症を防ぐことが重要と言われている。

「脳卒中を予防するための方法は生活習慣の改善に加え、早めに専門医に診てもらうこと。そして定期的な検査が重要になります」と話すのは、とみた脳神経クリニックの院長で脳外科専門医の冨田洋司医師だ。

冨田院長は脳神経外科医としてこれまで５０００例を超える症例を診てきた脳疾患のスペシャリストといえる人物。平成24年11月に自身のクリニックを開院。以来多くの患者が来院し、現在多忙な日々を送っている。

大病院と同等の設備を備える施設環境と、経験豊富な脳の専門家による脳疾患のきめ細やかな予防、診断、治療を武器に地域の医療を力強くサポートしている。

## 頭痛は脳の異常を知らせるシグナル
### 脳に異常がない一次性頭痛と、脳の異常を告げる二次性頭痛

「脳の異常を一番に知らせるシグナルは頭痛です。頭痛の中にも様々な種類があり、大きく一次性頭痛と二次性頭痛に分かれます」

一次性頭痛は脳に異常がなく、生命に関わるほどのものではない機能性の頭痛を指す。現代人

が抱える頭痛の多くは、この一次性頭痛に該当するといわれている。

これに対して二次性頭痛は、脳出血や脳腫瘍のように命に関わる可能性がある頭痛だ。

冨田院長は機能性の頭痛である一次性頭痛の中でも、「片頭痛には十分気を付けなければいけない」という。

片頭痛は一次性頭痛の中でも痛みが強い点が特徴で、頭の片側、または両側にズキンズキンというような強い痛みを伴う。仕事や家事、勉強、遊びなどに支障をきたすことが多く、時には吐き気をもよおすこともあるという。

「光をまぶしく感じたり、音に敏感になったり、視野が狭くなるといった症状が出る場合もありますので、注意が必要な頭痛です」

片頭痛に対する治療法として、今注目を集めているのに「トリプタン」という薬がある。「トリプタンは片頭痛の特効薬で、優れた効果を発揮します。頭痛の原因である血管拡張や炎症を収めることができ、最近では多くの片頭痛患者に処方されています」

さらに片頭痛患者は鎮痛薬などの薬に敏感で、服用することで新たな頭痛が起こってしまうことも少なからずあるという。冨田院長は、「片頭痛かなと感じた時は、薬の乱用を控えるとともに、自分で解決しようとせず、早めに専門医に相談に行かれることをお勧めします」とアドバイスする。

## 危険性を孕む二次性頭痛は予防、早期発見・治療が重要
### 突然死を招く恐ろしい〝くも膜下出血〟

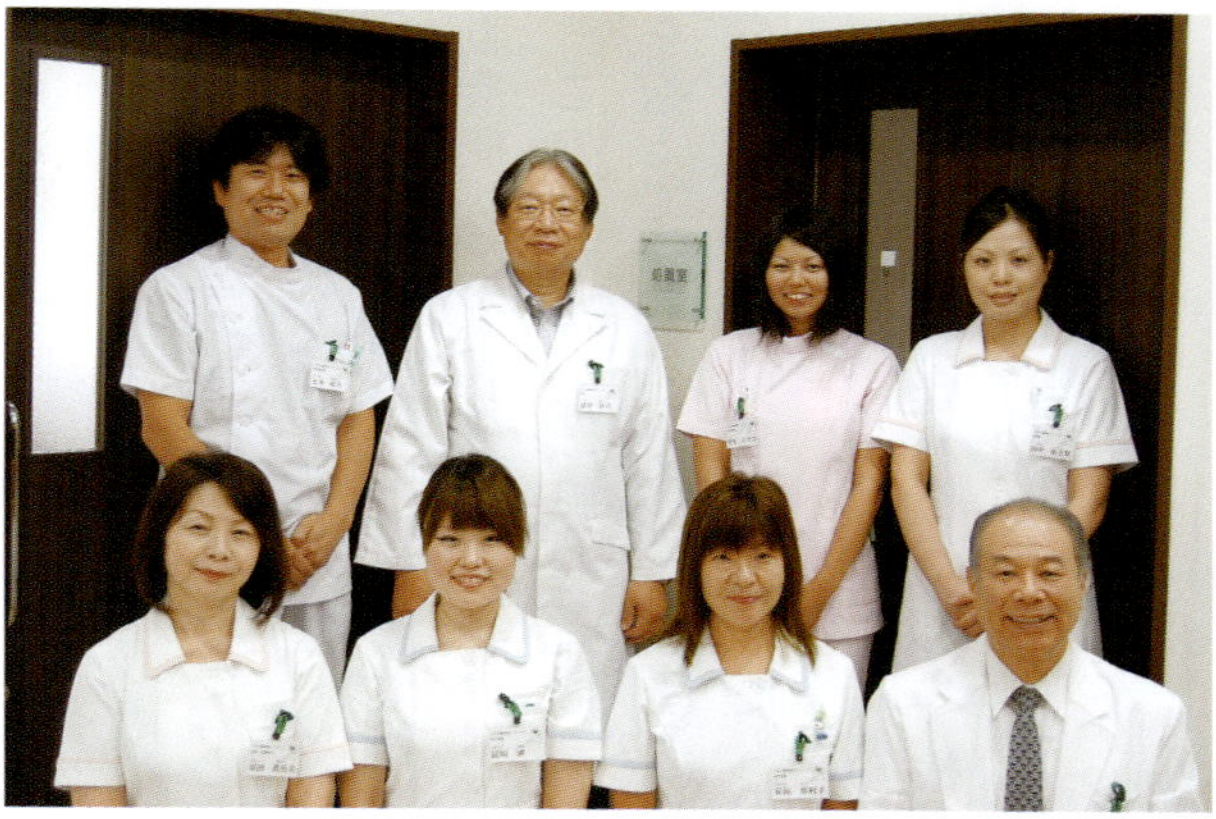
スタッフ一丸で患者に心地良い診療サービスを提供する

一次性の頭痛はこうした片頭痛に加えて、緊張型頭痛や群発性頭痛と呼ばれる頭痛もあり、それぞれの頭痛にはいくつかの特徴がある。

「緊張型頭痛は頭部や首の筋肉の緊張やストレスなどから起こる頭痛です。持続時間が比較的長く、症状としては頭が重く感じたり、締め付けられる感覚があります」

この頭痛に対しては筋弛緩剤や消炎鎮痛剤を用いるケースが多いが、冨田院長は、「薬の服用以外にも、十分な睡眠やマッサージ、入浴、ストレッチなども効果があります」と幅広い頭痛対策を挙げる。

一方の群発性頭痛は、脳血管が何らかの原因で拡張して起こると考えられている頭痛で、1～2カ月にわたって集中してほぼ毎日頭痛が起こり、2～3年周期でこれが繰り返されるのが特徴だ。

「片方の目の奥が激しく痛み、目の充血や涙、鼻水などを伴います。いずれにしても早めに脳の専門医に診てもらうことが大切です」

一方、命の危険を伴う二次性頭痛はより注意が必要で、何より予防、そして早期発見、早期治療が重要となる。

「二次性頭痛は命を落とす可能性がある怖い頭痛で、くも膜下出血、脳腫瘍、髄膜炎などがこれ

ん」という。

中でも動脈瘤が破裂して起こるくも膜下出血は、プロ野球の木村拓也コーチが突然命を奪われたことでよく知られるように、死に直結する可能性が高いだけに、「特に注意しなければなりません」という。

「くも膜下出血は、大量に出血した時は心肺停止や意識障害を起こしますが、出血が少ない時は、症状が頭痛だけの場合があります。このケースでは疾患を断定するのが困難になりますが、それがくも膜下出血の特徴です」と冨田院長は説明する。

こうしたくも膜下出血を含めた二次性頭痛の症状は、具体的にどういうものなのだろうか。冨田院長は、「今まで経験したことのない頭痛、いつもと様子の異なる頭痛、頻度と程度が増していく頭痛」といった症状を挙げる。

さらに「50歳以降に初めて経験する激しい頭痛や、手足のしびれ、上手く喋れないなどの神経脱落症状を有する頭痛の場合は、強く二次性頭痛を疑ったほうがいいでしょう」とアドバイスする。

このほかにも、「風邪で何となく頭が痛いという患者さんの中にも〝怖い頭痛〟に該当する疾患を抱えているケースがこれまでに多く見られました」とも。

頭痛の原因は本当に様々なものがあるが、それはどこからきているのか…。冨田院長は「原因を的確に把握するのは、医学が発達した今でも非常に難しい」と話す。「医師でも判断に迷う場合があります。〝疑わしきはまず検査〟を合言葉に少しでも気になる頭痛を感じたら、設備の整った医療機関できっちりとした脳の検査を受けることをお勧めします」と声高に訴える。

## クリニックでも大病院並みの検査を、と開院を決意
## 大病院並みの高度な最先端検査設備を備える

「脳の病気の診断、治療はMR、CTをはじめとした高度な医療機器が必要で、検査を受けるには大きな病院に行かなければなりません。しかし大きな病院は救急医療、難易度の高い手術、合併症の多い患者の治療を優先するため、どこも手一杯になっているのが現状です」

冨田院長がいうように、病院に検査に訪れた患者は後回しになってしまう場合がある。結果的に1カ月以上も検査が先送りされることも珍しくないという。

「こうした現状を打開したかった」との想いから独立開院を決意した。

開院して2年目をむかえようという今、冨田院長は、「私のクリニックでは、大病院で行われている高度な検査を、待ち時間なく手軽に受けて貰える診療を実践しています」と話す。

クリニック内の検査設備は最先端のMRとCTをはじめ、超音波診断、デジタル脳波計、血圧脈波検査装置などの新鋭設備機器が勢揃いする。

「設備を充実させたことで、脳だけではなく全身の状態

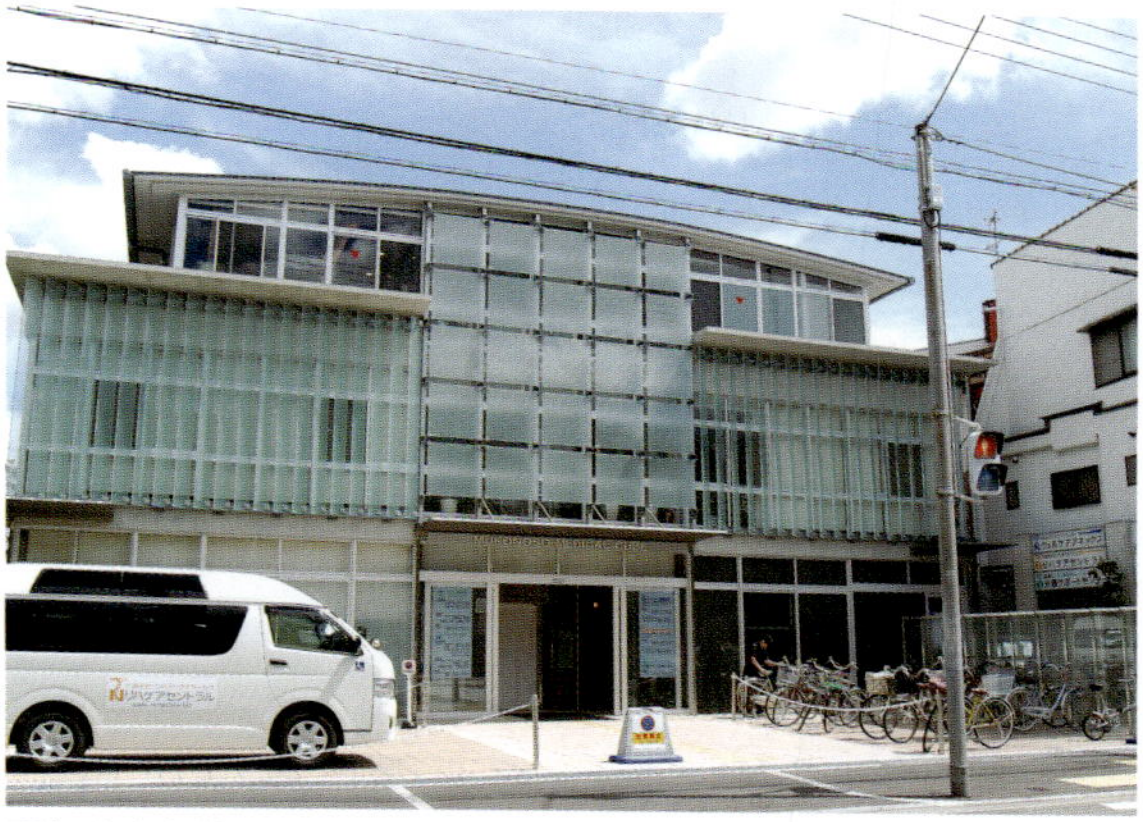

阪急武庫之荘駅から徒歩5分程の所にあるとみた脳神経クリニック

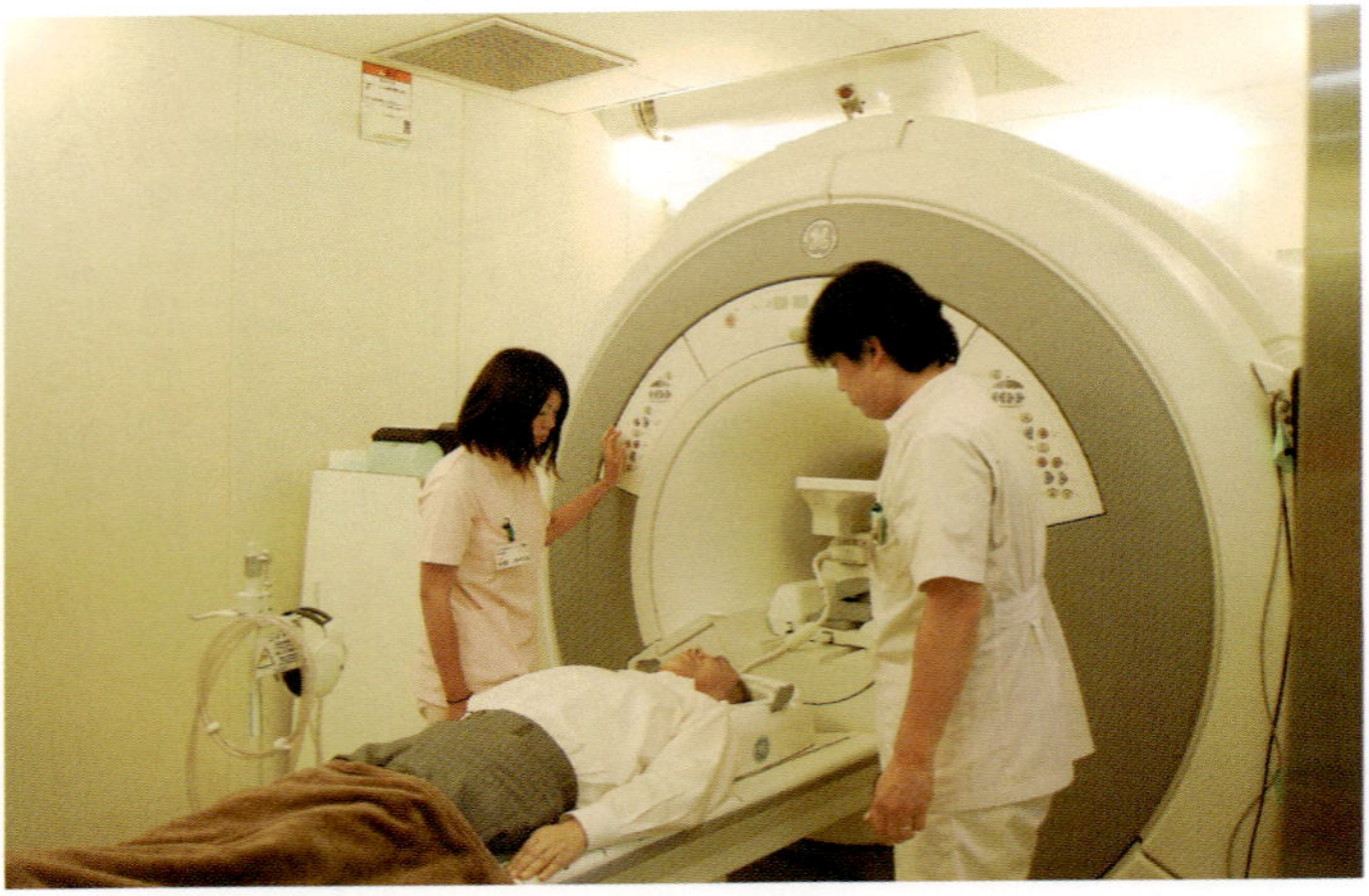
脳をはじめ体全身の検査が行えるMR装置

を詳細に検査できるようになっています。これがとみた脳神経クリニックの強みです」と胸を張る。

## 遠隔画像診断で専門医がその日の内に結果を診断

## とくに中高年者に勧めたい脳ドック検査

これらの設備に加えて、電子カルテや医療用画像管理システムも導入し、スピーディーで確実な診療に繋げている。さらに遠隔画像診断システムを導入して、検査結果をその日のうちに患者に知らせることが出来る体制も構築している。

京都プロメドとの提携によるこの遠隔画像診断システムは、医療機関で撮影されたMRIやCTなどの画像情報をネットワークで電送し、離れた場所にいるスタッフが診断を行うという仕組みだ。

即日に検査結果が分かるほか、遠隔画像診断にはもう一つ大きな特徴がある。それは、電送した検査画像を、他の診療科目の専門医が診られるという点だ。

「私のクリニックに、さまざまな診療分野の専門医が常駐しているといった状態を作り出すことができ、体全身の診断を的確に行うことができるのです」

これによって、脳はもちろんそれ以外の体全身の検査・診断も専門的に行うことができる。「クリニックの名前は脳神経クリニックとなっていますが、体の全身、例えば肺や肝臓、膵臓などの内臓の検査も行うことができます。もちろん、高脂血症、高血圧、糖尿病などのリスク評価も可能で、生活習慣病対策にも力を入れています」と冨田院長。

そんなとみた脳神経クリニックでは、患者のニーズに合わせて様々な検査を実施している。検査の中心となるのは冨田院長の専門分野で、脳の検査を集中的に行う「脳ドック」だ。

「脳ドックは脳血管障害（脳卒中）をはじめとする脳の病気を早期に発見し、未然に発症を防いだり、進行を遅らせることを目的としています。検査をお勧めしたいのは主に中高年層の方々です。ご家族で脳卒中にかかったことがある人、高血圧の人、肥満症の人、喫煙者などは脳疾患のハイリスク群に該当する方々なので脳ドックをお勧めします」と呼びかける。

## 身体全体の評価もできる最新の「脳ドック」
## 一人ひとり時間をかけた診察で地域の健康を支える

とみた脳神経クリニックでは3種類の脳ドックがある。簡易Ａ、Ｂコースと標準コースだ。簡易Ａコースはすでに人間ドックなどでの受診経験者が対象で、脳の画像診断に特化した検査。冨田院長は、「脳ＭＲＩと脳ＭＲＡ、頸部ＭＲＡと神経学的検査を合わせたコースです。脳腫瘍、脳動脈瘤、脳血管障害（脳梗塞、脳出血、血管奇形、脳萎縮・水頭症（認知症の評価））を調べることができます」と説明する。

簡易Bコースは A コースのメニューに頸動脈超音波エコー検査を加えたものだ。「脳梗塞の原因になりうる頸動脈の搾取の評価や、全身の動脈硬化の指標にもなる内膜中膜複合体の評価が可能です」と話す。

そして3つ目の脳ドック標準コースは、簡易AとBのメニューに加えて心電図検査、採血、血圧脈波検査を加えた検査になる。

「脳画像の評価はもちろん、全身の動脈硬化や脳卒中の可能性をチェックすることで体全体の評価ができます」

この3つの検査メニューを柱に、冨田院長は地域の予防医療に貢献している。

「私の専門の脳外科は少しの間違いが命に関わるデリケートな分野です。だから診断や治療は石橋を叩いて、慎重の上にも慎重を期しながら行うように心がけています」

これまで百戦錬磨といえるほどの実績を積み上げてきた冨田院長だが、それでも〝自分の診断は間違っていないか〟、常に自問自答を繰り返しながら患者と向き合い続けている。

「今後も一人ひとり丁寧に時間をかけた診察を実践し、地域の健康を支えていきたい」と力強く語る冨田院長は55歳。柔らかな物腰と柔和な瞳に地域の頼れるドクターとしての闘志をみなぎらせる。

## PROFILE

### 冨田 洋司（とみた・ひろし）

昭和34年生まれ。同58年神戸大学医学部卒業。平成2年神戸大学大学院医学研究科修了。兵庫県立淡路病院脳神経外科医長、新須磨病院脳神経外科部長、淀川キリスト教病院脳神経センター長、神戸大学医学部臨床教授などを経て、平成24年11月に独立開院。医学博士

**所属・活動**

日本脳神経外科専門医。日本脳卒中学会専門医。日本頭痛学会専門医。日本脳神経外科学術評議員。近畿脊髄外科研究会世話人。

## INFORMATION

### とみた脳神経クリニック

**所在地**　〒661－0035　兵庫県尼崎市武庫之荘1－18－5
武庫之荘メディカルキューブ1F
TEL 06－6434－1236　FAX 06－6434－1002
E-mail tomita-h@mwb.biglobe.ne.jp
URL http://tomita-clinic.net

**アクセス**　● 阪急電鉄神戸線 武庫之荘駅北口を出て北西に5分
（武庫之荘郵便局前交差点北すぐ）

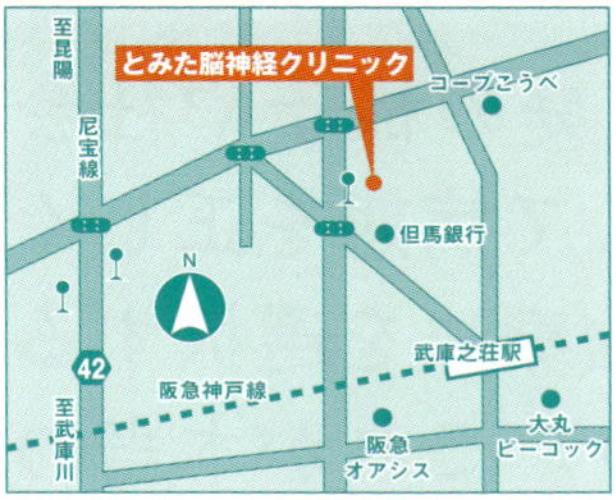


**診療科目**
・脳神経外科・神経内科を中心に、頭痛、めまい、しびれ、麻痺、耳鳴り、認知症、物忘れなど。
・脳卒中の原因となる高血圧、高コレステロール、メタボリックシンドロームなどの治療。

**診療時間**　9：00－12：00（月～土）
16：00－19：00（月・火・木・金）
日曜・祝日は休診

信頼の主治医
名医

「患者は臨床の教師」を胸にひたすら患者の幸せを願う九州の〝赤ひげ〟
全国トップレベルの医療を誇る脊椎外科医療の第一人者

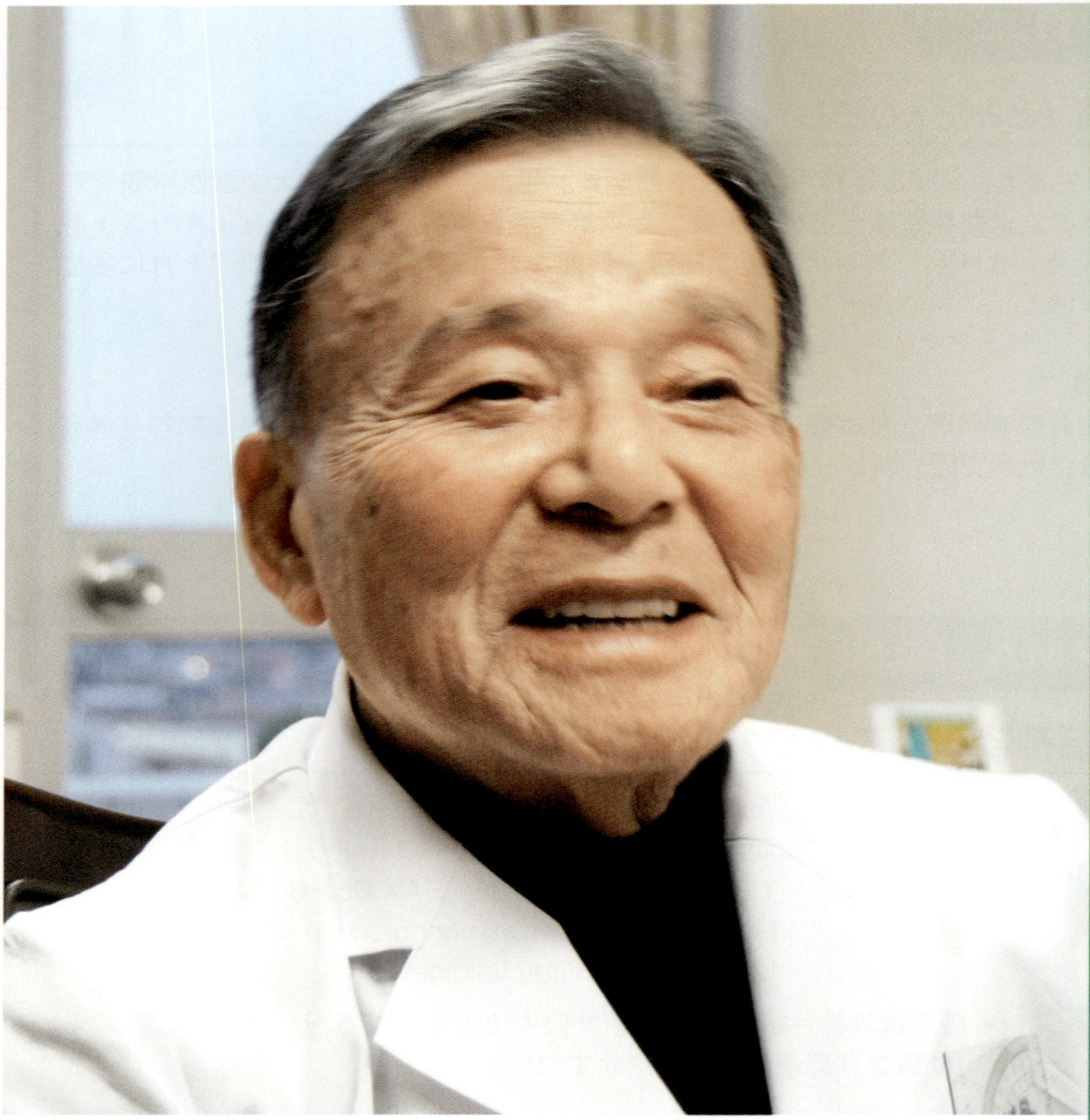

「患者さんの家庭の様子や社会的な環境を考慮して病態を正しく把握し、最適な治療法を選択するための検査を行う。これが本当のインフォームドコンセントです」

Doctor Who Can Rely On Interview

医療法人社団 誠療会 成尾整形外科病院
理事長 成尾 政圀

「火の国」、「肥の国」とも呼ばれ、阿蘇や天草に代表される豊かな自然と歴史を誇る肥後、熊本県。日本三大名城と言われる熊本城や、国の史跡に指定されている水前寺成趣園などわが国屈指の名勝も数多い。

その熊本市の中心地、新水前寺駅の近くで全国でもトップレベルの整形外科医療を提供しているのが成尾整形外科病院である。

病院創設者である成尾政圀理事長は、武骨で一本気な熊本の九州男児を表す「肥後もっこす」そのものだ。浅黒い精悍な顔に恰幅の良いがっしりとした体躯。寡黙で優しい瞳の中に固い信念と熱い闘志を秘める。

昭和11年の生まれで今年喜寿にはとても見えない。成尾理事長を指名する患者は多く、今もオペでメスを握る。カンファレンスや総回診、学会講演などの日常業務を精力的にこなし、語学の勉強も含めた日々の研鑽に勤しむ努力の人でもある。

江戸中期の小石川養生所を舞台に、『赤ひげ』と呼ばれた医師の活躍を描いた山本周五郎の時代小説「赤ひげ診療譚」は有名だ。実在する人物をモデルとした赤ひげ先生は、口数少なく無骨だが厳しい現実から目を逸らすことなく、徒労と知りつつも貧しく不幸な人々の救済を願って医師として最善を尽くす。

「患者さんは臨床を教えてくれる教師」と真摯に患者と向き合い、愛情を持って地域医療に全身全霊で奮闘する成尾理事長の姿は、まさに現代の「赤ひげ先生」を彷彿させる。

## 最も罹患者の多い腰痛は二足歩行の宿命の疾患
## 「腰部脊柱管狭窄症」の手術症例は全国でもトップクラス

最も罹患者の多いのが腰痛といわれるが、二足歩行を始めた人類にとって腰痛は宿命の疾患とも言えるようだ。腰痛の代表格に「椎間板ヘルニア」や「腰部脊柱管狭窄症」がある。

成尾整形外科病院は、腰痛に悩む患者の中でも脊椎手術症例では九州で第1位、全国でもトップクラスの実績を持つ。中でも腰部脊柱管狭窄症の手術は全国でもトップクラスだ。年間の手術症例約800例のうち約7割を占めるのが、腰部脊柱管狭窄症、腰椎椎間板ヘルニア、頚椎症性脊髄症、頚椎後縦靭帯骨化症、頚部椎間板ヘルニアなどの脊椎疾患である。

近年、脊椎・脊髄外科手術法も、MIS（Minimally Invasive Surgery＝低侵襲手術）、インストゥルメンテーションサージャリーが主流になってきた。MISは、早期離床、早期退院が出来るため広く普及して主流となっている。しかしMISを実施しても椎間板ヘルニアの再発は、以前の手術法と比べて10%程度とあまり変わらない。

「私が千葉大学留学中の昭和45年は、腰部椎間板症に対して前方椎体固定法が盛んに行われていました。熊本大学に帰って以後8600例の前方固定の手術を実施していますが、再発例はほとんどありません。非常に優れた方法ですが、侵襲が大きいことにより最近では減少傾向にあります」と成尾理事長は話す。

脊柱管狭窄症は老化による骨の変形などが原因で、背骨の中を通る神経や血管が圧迫されて起こる病気だ。年をとると共に神経の通り道である脊柱管が狭くなり（変形）、神経を圧迫して立ったり歩いたりという身体運動が障害される。特徴としては、歩き始めると下肢のしびれや痛みが

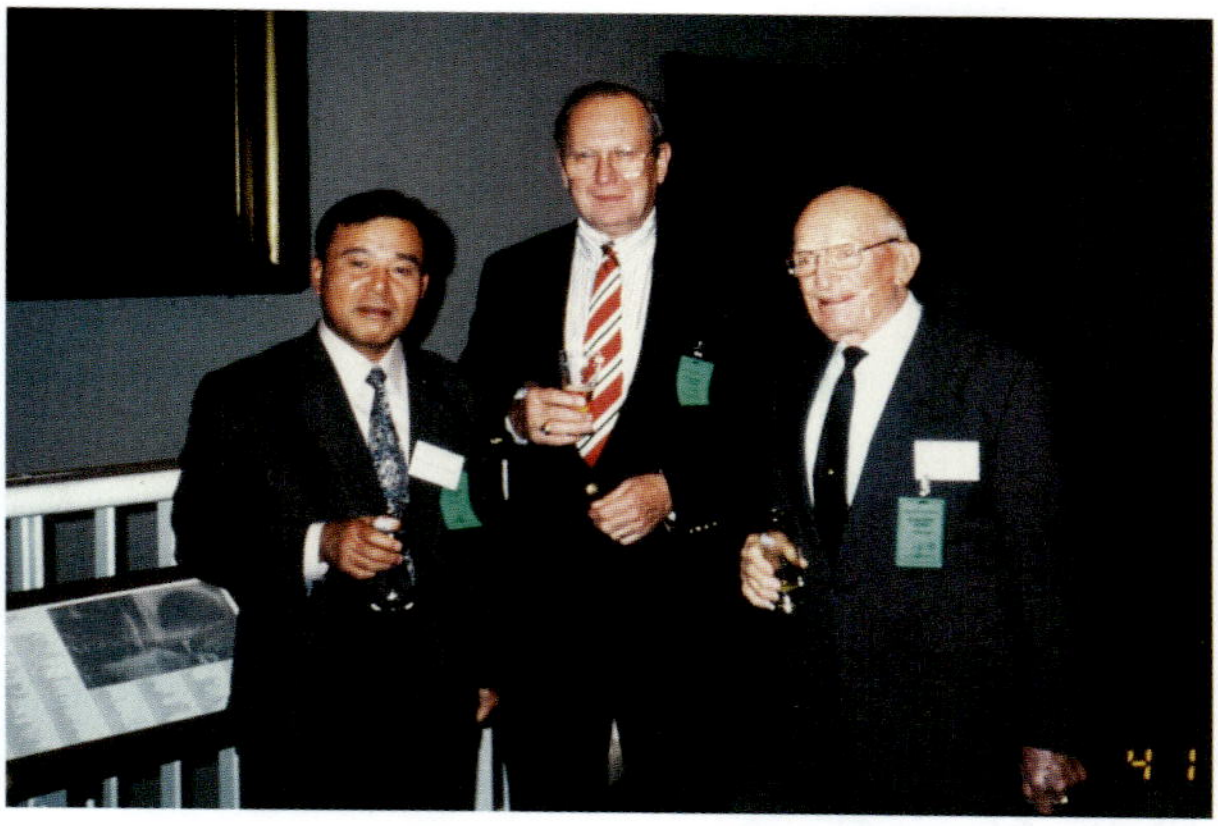
第６回国際腰椎固定学会でラルフ・クロワード先生（右）らと成尾理事長

出て歩けなくなり、少し立ち止まって休むと歩けるようになる「間欠性跛行」と、楽な姿勢を求めて体が前かがみになる症状がある。
　似たような疾患に閉塞性動脈硬化症があるが、この疾患は歩行時に前かがみにならないことや、下肢動脈の脈拍異常で鑑別することが出来る。
　成尾整形外科病院では手術をするかしないかのボーダーラインにいる患者が殆どなのだが、手術をしなくても改善する可能性のある人にはコルセットの着用や、鎮痛剤や血管を拡げる薬物療法、さらには硬膜外ブロックや神経根ブロック療法などの保存療法を行っている。
　保存療法で改善がみられなかったり、間欠性跛行のため短い距離も歩けない患者や、排尿・排便障害などがある患者には手術を勧めているという。

## 日本の脊椎専門病院のモデルケースとして高い評価
## 最新の手術用ナビ導入、病院機能評価Ｖｅｒ.６を取得

　腰部脊柱管狭窄症の手術方法について成尾理事長は、「広範囲椎弓切除術、部分椎弓切除術、また症例によって椎間関節切除術などを行っています。最近では棘突起縦割法による椎弓形成術を

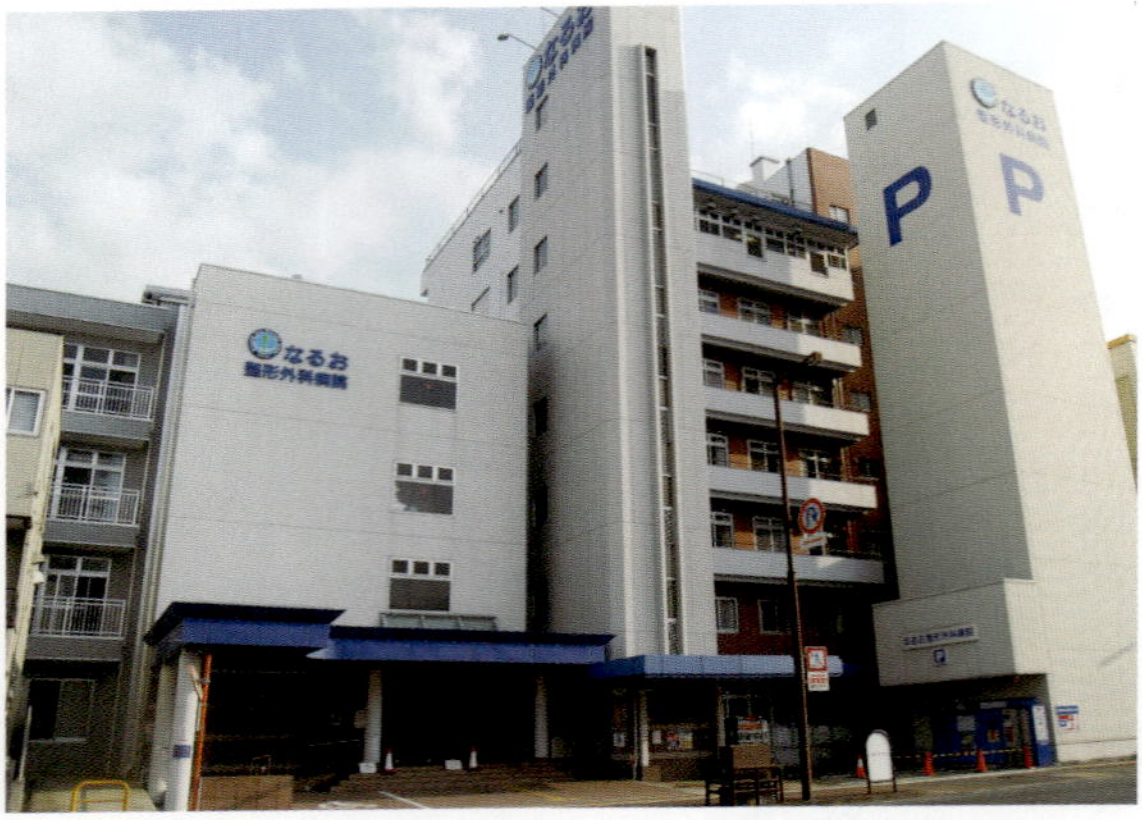

脊椎手術症例で九州随一の実績を誇る成尾整形外科病院の正面玄関

行い、角状すべり症に対しては、ケースバイケースで固定術を加えています。術後成績は手術適応を誤らなければどの術式でも変わりません。ただ、インストゥルメンテーションサージャリーは、手術する患者さんの年齢を考慮し、また固定上下椎間の変性をよく検討した上で実施すべきです」と説明する。

成尾整形外科病院は脊椎専門病院として珍しく、開院当初から県外からの遠来の患者も多く訪れた。現在でも入院患者全体の約3割を県外の患者で占めている。

「私たちの病院では、脊椎外科に加えて関節外科（膝・股関節の変形や痛み）を主体とした急性期医療にも力を入れています。経験豊かな専門医を迎えて関節外科の手術症例が着実に増えています。確かな医療技術と最新の医療設備を完備し、充実した看護とリハビリ体制を確立して患者さんの早期社会復帰を目指しています」と成尾理事長は力強く語る。

成尾理事長の専門は脊椎脊髄疾患である。徳島大学医学部を卒業後、昭和37年に熊本大学整形外科に入局。昭和45年に千葉大学整形外科で脊椎外科の研修を行い、その後熊本大学病院で数多くの手術と豊富な臨床経験を積んできた脊椎脊髄疾患のオーソリティーだ。

昭和52年に41歳の時に開業するが、当時は脊椎外科専門の病院は前例がなく、資金面で大変苦労したという。周囲の親しい人や友人たちの協力を得て脊椎外科（腰痛・首の痛み・肩こり・手足の痛みや痺れ及び麻痺）を主体とする整形外科専門病院として開院以来36年余り、地域に根差し地域と共に歩む親しまれる医療に邁進してきた。

平成16年には長男で現在、同病院長でもある成尾政一郎氏が病院スタッフに加わり、病院の増改築にも着手した。人材面、設備面の拡充を図る一方、機能的な院内動線の整備や入院患者の快適な療養環境に配慮した病床の充実も着々と進めていった。

整形外科では珍しい手術用ナビゲーションシステムをはじめとした最新機器を導入し、全国の大学や病院から手術見学に訪れるという。

平成24年には病院機能評価Ｖｅｒ.６を取得した。「これもすべて職員が一丸となって頑張ってくれたおかげです」と成尾理事長は目を細める。

## 人気の水上温泉診療所で地域医療に貢献
## 患者の出身地に合わせた多方言〝バイリンガル〟で対応

成尾理事長は平成６年に、成尾整形外科病院の関連施設として球磨郡水上村に水上温泉診療所を開設した。水上村は理事長が幼少期を過ごした地でもある。

ここでは単に診察を行うだけではなく、温泉プールを利用した水中機能訓練やリハビリテーションにも力を入れている。

通常成尾理事長はこの水上温泉診療所に１週間に１回出張している。地元はもちろんのこと、人吉、球磨、宮崎県や鹿児島県など遠方からも多くの患者が成尾理事長を慕って訪れる。

理事長は多忙にもかかわらず、片道２時間をかけ１００人もの患者の診察に出かける。

体調が思わしくない場合でも、「患者さんが待っとるけん」と点滴を打ちながらも休むことをしない。そして患者の出身地に合わせ熊本弁、球磨弁、鹿児島弁、徳島弁などを使い分け、冗談を交えながら診察をする〝バイリンガルドクター〟でもある。

「病気に罹った悪いところだけを診ていても病気は治りません。雑談をしながらバックグラウンドである患者さんの家庭の様子や社会的な環境を考慮して、患者さんの病態を正しく把握し、最適な治療法を選択するための検査を行う。これが本当のインフォームドコンセントなのです」ときっぱり語る。

成尾理事長は、「患者さんが『先生の顔ば見たけん、安心した』という声を聴くと医者冥利に尽きますね」と相好を崩す。

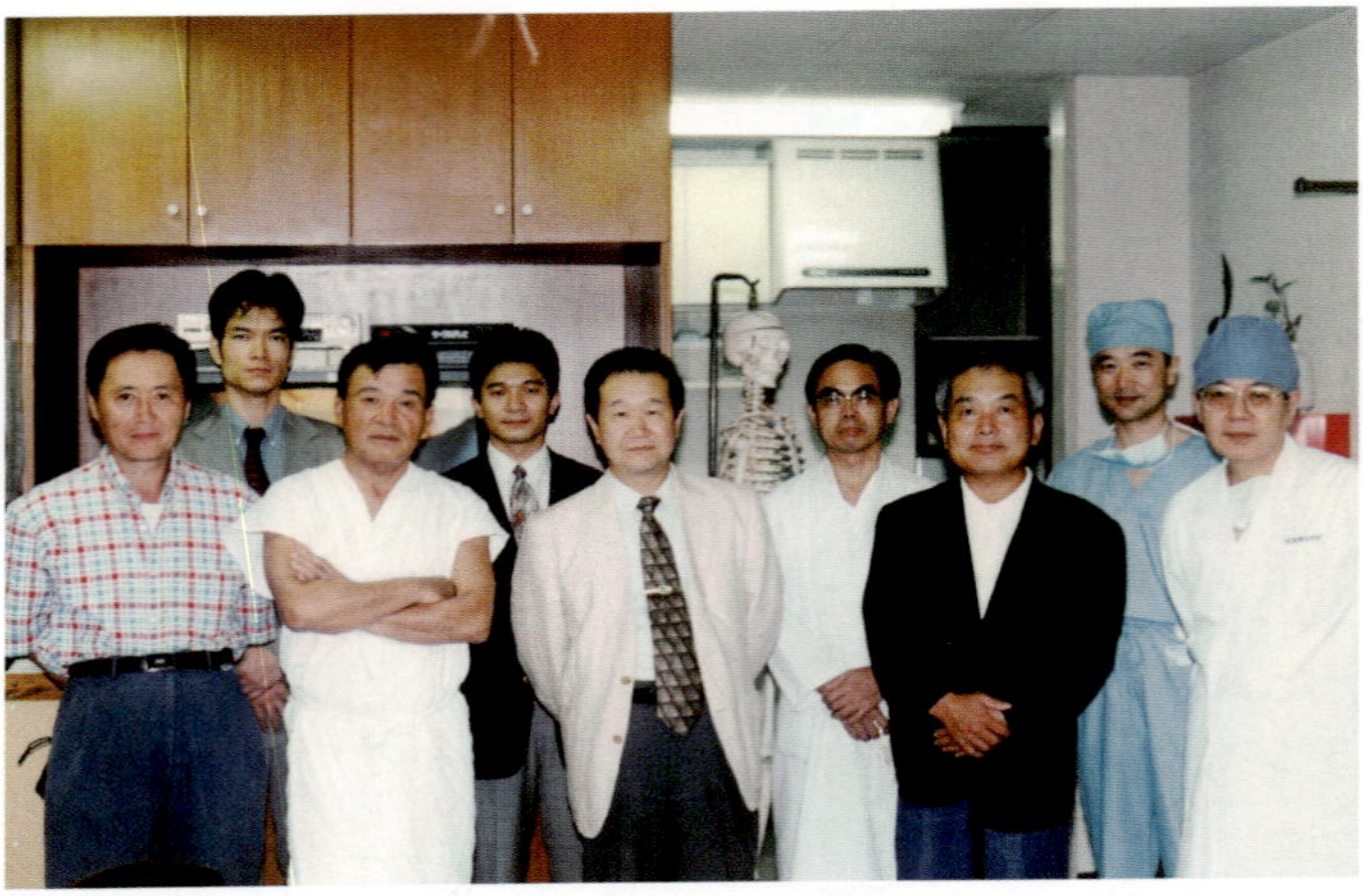

腰椎前方椎体固定術見学の、元広島安佐市民病院整形外科：故馬場逸志先生や元東北大学助教授：佐藤哲朗先生らと成尾理事長（前列左から２番目）

## 運動器症候群の予防と「ロコモ」運動を積極推進
## 生活機能病を克服して高齢者が元気で質の高い生活を

国民病であるメタボに続き、ロコモと呼ばれる「ロコモティブシンドローム」（運動器症候群）が新しい国民病として注目されている。

糖尿病や高血圧症、高脂血症、肥満症などは「生活習慣病」と呼ばれるが、成尾理事長は骨や関節、筋肉、神経など身体の運動器に障害をきたして、生活する上で動作に支障を及ぼす疾患を「生活機能病」と呼んでいる。

骨や関節、筋肉などの運動器の働きが衰えると「立てない」、「歩けない」、つまり足腰が立たない状態になり要介護の度合いが高くなる。運動器の病気を予防し、要介護・要支援を減らして健康長寿を図るのが「ロコモ」運動なのだ。

成尾理事長は「農業をはじめとした肉体労働者の高齢化も進み、65歳以上のお年寄りを診る機会が多くなりました。特徴的なのは特に女性では脊椎骨粗鬆症が少ないことです。70歳、80歳代でも骨粗鬆症がほとんど認められないというのは、体を使うことがいかに骨を強化することにつながるかという証明になります」と強調し、ロコモ運動推進に積極的な取り組みを行っている。

女性の高齢者に多いのが変形性膝関節痛を訴えている患者である。中には40歳代から膝の変形が始まる症例もある。これは膝の筋力が低下して変形してくるもので、成尾整形外科病院では筋力増強訓練や減量、生活指導などを行っている。

成尾理事長は「2020年にはわが国は労働力の90%を60歳から64歳が占める超高齢化社会になります。生活機能病を早期に克服し、労働力の中心となる高齢の方々が、元気で質の高い生活を送ることが出来る社会を願っています」と話している。

## 宮崎県椎葉村の僻地で「村民に健康を」と孤軍奮闘
## 僻地医療での活躍をＮＨＫの「たった一人の医者」で放映

宮崎県椎葉村（しいばそん）。ここは平家の落人伝説を秘めた地で、山また山に囲まれた秘境で奥の谷に集落がある村だ。成尾理事長は若い頃、この椎葉村の僻地医療に昭和39年から昭和42年までの3年間従事していたことがある。もう一人いた内科の先生は、時間外の往診と休日は診察しないという約束で村立病院に赴任していた。

当時成尾理事長は60人の入院患者と、一日約150人もの外来患者をたった一人で担当していた。内科の先生が退職すると、成尾理事長は「それからというもの一人で日曜も昼夜関係なく、内科、外科、産婦人科、小児科など、全科にわたって医学書を読みながら手術をするという、現在の医療では考えられない想像を絶する日々を過ごしました。夜中に産気づいた患者さんを診るため馬で山を越したこともあります（笑）」と懐かしそうに回顧する。

まるでドラマのようだが、その時の成尾理事長の活躍ぶりは、NHKテレビのドキュメンタリー番組「たった一人の医者」で放映された。

「この苦労があってはじめて今の自分があると思えば、良い勉強、代えがたい経験になったと思っています」

こう振り返る成尾理事長はまた、当時僻地で医療に恵まれない村民のため、病気の早期発見、応急処置、食品衛生など全般にわたる衛生講座を週1回行っていた。その模様は地元紙でも取り上げられた。

村役場や婦人会などにも参加して村民の意識向上に貢献してきた。そして僻地医療で、患者と一心同体になり苦しみを共に感じることが、本当の医療であるということも痛感したという。

成尾理事長の信条は「現実に最善を尽くせば道は自ずから開ける」である。

「恩師である故玉井達二先生（元熊本大学整形外科教授・元宮崎医科大学長）と故井上駿一先生（元千葉大学整形外科教授）のお二人には多くのことを学ばせていただきました。医者であることの前に人間であることが大切だと思っています。土に水がなければ砂漠であるように、愛のない医療は医療砂漠なのです」

柔和な笑顔で淡々とした口調で語る成尾理事長に、「肥後もっこす」の赤ひげ像を見る。

# PROFILE

## 成尾 政圀（なるお・まさくに）

昭和 11 年 3 月生まれ。熊本県球磨郡水上村出身。昭和 36 年徳島大学医学部卒業。熊本大学病院勤務。千葉大学へ国内留学。昭和 52 年成尾整形外科病院開設、理事長。医学博士。専門は脊椎脊髄疾患。

**所属・活動**

日本整形外科学会専門医、日本整形外科学会脊椎脊髄病医、日本整形外科学会スポーツ医、日本整形外科学会リウマチ医、日本整形外科学会運動器リハビリテーション医、日本脊椎脊髄病学会名誉指導医、日本リハビリテーション医学会認定臨床医、日本リウマチ財団リウマチ登録医、日本温泉気候物理医学会温泉療法医。元日本整形外科学会代議員、元熊本県臨床整形外科医会会長、元日本脊椎脊髄病学会評議員、元徳島大学非常勤講師、西日本脊椎研究会名誉会員など。

# INFORMATION

## 医療法人社団 誠療会 成尾整形外科病院

**所在地**　〒 862 - 0958　熊本市中央区岡田町 12 - 24
TEL 096 - 371 - 1188　FAX 096 - 366 - 9923
URL http://www.naruoseikei.com/

**アクセス**
- 阿蘇くまもと空港より車で約 30 分
- ＪＲ鹿児島本線熊本駅より車で約 20 分
- ＪＲ豊肥本線新水前寺駅より徒歩約 12 分
- 熊本市電・味噌天神前電停より徒歩約 15 分

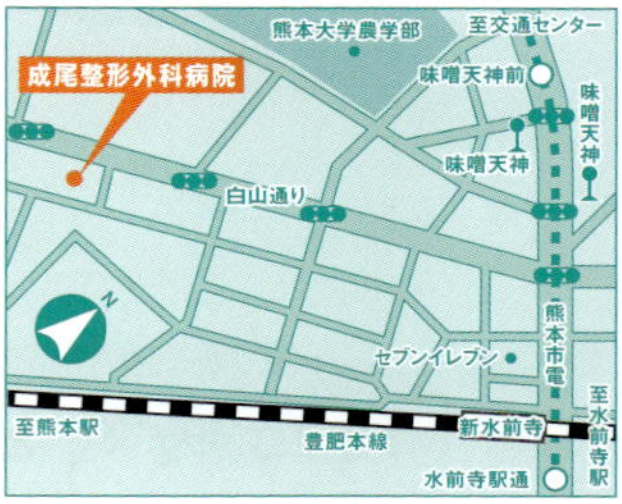


**設立**　昭和 52 年 1 月

**診療科目**　整形外科・リハビリテーション科・リウマチ科・麻酔科・漢方内科

**診療時間**　平日（月一金）　9：00 - 12：30　14：00 - 17：30
土曜　9：00 - 12：30
日曜日・祝日・土曜日午後休診

**病床数**　103 床

## 成尾整形外科病院附属水上温泉診療所

**所在地**　〒 868 - 0703　熊本県球磨郡水上村湯山 776
TEL 0966 - 46 - 0331（予約制）

**アクセス**
- 人吉駅からくま川鉄道で 45 分（湯前駅下車）
湯前駅よりタクシーで 15 分

# 健康的な美しい肌を目標に地域医療に貢献

## ストレスと環境汚染からくる皮膚と心身の健康をサポート

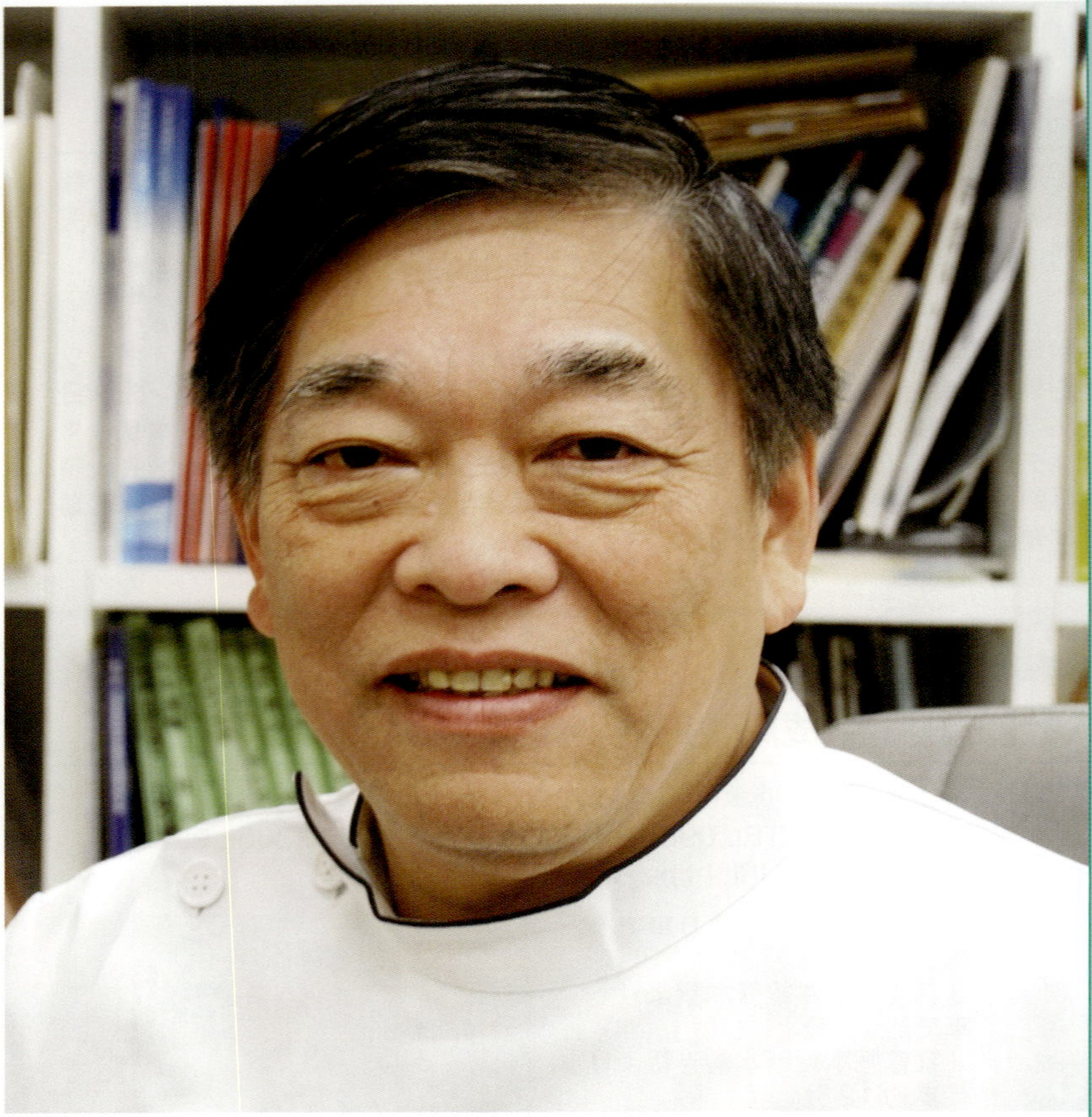

「ただ病気を治すだけでなく、皮膚を若く健康に保つための不断のスキンケアが大切です」

Doctor Who Can Rely On Interview

医療法人社団 昇平会 二木皮膚科

理事長 二木 昇平

夕焼け空の下で子供たちがトンボを追いかける、童謡「赤トンボ」の歌詞に登場するような光景は、現代では都会はもとより地方でもあまり見かけなくなった。

木立の中を走り回って採集したクワガタやカブトムシなどの昆虫や、小川やため池のオタマジャクシの姿もほとんど目にしなくなった。

二酸化炭素をはじめとした温室効果ガス排出量の増大を主因とした地球温暖化とそれにともなう気候変動。さらにはフロンによるオゾン層の破壊や酸性雨による森林破壊、大地の砂漠化、世界の人口急増と途上国の経済至上主義の工業開発による水不足、河川、土壌を始めとした深刻化する環境汚染が、私たち現代人の身体を密かに、しかし着実に蝕みつつある。

とくに東日本大震災とそれにともなう福島第1原発の不幸な事故による放射能汚染問題は、改めて自然環境への畏怖の念と、将来にわたって持続可能な人と自然環境の共存への想いを新たにさせる。

環境汚染による健康被害を論じるなかで、大きくクローズアップされるのに「環境ホルモン」の問題がある。環境の中の化学汚染物質である内分泌かく乱物質が生体のホルモン作用をかく乱して生殖異常を引き起こし、自然の生態系を狂わせる危険性があるのだ。

環境ホルモンについて早くから問題を提起して警鐘を鳴らしてきたのが二木皮膚科の二木昇平院長である。二木院長は「環境ホルモン汚染」や「人類が滅びる20の兆候」などの著作を出版し、広く環境ホルモンの危険性を訴えてきた。

## 身の周りにひそむ環境ホルモンの脅威
## 人間が本来持つ自己回復力の向上に努める

一般にホルモンといえば、人間や動物の生体内で分泌する物質を指す。これは天然のホルモンで、おもに血液を介して体内を循環し、胎児の成長や体内活動をコントロールしている。

これに対して、人間が作り出した化学物質中に含まれるホルモンと似た作用を持つ物質が「環境ホルモン」または「ホルモン様化学物質」と呼ばれるものなのだ。

二木院長は、「現在環境ホルモンとして約70種類の化学物質が疑われています。ダイオキシン、DDT、有機スズなどがそれで、化学産業の発達によって排出量が増大しています。環境ホルモンの存在が分かったのは、化学工場近くでの動物の生殖異常が発生したことによります」と説明する。

環境ホルモンが人体にもたらす影響についてもいくつかの調査結果が出ている。最初にデンマークのスカッケベック博士が、環境ホルモンの影響について、男性の精子数の減少について研究発表した。

スカッケベック博士は約1万5千人の健康な男性の精子の数を50年にわたって調査し、1938年から1990年の間に一般男性の精子数が半減していることをつきとめた。その後、何人かの学者が同じような調査を行っているが結果はほとんど同じだったという。

二木院長はアトピー性皮膚炎やアレルギー性鼻炎にも環境ホルモン汚染の影響があると指摘する。

「これらの疾患は50年前まで一般の人には病名さえ知られていませんでした。本来、皮膚や粘膜

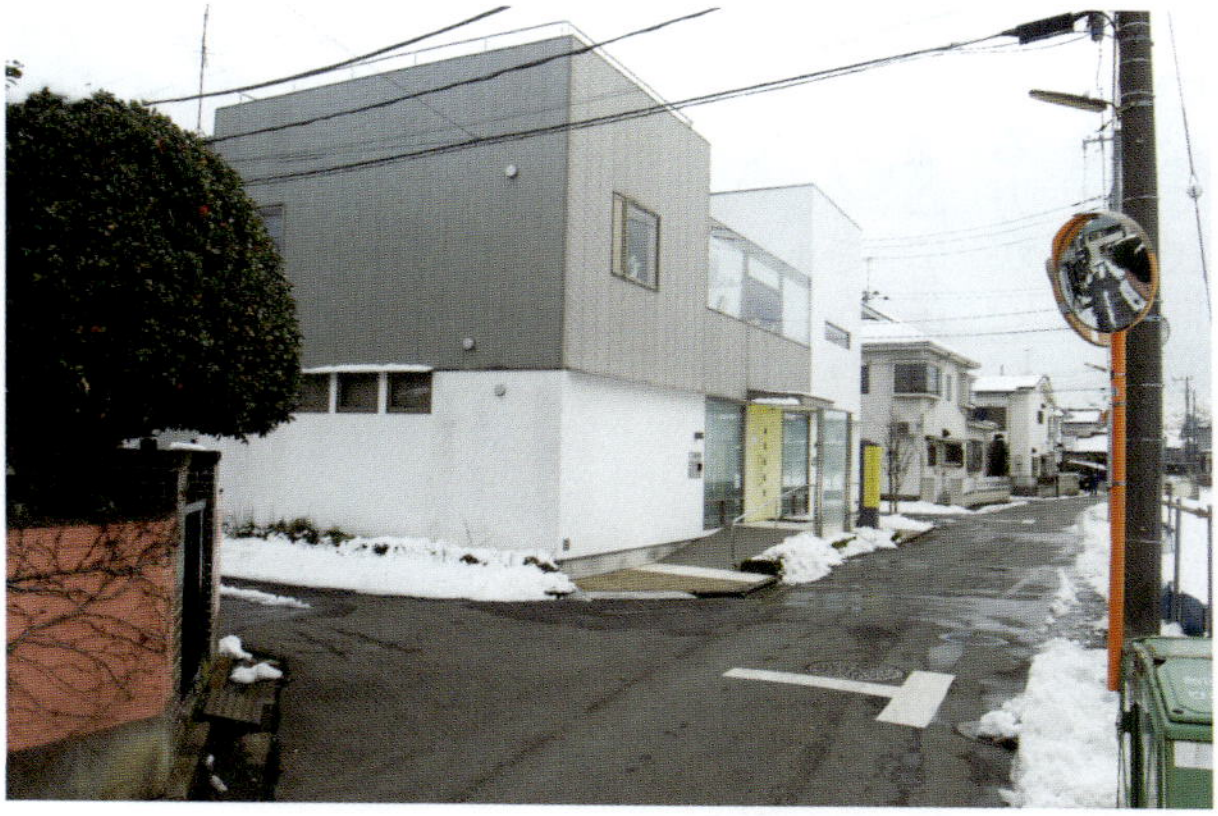

閑静な住宅街に位置して地域医療に取り組んでいる

は優れた自己回復力を持っていますが、アトピー性皮膚炎やアレルギー性鼻炎は再発を繰り返します。これには、ステロイドを中心とした対処療法が自己回復力を弱めているという要因も関与していますが、環境ホルモンによる大気や水道水の汚染、住環境や食生活の悪条件なども大きな要因と考えられます」

漢方医の資格も持つ二木院長は、安易にステロイドのみを使用するのではなく、ステロイドと漢方薬の併用や生活習慣の見直しによって、一番大事な人間本来が持つ自己回復力の向上に努め、症状の軽減、予防、再発防止に効果をあげている。

## 深刻化するゴミ大国日本のダイオキシン汚染
## 早急に抜本的対策が急がれる環境ホルモン問題

ごみ大国と呼ばれる日本にとって、最も注意しなければならない環境ホルモンは、ごみの燃焼や産業廃棄物から発生するダイオキシンだ。なかでもTCDDと呼ばれるダイオキシンは強い毒性を持っている。

「ダイオキシンは、発ガン性や催奇形性といった働きのほかに、精巣を委縮させる生殖異常を引

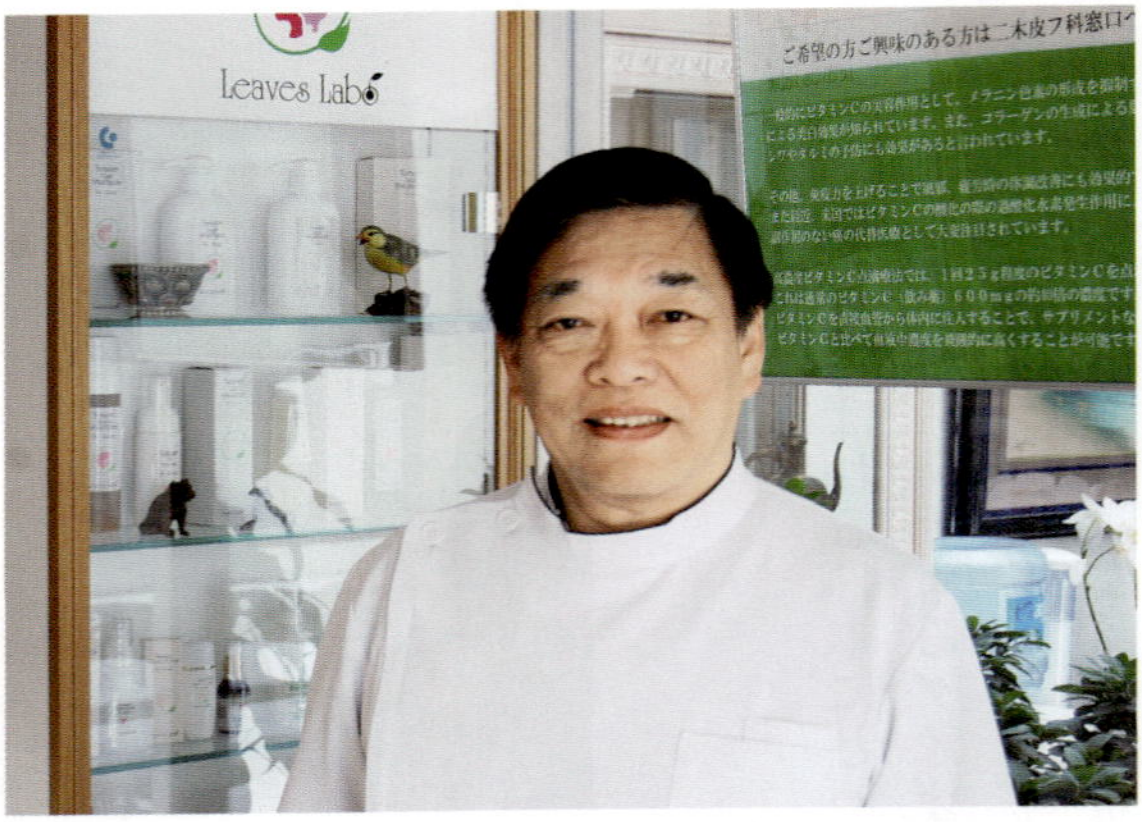


好評を博している「Dr.Futaki」シリーズと二木院長

き起こして、人類が子孫を残せなくなる事態を引き起こす恐れがあります」と二木院長は熱っぽく語る。

さらに、母乳の中に高濃度のダイオキシンが含まれていたケースも報告されているという。最近の調査によると、ダイオキシンが含まれた母乳を乳児が飲むと、摂取されるダイオキシンの量は、体重あたりで成人の約30倍にも達するという。脳が急速に発達する乳児に多量のダイオキシンが母乳から体内に入るという恐ろしい事実があるのだ。

「私達の周りにあふれている環境ホルモンから身を守るには、私たち自身の手による自己防衛しかありません。つまり、できるだけ環境ホルモンを含んだ物質に触れないことです。なかでも、成長期にある子どもや、これから出産する女性は特に注意が必要です」と二木院長は訴える。

具体的には、まず妊娠中の女性は殺虫剤などの化学物質を避け、食事に気を配ること。小さい子どもがいる家庭も同様で、ダイオキシンが含まれる危険性のある食物を避け、環境ホルモンの予防となる野菜や果物をたくさん食べること。

「とくに有機栽培野菜をお勧めします。環境ホルモンは脂質に溶けやすいので、動物性の脂肪は控える方がいいでしょう」とアドバイスする。

環境ホルモン汚染に対して政府は早急に効果的な対応策が求められているが、二木院長は国だけでなく民間企業も環境ホルモンに対する積極的な取り組みが不可欠だ、と強調する。

## 皮膚のトラブルの主な原因はドライスキン 肌水分の拡散防ぎに有効な「保湿ゼリー」

手の荒れや肌荒れは日常誰しも気になるところだが、皮膚のかゆみも含めてその原因の多くはドライスキンにあるといわれる。

ドライスキンとは文字通り皮膚が乾いた状態のことを指す。さまざまな原因によって表皮角質層の水分が失われ、皮膚本来のバリア機能が低下して、手荒れ、肌荒れ、皮膚のかゆみなどの症状が起こるわけで、防止策としては乾燥に対する正しいスキンケアが必要となる。

「手がドライスキンになりやすいのは一番に主婦です。主婦は炊事や洗濯、掃除などで手を使うことが多く、水仕事や洗剤の刺激などで皮膚のバリアが失われやすいのです」という二木院長。皮膚のバリアが失われてドライスキンによる手荒れをおこし、湿疹などができやすくなるという。

「男性は50歳、女性は40歳ごろからホルモン分泌の影響で皮脂の分泌量が減り、皮膚が乾燥しやすくなります。こうした皮脂の欠乏によるドライスキンの症状は、皮脂欠乏症ともよばれ、いずれの場合も適切なスキンケアや日常生活での注意を守ることで改善することが可能です」と二木院長は説明する。

ドライスキンはもともと角質層に水分を含む力が弱いため、水分の拡散を防ぎ、その効果を持続させるため、皮表を油分で覆っておく必要がある。

二木皮膚科では「保湿ゼリー」をはじめ、二木院長がローザ特殊化粧料研究室と共同で開発したスキンケア製品である「Dr．Futakiシリーズ」を販売している。

「少し粘つきがありますが、これはところ天やゼラチンなどと同質のもので、アルコールや界面

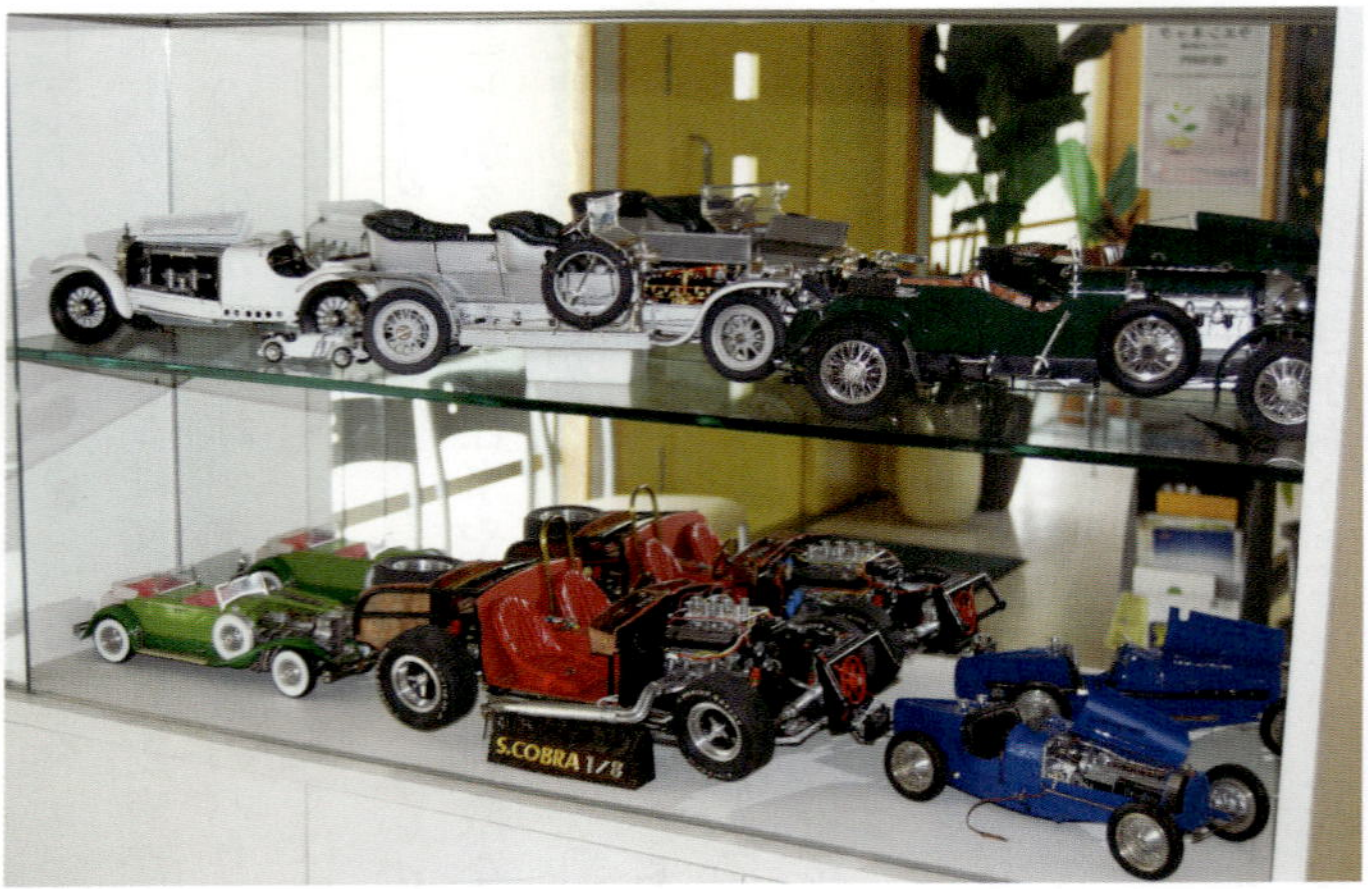


患者の心を和ませる楽しい陳列品

活性剤を使用していないため、肌へのトラブルはほとんどありません。ゼリー状で吸収した水分を肌が包み込みます。浸透力が強く通気性にも優れています」とその効用を語る。

## ストレスから肌を守るビタミン、ミネラル、タンパク質
## 特にミネラル、ビタミン類の不足は肌荒れなどのトラブルを引き起こす

現代はストレス社会とも言われる。現代人は時間に追われ、さまざまなノルマや約束事の履行に迫られ、ゆったりとスローライフを楽しむことができない。

職場でのストレスがかさみ、そこから解放されようと飲む酒量も増えて健康を損ないかねない。日々のストレスが現代人の心身を苛み、それは家族や子どもたちへ伝わり、ストレスの亢進は家庭や会社、学校、地域社会で日常化しつつある。

「現代人の食生活は脂肪や炭水化物の摂取量が多く、ビタミンやミネラルが非常に不足する傾向にあります。ストレスもまた、体内のビタミンやミネラルのバランスを大きく崩す原因になっています」と二木院長は注意を促す。

最良のストレス対策はストレスの原因を取り除くことだが、現実にはなかなか難しい。そこで可能な限りストレスを減らす努力をするとともに、ストレスに負けない強い身体をつくることが大切になる。

ストレスを受けると、それを感知した脳は被害を最小限にくいとめるための防御指令を出す。この時にビタミンEが必要だという。脳から指令を受けた副腎皮質は身体を防御するホルモンを作りだすが、この時は多量のビタミンCを必要とする。

これらのビタミンが十分供給されないと身体の反応が低下し、肌荒れや血行不良、ニキビといった肌のトラブルにつながると考えられている。

「一口にビタミンと言っても様々な種類があり、それらをいかに摂取するかで効果が違ってきます」という二木院長。

水溶性ビタミン、とくにB群やCなどの水溶性ビタミンは、摂取後2〜3時間で尿の中に排出されてしまい、人体に貯蔵しておくことはできない。このため体内のビタミンの量を常に高く保ち、それらを有効に消化するには、毎食後他の食物やミネラルと共にビタミンを摂取しなければならないという。

「三度の毎食ごとにビタミンを補給するのは大変です。一度で済まそうとすれば最も食事量が多い夕食後に摂取するのがいいでしょう」

## 患者がリラックスできるように工夫を凝らした待合室
## 地域の人たちが気軽に相談できる信頼の主治医

ところで二木昇平院長は、東京慈恵会医科大学大学院を修了後まもない昭和54年、東京都東久留米市で二木皮膚科を開業した。虎ノ門診療所副院長を兼任し、以前国立埼玉病院泌尿器科で非常勤医師も務めていた。

今日、ますます高度化、複雑化、多様化する社会構造を反映して、さまざまな疾病、疾患が増えている。さまざまなストレス性疾患や生活習慣病も増大の一途だ。

自分の身近で気軽に相談できる医師が今こそ求められているといえる。地域に密着し患者とともに歩む医師の存在が不可欠なのだ。

二木皮膚科の待合室にはクラシックカーの模型や、骨董品が展示されており、思わず訪れる患者の気持ちを和ませてくれる。切手の収集家でもあるなど、色んなジャンルで造詣の深い二木院長の話に魅せられて足を運ぶ患者も少なくない。

「不安で緊張気味なお子さんやお母さんに、少しでもリラックスした気持ちで待ち時間を過ごしてもらおうと思って始めました」と二木院長。

「ただ病気を治すだけでなく、皮膚を若く健康に保つための不断のスキンケアが大切です」という二木院長は、今年開業して34年。医師として豊富な経験を積み、また研究者として貴重な実績を重ねてきた。

「子ども達も医師の道を志し、次代を担うべき医療を追求してくれています。最近は孫と遊ぶことが多くなりました」と目を細める二木院長の好々爺然とする面持に、地域医療に尽力する信頼の主治医の姿を見る。

## PROFILE

### 二木 昇平（ふたき・しょうへい）

昭和21年生まれ。昭和52年東京慈恵会医科大大学院医学研究科（皮膚科学）修了。医学博士。昭和54年東京都東久留米市で二木皮膚科を開業。虎ノ門診療所副院長兼任。

**所属・活動**

日本皮膚科学会会員（皮膚科専門医認定）、日本東洋医学会会員（専門医認定）、日本泌尿器科学会会員ほか

**著　書**

「究極のスキンケア～肌を若返らせる秘密～」（同友館）、「環境ホルモン汚染」（かんき出版）、「人類が滅びる20の兆候」（河出書房）、「炭パワーで血液サラサラ！」（ブティック社）

## INFORMATION

### 医療法人社団　昇平会 二木皮膚科

**所 在 地**　〒203-0003　東京都東久留米市金山町2-19-8
TEL 0424-73-2040　FAX 0424-73-0211
URL http://www.futakiskinclinic.com

**アクセス**　● 西武池袋線 東久留米駅東口下車。西武バス（どの行先でもOK）で東久留米団地下車、徒歩3分。

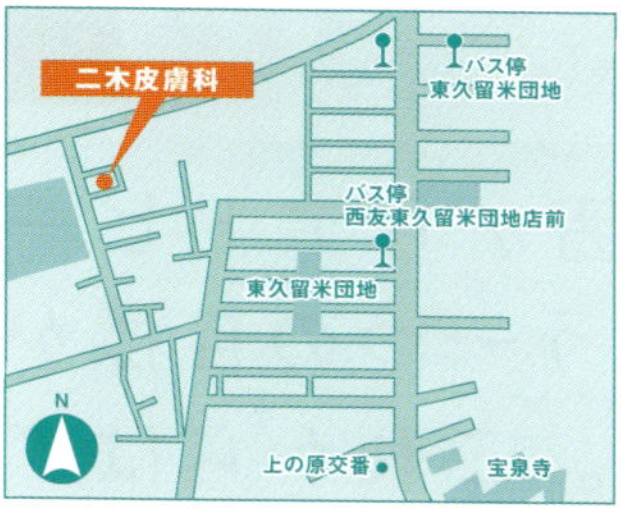


**設　立**　1979年11年

**診療科目**　皮膚科、美容皮膚科、泌尿器科

**診療時間**
月曜　(9：00-12：30　14：00-21：00)
火・木曜　(18：00-21：00)
金曜　(9：00-12：30　18：00-21：00)
土曜　(9：00-12：30　14：00-18：00)
第3日曜日のみ　(10：00-13：00)
● 美容皮膚科の診療時間(予約制)
金曜（13：30-18：00）　土曜（10：00-13：00）
月曜日は相談に応じます

信頼の名医 主治医

# 明るい子どもの未来のためにアレルギーの撲滅に心血を注ぐ

## 「子どもの心とアレルギー」が専門のアトピー治療の第一人者

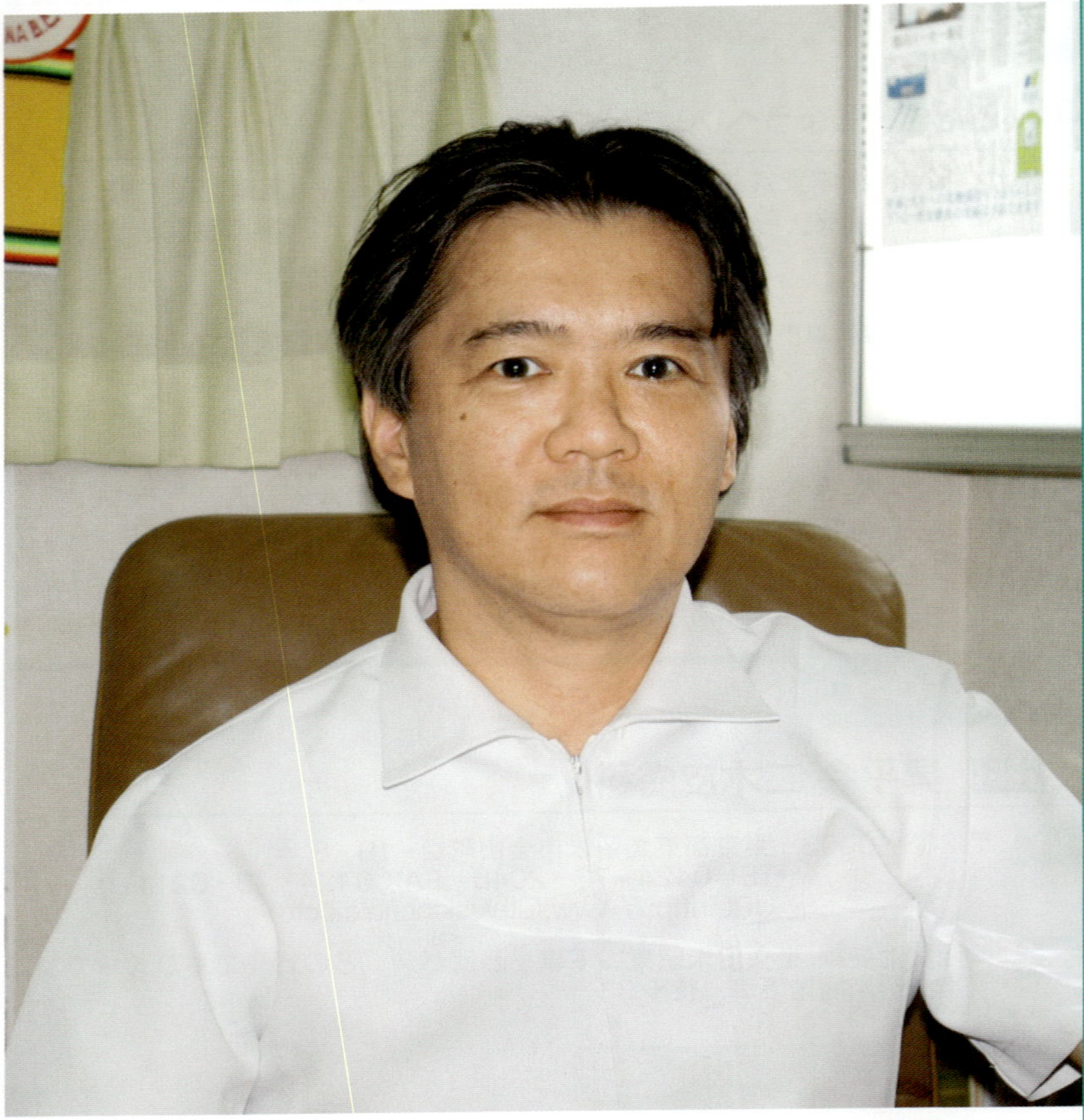

「まず私の周囲からアトピーを根絶するという一つの目標が達成できました。これからはアトピー撲滅の活動を全国に広げていきたいと思います」

Doctor Who Can Rely On Interview

西焼津こどもクリニック

院長 林 隆博

# 「一度失った命を与えてもらった」恩返しとして小児科医を志す アレルギーに悩む多くの子どもたちを幸せにしたいと開院

静岡県の中部に位置する焼津市は、北に遠く富士山を仰ぎ東に駿河湾を臨む。また、西南には大井川流域の志太平野が一望に広がる自然の景観に恵まれた町である。

遠洋漁業の基地として、主にカツオやマグロが水揚げされる焼津港と、近海・沿岸のアジ・サバなどが水揚げされる小川港の2つを総称した焼津漁港が有名だ。

日本の水産業の一翼を担う重要な漁港として、全国に13港ある「特定第三種漁港」のひとつに指定されている。全国有数の水揚げを誇る焼津市には、冷凍品のマグロやカツオをはじめ、近海生鮮もののサバやアジなど50種類以上の安くておいしい魚と加工物を求めて全国から観光客が訪れている。

豊かな自然に彩られた焼津市で、平成2年4月に開院した西焼津こどもクリニックの林隆博院長は、アトピー性皮膚炎を始めアレルギーの撲滅に力を注ぎ、ひたすら子どもたちの笑顔と明るい未来のために奮闘を続けている。

「子どもの心とアレルギー」を専門に、精力的にアトピー撲滅を進めている林院長は、医学界発表や講演活動、専門誌への執筆をはじめ、メディアを通じて意欲的な啓蒙活動にも余念がない。

不断の研究活動と、医療現場の実態に即したスキンケア開発によって、アトピー性皮膚炎に悩む子どもたちの診療に勤しんできた林院長への信望は厚く、今日もさまざまなアレルギー症状を抱えて苦しむ多くの患者が林院長を訪ねる。

大阪市出身の林院長は、「私が医師を志したのは1歳の時、腸閉塞で緊急手術を受けたことがきっかけです」と今も左足首に残る静脈切開の痕を見せながら語る。

近くの病院に担ぎ込まれた林院長は、「助からない」と医師に言われたそうだ。偶然、幼児に麻酔を施すことができる医師がアメリカから帰ってきてその病院を訪れていたそうで、林院長はその時の緊急手術で一命を取り留めた。

「おかげで一度失った命を与えてもらいました。その恩返しとして、自分も多くの子どもたちの役に立てないだろうかと思い、小児科医を目指しました」と懐かしそうに語る。

やがて林院長は鳥取大学医学部を卒業後、東京大学医学部小児科医局で研鑽を積み、静岡県の藤枝市立志太総合病院小児科の勤務医となった。このとき林院長は、現在のフリースクールのモデルとなった「青少年相談室」を同市の教育委員会と共同運営し、全国に先駆けて不登校対策に取り組む医師チームの一人として活躍した。

「心臓が悪くて走れない子どもを無理に走らせることはできません。登校拒否もこれと同じで、無理に学校に行かせようとすれば危険な状態になります。学校を含めて行政の側にこうした認識が欠如していることが問題でした」と当時を振り返る。

子どもたちの学校外の教室となった「青少年相談室」は、林院長らの粘り強い努力によって3年目には再登校が8割以上になるという成果を上げた。地域の注目を浴び、林院長は静岡新聞に「心のカルテ」と題する記事を一年にわたって連載し大きな反響を呼んだ。

これを機にアレルギー症のトータル医療を積極的に推し進めていこうとの想いを強くした林院長は、平成2年に新しく新駅が開設され、小児科の病院がほとんどなかったJR西焼津駅の近くに、西焼津こどもクリニックを開院したのだった。

# アトピーや食物アレルギーの母親講座を積極的に開催

## アレルギー発病原因「周産期環境衛生理論」を発表

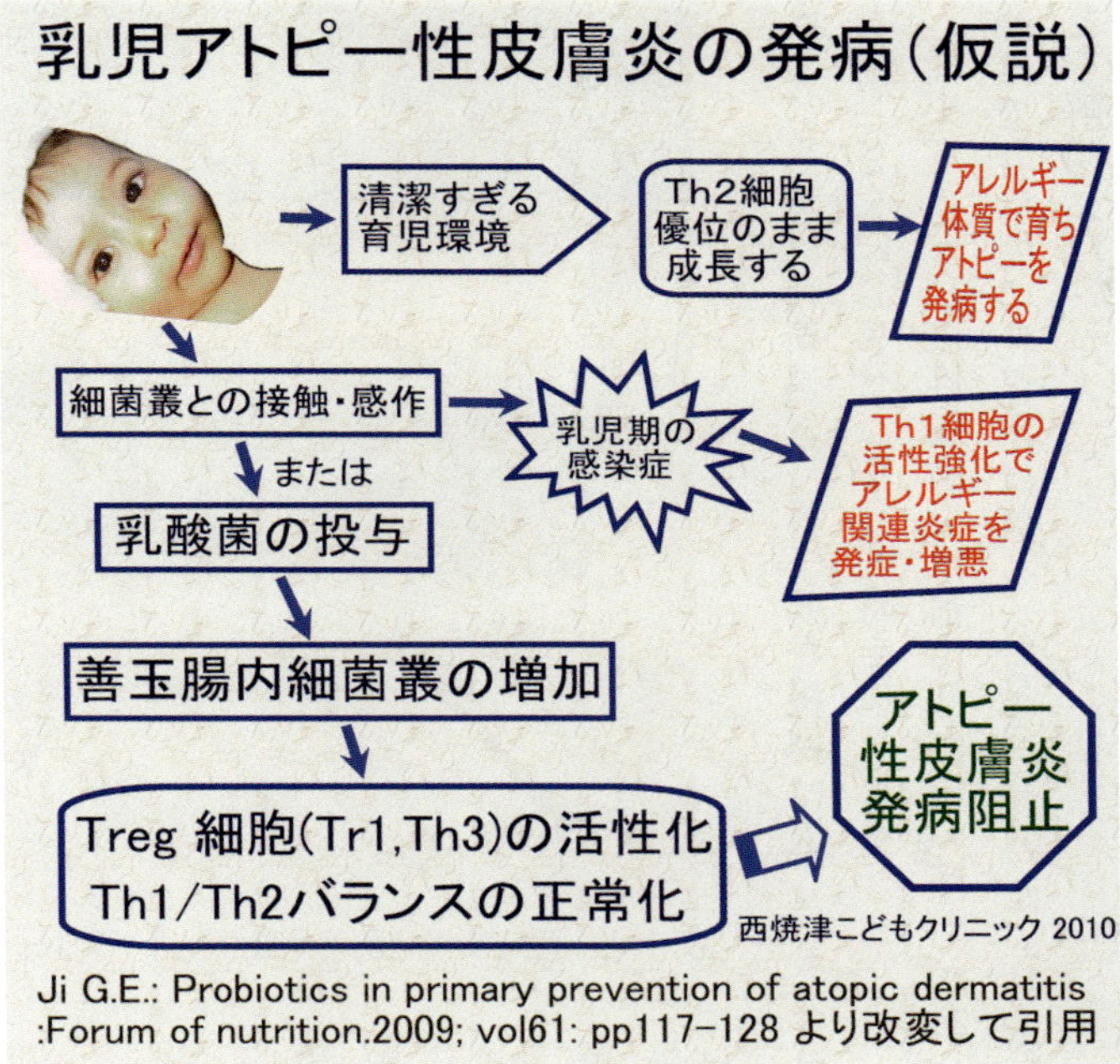


林院長が発見したアトピー性皮膚炎の発病理論

地域に開かれた医院を目指し、アトピー性皮膚炎や食物性アレルギーなどに対する母親向けの講座を開くなど精力的な活動を行う林院長のもとに、開業当初から多くの患者が詰めかけた。その範囲は富士宮市から磐田市を含め、静岡県中央部6割ものエリアに及んだ。

アレルギーのせいでケーキが食べられず、友達の誕生日パーティーにも呼んでもらえないなどの実情を聞いた林院長は、菓子職人と共同で特製のケーキを作って「アトピー児のためのクリスマス会」を開いたこともあった。

「この子たちが肩身の狭い思いをすることがないように、開業から30年でアレルギーを撲滅しようというのが当初

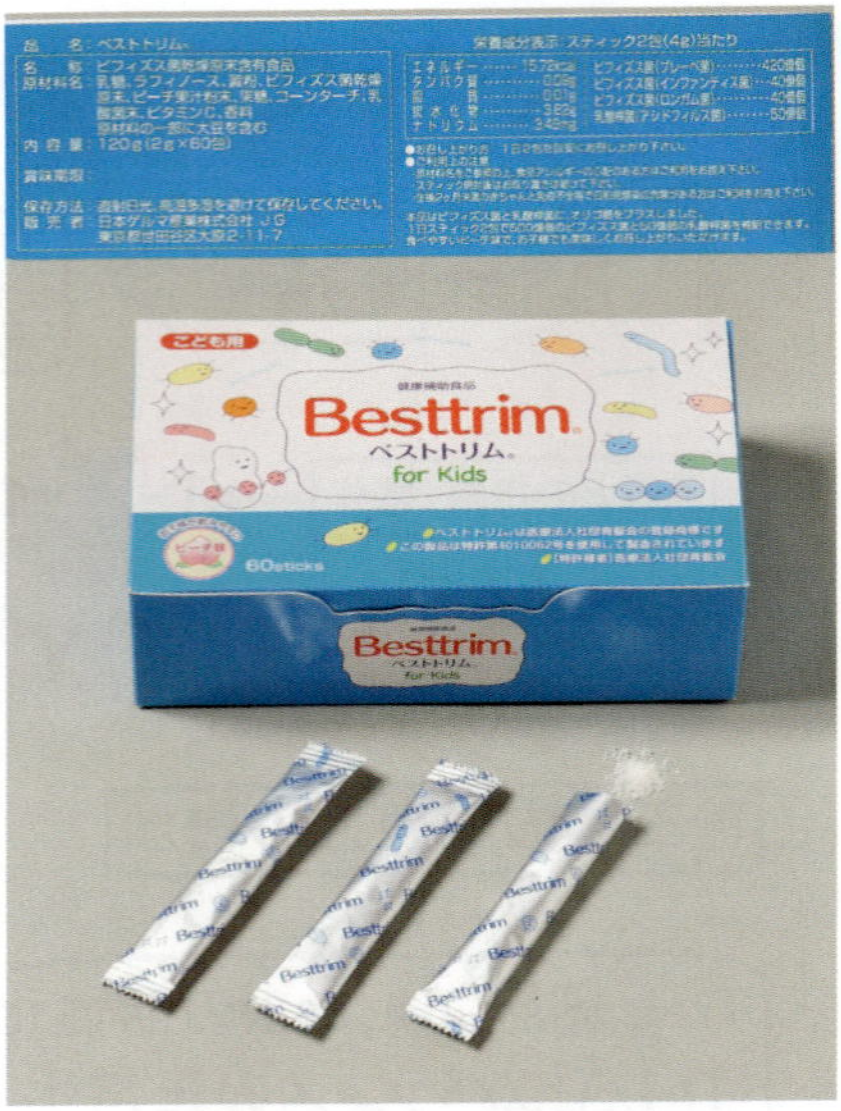

アトピー性皮膚炎を防ぐ保健食品「ベストトリム」

の思いでした」という林院長。

小児アレルギーの診断のために最新の測定機器を導入し、日々の診療の寸暇を惜しんでアレルギーの研究に打ち込んだ。その研究成果が平成8年に「アレルギー発病原因『周産期環境衛生理論』」として発表された。

「アトピー性皮膚炎を始めとする近年のアレルギー性疾患増加の原因は、出産と乳児期の衛生環境によるもので、乳酸菌の効果的な投与によって乳幼児の皮膚アレルギー発病のブロックは可能という仮説を発表しました。しかし、当時は斬新過ぎて科学的な根拠に乏しいとされ、殆ど顧みられることはありませんでした」と悔しさをにじませながら当時を振り返る。

元来、アトピー性皮膚炎は都市部に多い傾向があり、「文明病」と呼ばれていた。感染症対策の発達で乳幼児の死亡率は著しく改善されたが、林院長はその代償としてアレルギーが増加することを解明した。

「腸内細菌の異常がTリンパ球の発育を遅らせ、アトピー発病の原因になる」と世界で最初にその因果関係を明らかにした林院長の理論は、発表から20年近くが経った今日ようやく一般的に認められつつあり、林院長の先見性を証左するものとして特筆される。

## アトピー性皮膚炎を防ぐ保健食品「ベストトリム」を商品化
## 妊婦と乳児への乳酸菌投与でアトピー性皮膚炎は予防できる！

腸内細菌の異常とアトピー性皮膚炎の相関関係に着目し、国内外の関連文献を参照しながら独自に調査研究を進めた林院長は、平成19年にアトピー性皮膚炎を防ぐ保健食品に関する発明で特許を取得した。

ピロリ菌による胃腸障害の予防、改善に有効な乳酸菌「LG21」の開発に成功し、日本を代表するプロバイオティクス研究の第一人者である東海大学医学部の古賀泰裕教授と意見交換するなど研究を進め、平成22年に商品化にこぎつけた。それが「ベストトリム」というアトピー性皮膚炎を防ぐ保健食品である。

「乳酸菌なら何でもいいというものではなく、どの乳酸菌をどれだけ投与すれば効果があるのかが大事なのです。研究を重ねた結果ブレーベ菌を1日に200億個以上とることが必要だとわかりました。また、倍の400億個までは効果の増加が見られますが、それ以上飲んでも変わらないこともわかっています。ベストトリムは1包200億個のブレーベ菌が入っており、1日2包で十分です」と林院長の説明に力がこもる。

今日のネット社会ではさまざまな情報が氾濫し、健康食品の誤った過大広告などで、消費者にとっては本当に効果のある商品を手に入れて、正しく摂取することがなかなか難しい。

その点「ベストトリム」はきちんと必要分量を明示しており、良心的で信頼性の高い健康食品としての人気が高い。

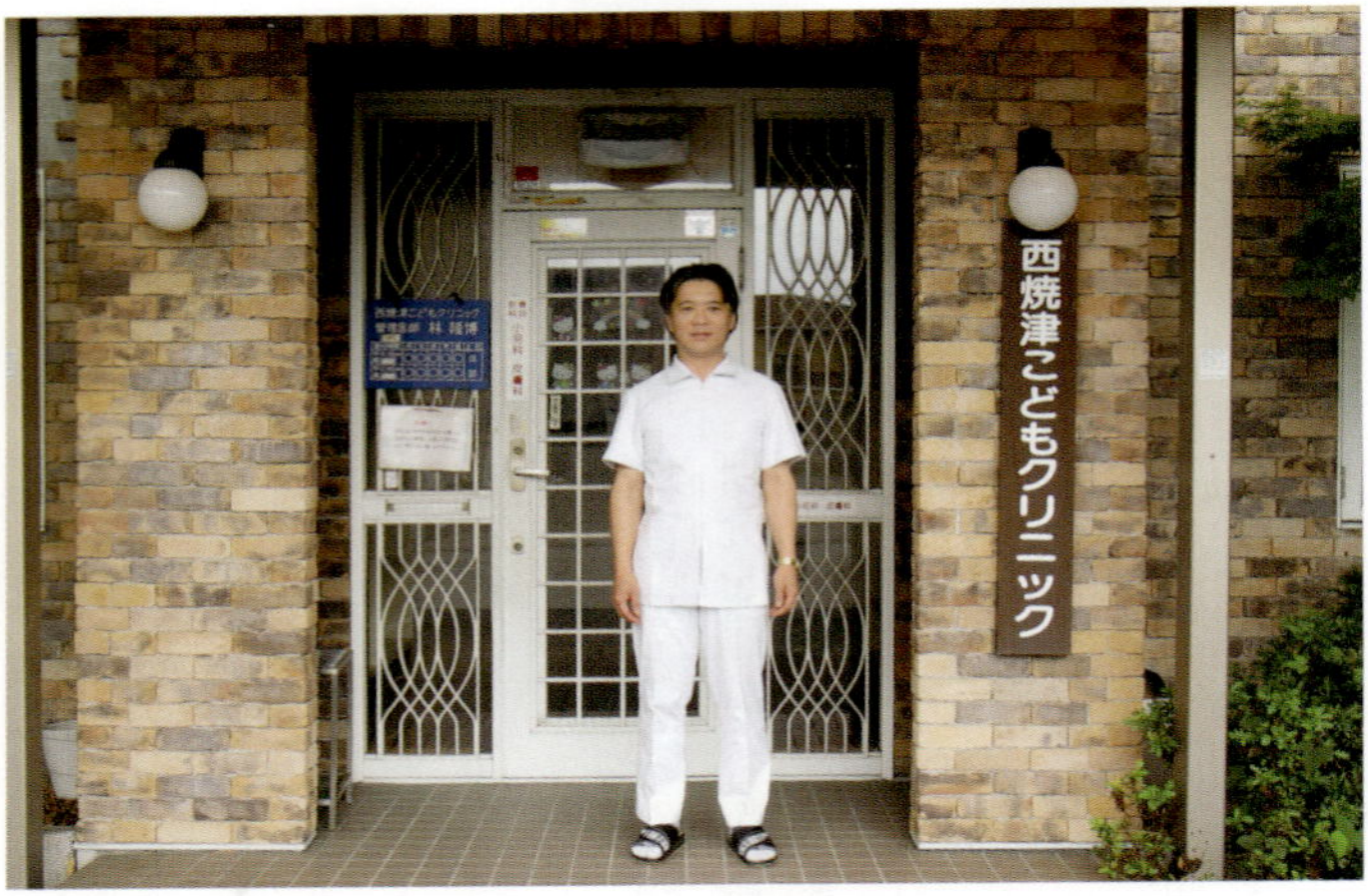

地域に根差し、子どもの笑顔を守り続けてきた林院長

「妊婦の方は出産前の１ヶ月、赤ちゃんは生後２ヶ月から１歳の間に飲んでいただきたい。これだけでアトピー性皮膚炎の50％以上が予防できます。今、年間出生数約１００万人のうち、約40％がアトピー体質と言われています。この保健食品をきちんと摂取すれば、年間20万人のアトピー患者を未然に防ぐことができます」と力をこめる。

林院長はこのほかにも、アトピー性皮膚炎でも安心な肌に優しいボディソープなど、医療現場での治療経験を活かしたスキンケア用品を開発し商品化している。

## 未然にアレルギー疾患が予防できる乳酸菌治療
## 注目の乳酸菌商品と治療法をより多くの国民の中へ

「今では乳幼児から15歳ぐらいまでのアトピー患者は根絶することができました。開業から30年でアレルギー患者を近隣の地域から失くす、という当初の目的が20数年で達成できて嬉しいです」と林院長は目を細める。

特許を取得してから健康食品として売り出すまでには、乗り越えるべき多くの壁があった。

「大手製薬会社にも働きかけ、取締役会までのぼりましたが受け入れてもらえませんでした。当社の売り上げは三千億円です。この商品を作ってもせいぜい三十億円程度にしかなりません、とのことでした。アレルギー疾患を未然に防ぐことができるのに、会社の業績に大して寄与しないからという理由で世に出ないというのは納得できませんでしたね」と述懐する。

林院長には忘れられないエピソードがある。

「アトピー性皮膚炎が治りきらなかった女性が妊娠しました。女性はアトピーのことを気にかけて人工中絶を選択しましたが、アトピーがひどい母親は子どもを産んではいけないのでしょうか。アトピーを持つ子どもは生まれてきてはいけないのでしょうか。私はこうした現実を目の当たりにしてアトピーの根絶に思いを新たにしました」と力を込めて語る。

乳幼児と妊婦に乳酸菌を与えてアトピー性皮膚炎を予防する方法は、フィンランドなど北欧を中心に広がりを見せている。林院長は妊娠中からの乳酸菌使用で予防できる告知ポスターや資料を作成し、旧知の産婦人科医などに呼びかけているが、取り組みはなかなか進んでいない。

「患者のために」と多くの医療施設や製薬会社はアトピー性皮膚炎の予防を訴えるが、必要なのは百の言葉ではなく1つの実行だといえる。

「すべては子どもたちのために」との姿勢を持ち、身を粉にしてアレルギー撲滅に尽力している林院長の取り組みは、これからの医療従事者にとってのあるべき姿を示している。

## 今後の目標は総合診療施設と母子センターの設立
## 地域からアトピーを撲滅し、さらに全国に広げていく

平成21年から静岡福祉大学講師を務めて後進の育成にあたるなど、多忙な日々を過ごす林院長

には大きな目標が2つある。

「一つは、各診療科目を受診できる総合クリニックの建設です。もう一つは、小児科と産婦人科を兼ねた母子センターの建設です。アトピーに悩んで出産を諦めるような悲劇を繰り返さない為にもぜひ実現したいと思っています」と力を込める。

少子高齢化が進む中で、乳幼児や高齢者をきちんとケアできる施設の拡充は喫緊の課題と言える。待機児童の解消が叫ばれているが、同時に女性が安心して赤ちゃんを出産できるための予防医学の啓発と実際的な施策が求められる。

「長年勉強を続けてきた小児の心療内科分野の仕事も再開したいと思っています。いま少子化対策の重要性が叫ばれていますが、子どもの数だけ多く産めばいいという訳ではありません。生まれた子どもが心身両面ですくすく伸び伸びと順調に育つことこそが大切です。そのために、産前産後、新生児期から学童期まで一貫して専門医師による心と体のケアーができる支援体制を作りたいのです」

林院長のこれまでの長年にわたる研究成果が高く評価されて、大都市や海外からの誘いもあったが、焼津の地に根をおろして地域医療に精魂を傾向けてきた。

「私の周囲からアトピーを根絶するという一つの目標を達成することができました。これからはアトピー撲滅の活動を全国に広げていきたいと思います。私の生涯は健やかな子どもたちの未来のために尽くすこと。これにかけた人生ですから」とさわやかに言ってのける林院長に、子どもたちの明るい笑顔と地域の健やかな暮らしに一心不乱に邁進する医療人の真髄を見る。

## PROFILE

### 林　隆博（はやし・たかひろ）

昭和35年3月生まれ。昭和59年鳥取大学医学部卒業。医師免許取得。同年東京大学医学部小児科医局員。同60年藤枝市立志太総合病院小児科医師。
平成2年西焼津こどもクリニック院長。同19年アトピー予防についての特許を取得。

**所属・活動**

日本アレルギー学会。静岡福祉大学講師（臨床医学講座：非常勤）。

**主な著作**

『心のカルテ』（メディサイエンス社）
『子育ての脳科学』（CRN ウエブサイト）（http://www.blog.crn.or.jp/report/04/01/）

## INFORMATION

### 西焼津こどもクリニック

**所在地**　〒425-0075　静岡県焼津市西焼津32-8
TEL 054-626-0121　FAX 054-626-1473
E-mail:kodomo@ca.thn.ne.jp ／ ny119c@gmail.com
URL http://119c.web.fc2.com/

**アクセス**　● JR 西焼津駅南口より徒歩3分

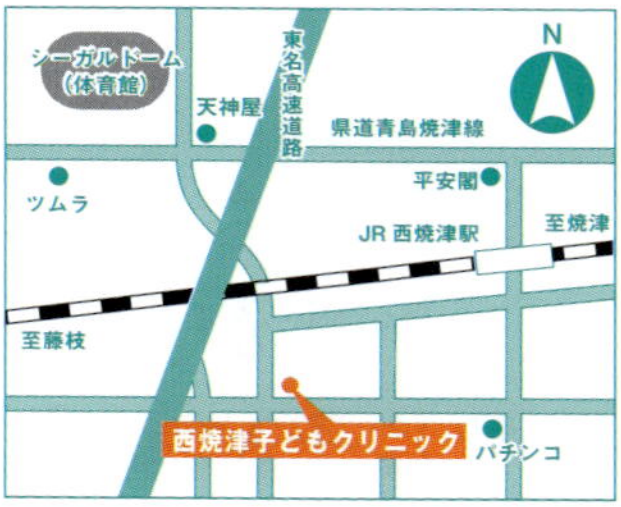


**設立**　平成2年4月

**専門科目**　感染免疫アレルギー学、発達心理学、精神医学、小児科学、皮膚科学

**診療科目**　特に子供の鼻炎、喘息、アトピー性皮膚炎などのアレルギー疾患を中心に診療

**診療時間**　月一金（9：00-12：00　15：00-17：00）
土日・祝日・年末年始・お盆はお休み

信頼の主治医 名医

# 母子の健やかな「いいお産」を生み出す水中出産の第一人者

## 自然で安心なよりよい出産環境で母と子の強い絆を造る

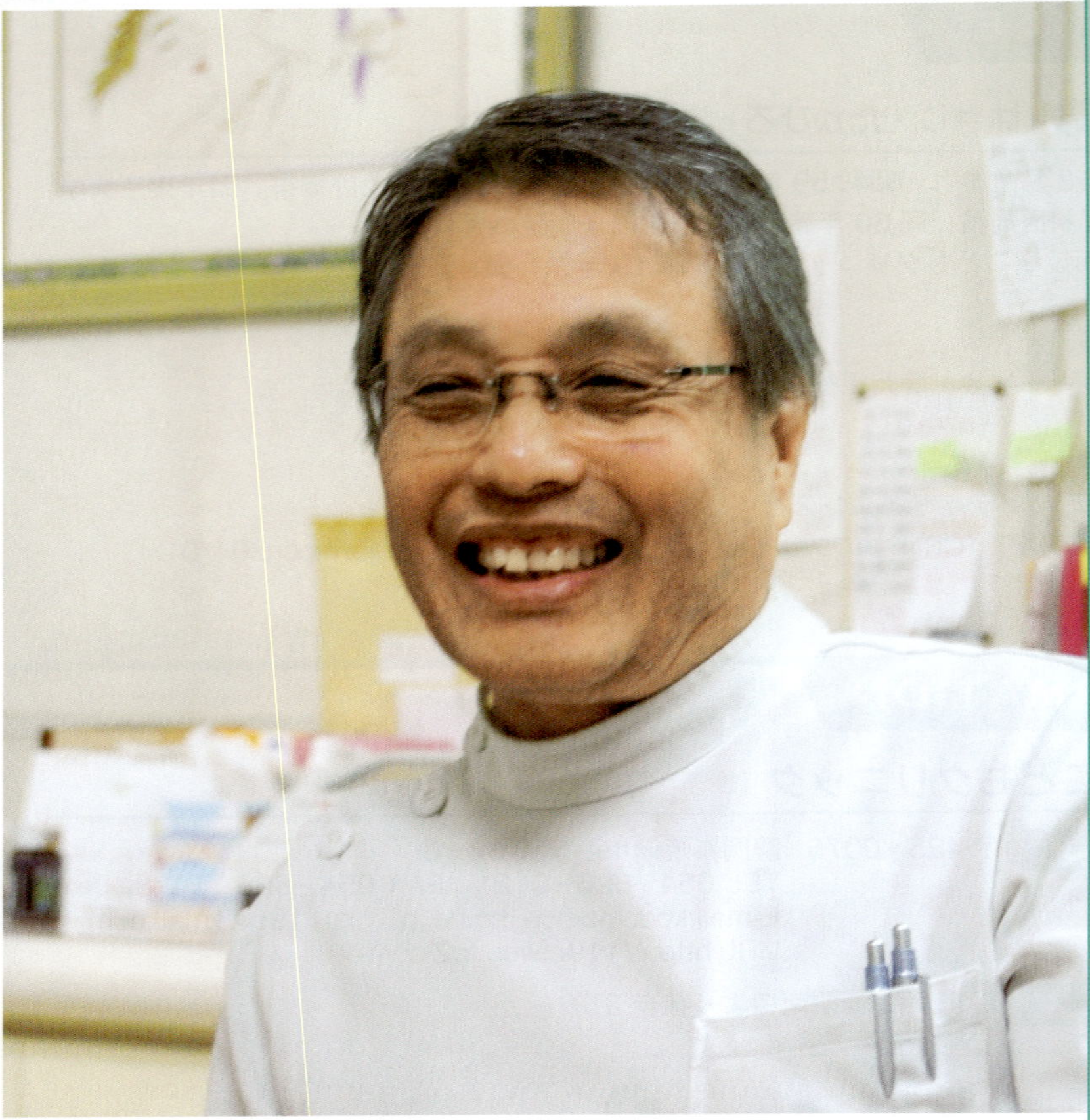

「いい出産とは母子ともに安全、快適な出産で、母性が豊かに育ち、出産後の母と子や家族の絆がより強く形成されるものだと考えます」

Doctor Who Can Rely On Interview

医療法人 母と子の城 久産婦人科

理事長・院長 久　靖男

奈良盆地中央に位置する奈良県磯城郡田原本町は、町の東部を大和川が流れ、中央部の寺川と西部の飛鳥川、曽我川に囲まれた平坦な土地だ。豊かな田園都市の風貌を持つこの地域は、まほろばの国、大和の中でも最も早くから開けたところだ。

弥生時代の大遺跡である「唐古・鍵遺跡」をはじめ数多くの文化遺産があることでも知られる。中世には東大寺や興福寺などの荘園が設けられ、中世、近世を通じて寺院の門前、寺内としてにぎわいを見せ、江戸時代には「大和の大坂」と言われるほど商業が盛んだった。

日本を代表する伝統芸能である「能楽」は、奈良時代に大陸から渡って来た民間芸能が基となっており、田原本町には「十六面」を始め「能楽」に関係する地名がたくさん残って当時を偲ばせる。

豊かな自然と、歴史・文化遺産に恵まれた奈良県田原本町で、昭和60年7月に久産婦人科が開設された。常に「いいお産とは何か」を追求し、母子の絆の形成のために尽力してきた久靖男院長は、医院の開設以来医療介入を極力控えた自然な出産を強調している。

産婦であるお母さんの健康と、生まれてくる赤ちゃんの健やかな成長を祈って全身全霊で奮闘する久院長の下に、近郊はもちろん奈良市内や遠く他県からも訪れる患者は多い。

## 母子ともに安全で満足のいく「いい出産」の環境づくり
## 産む側の事情や希望が十分尊重され、配慮された出産を

厚生労働省の調査によると、平成24年の合計特殊出生率（1人の女性が生涯に産むとされる子供の数）が前年を0・02ポイント上回る1・41となった。上昇は2年ぶりで、1・4台の回復は平成8年以来16年ぶりとのことだ。

出生率が伸びた理由は、第2次ベビーブーム期（昭和46～49年生まれ）の世代である「団塊ジュニア」の30代以降の出産意欲の高さによるものだという。ただ、第1子を産んだ時の母親の平均年齢は30・3歳で過去最高となり、「晩産化」が進んでいることが分かる。

一方、平成24年に生まれた赤ちゃんの出生数は103万7101人と前年より1万3705人減っており、人口の自然減に歯止めがかからない状況となっている。とくに低迷している20代の出生率をいかに上昇に転じさせるかが社会的に大きな課題となっている。

久院長はよりよい出産を目指して、早くから水中出産やアクティブバース（医療を必要最小限に抑えて妊婦さんが積極的に分娩に取り組む出産法）に取り組んできた。

「出産とは生命が誕生すること、そしてその生命が健やかに育つことです。この2つは切り離すことのできない一連の事象です。いい出産とは、母子ともに安全、快適な出産であるとともに、母性が豊かに育ち、出産後の母と子、また家族の絆がより強く形成されるものだと考えています」と久院長は出産についてこう語る。そして、水中出産を始めたのは、「産婦ができる限り安心して、楽に満足のいく出産を体験してほしいと思ったからです」という。

出産は極めて個人的な体験だ。一人ひとり異なった状況のもとでそれぞれが出産に対する希望を抱えている。誰もが自分に合った最もいい出産をしたいと望み、妊娠中は様々な情報に接して学び、無事に健康な赤ちゃんを出産したいと願う。

しかし、実際は産婦が本当に必要としている情報はまだまだ正確に伝えられているとはいえない。産婦はそれぞれ色んな問題を抱えて出産に臨むのだが、産む側の事情や希望が十分尊重され、配慮されて出産が行われているとは言い難い。

久院長は、こうした現実が産婦に出産に対して不安や社会に対する不満を醸成し、ひいては出生数の低下を招く一因になっているのではと見る。

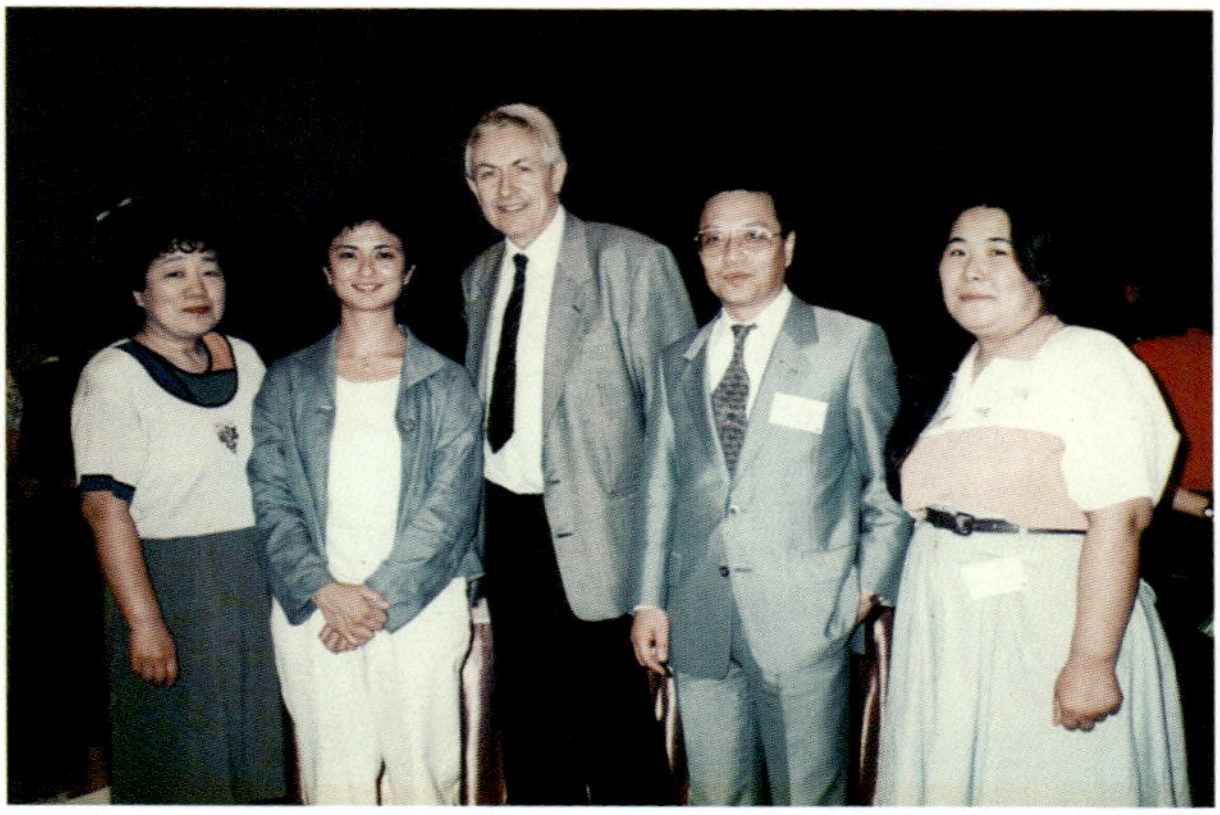

来日したミシェル・オダン博士を囲んで

## 水中出産は医療介入を極力抑えたアクティブ・バース 自然な形で自由に、リラックスしてスムーズな出産を

それでは女性が不安なく出産し、健やかな赤ちゃんを育成できる望ましい出産環境とはどういうものなのだろうか。多くの課題を抱えた現在の出産状況の中で、久院長は望ましい出産環境の創出に精力的な取り組みを行っている。年々赤ちゃんの生まれる出生数は減少し、少子化が一段と進む中で、より望ましい出産環境の整備は焦眉の課題ともいえる。「水中出産というのは生命現象に対する水の力をつかって水中で出産することです。より自然な形でお産をする。つまり産まされるのではなく、産婦が自分の力で産むという出産なのです」と久院長は説明する。

具体的には陣痛が始まったら産婦は温水の中に入って出産を迎える。温水に浸ることで筋肉の緊張がほぐれて陣痛が和らぎ、精神的にもリラックスできる。水中なので楽な姿勢が自由にとることができ、より自然に出産を迎えることができるのだ。

「日本では20数年前から主に助産院を中心に各地で行われ、その後徐々に広まってきました」という久院長は、すでに昭和60年の久産婦人科開院当初から、日本で最も早い時期に手掛けた水中出産の先駆者なのだ。

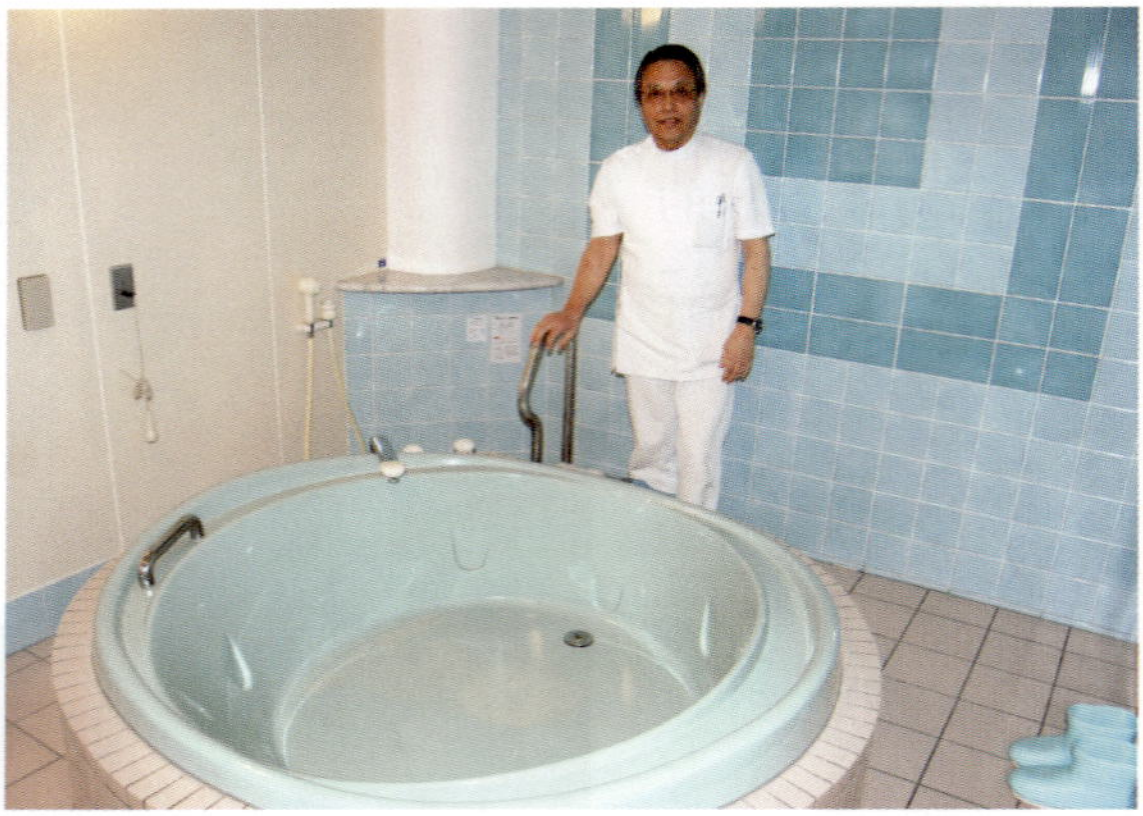
自然な出産をサポートし母子の絆を深める水中出産

「今でこそ水中出産は特別めずらしい出産法ではありませんが、多くのいい点があります。温かいお湯は産婦をリラックスさせ、痛みから解放してくれます。しかも御主人が一緒にプールに入ってくれる時は、御主人に支えられていると感じる安心感があり、一緒にお産に参加していると感じます。赤ちゃんもお腹の中と同じ環境に生まれてお母さんにすぐ抱いてもらえます。いわば母と子にとって優しいお産であり、しっかりした絆のできるお産であり、医療行為を必要最小限に抑えて、産婦が自らの意思で積極的に分娩に取り組む出産法の一つです」

また久院長は、「お産には理想的な出産方法を記したマニュアルはありません。一人ひとり出産の状況は違いますから、安全性を確認した上で、産婦が求める一番いい方法を選択できるように環境を整えることが大切なのです」と語る。

久産婦人科内では、本格的に水中出産ができる浴槽を備えた分娩室を完備している。柔らかい色のタイルで敷き詰められた分娩室には、脚を伸ばしてゆったり入れる大きめのバスが中央に設けられている。お湯につかることによって産婦はリラックス感が得られ、姿勢も自由に変えることができるので、陣痛そのものを有効に働かせ、出産がスムーズに進むようになる。「産婦は分娩台に縛られず、自由にからだを動かすことができます。それにプライバシーが完全に守られた中で夫や家族に囲まれて、安心して出産に臨むことがリラックスにつながります。女性にもともと備わった力を呼び覚ますことによって、出産が自然に進みます」と久院長の説明に力がこもる。

## 転機となった水中出産の権威、オダン博士との出会い
## 母子によりよい出産環境を目指して久産婦人科を開設

久院長は昭和43年に大阪大学医学部を卒業後、大学病院や大阪府立母子医療センターで多くのハイリスク妊産婦を管理してきた。一方で多くのいわゆる正常な母子の出産が、本当に適切に行われているかに疑問を感じるようになって独立開業した。そしてフランス人産科医であるミシェル・オダン博士との出会いが転機となって、自然出産の重要性を確信するようになった。

「オダン博士は、早くから世界の産科医療のあり方に警鐘を鳴らしていた人です。1980年代の当時、欧米の先進国で行なわれていた病院出産は、麻酔や薬剤、さまざまな医療技術・医療機器を駆使した医療介入が多く、自然な出産メカニズムを無視するものでした。医療介入はそれ自体が出産のリスクを高める原因になるだけでなく、母親から産む喜びを奪ってしまうというオダン博士の考えに共感しました」と久院長は当時を振り返る。

オダン博士は、水中出産を世に広めたことで世界的に知られている産科医だ。久院長はオダン博士の代表的な著書「バース・リボーン」（現代書館）の翻訳・監修を行っている。

「過剰な医療介入は、出産の自然なメカニズムに影響するだけでなく、母と子の絆の形成を破壊します。結果として虐待やいじめなどの問題を引き起こします。女性が子どもを出産する機会が少なくなっている少子化の時代だからこそ、一人ひとりの出産が大切に扱われることが必要なのです。子どもの成長を考えると、少しでも優しい出産でなければならないし、それが優しい社会の基本的条件です」と久院長は強調する。

近年、産科・周産期医療関連のニュースがマスメディアで頻繁に取り上げられている。マンパワー

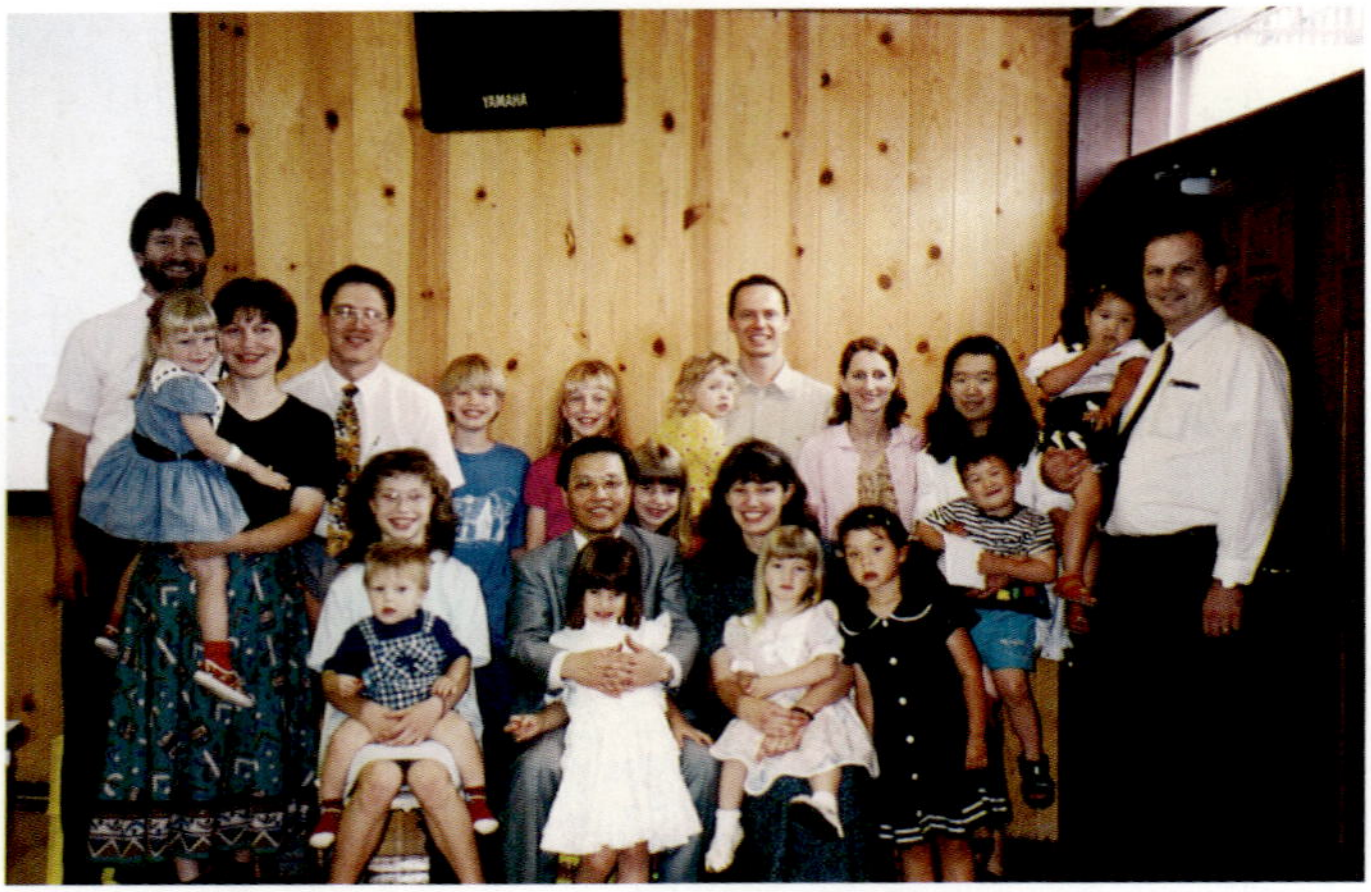

水中出産で産まれた子ども達に囲まれて

の不足、周産期医療施設が少ないうえに病院間の救急搬送システムの欠如などはよく報道されるが、そもそも「いいお産とは何か」といった本質的な部分はほとんど触れられることはない。

産科医療の問題は、すでに医師の自己犠牲的、献身的努力ではいかんともしがたい状況にあるが、その中にあってなお、粘り強く地域医療に力を尽くし、産科問題の抜本的改革、出産環境の改善に向けた啓蒙活動を続けている久院長の存在は大きい。

## 出産時に形成される母子の絆がその後の育児に大きくかかわる すべて母子同室・母子同床の個室で、母親はいつでも自由に授乳できる

「今どきの子どもは……」という大人の繰り言は、ギリシャ・ローマ時代からあったようだが、近年耳を疑うような衝撃的な少年事件が多発して唖然とさせられる。すぐキレる子ども達。ペットや小動物への虐待やいじめ、校内暴力、家庭内暴力、引きこもりやさまざまな反社会的行為、そして凶悪犯罪の誘発など、今や「最近の子どもは、いったいどうなっているのか」と嘆息する大人たち。この国の将来への懸念を誰しもが禁じ得ない昨今だ。

学校教育のあり方に問題があるのか、親の育て方が原因なのか。学力の低下、皆無に等しい地域コミュニティによる社会教育、家庭崩壊、学級崩壊に象徴されることなかれの無責任主義の蔓延。さらには自然環境の破壊、不適切なテレビ番組、暴力や残虐性、射幸性を煽るアニメやゲーム。清涼飲料水やスナック菓子に代表される食品添加物の影響など。子ども達の心身を蝕むさまざまな原因が喧伝されているが、久院長は出産のあり方もその後の育児に影響を及ぼすと指摘する。

「出産時の母子の絆の形成はその後の育児にも大きくかかわってきます。これは今問題となっている児童虐待や子どもの心の問題と無関係ではないでしょう。女性が自らの力でわが子を産み、その裸の胸に裸の赤ちゃんを抱きしめることは母子の至福のひと時であり、愛と信頼の絆の始まりと言えると思います」と熱く語る。

生まれたばかりの赤ちゃんと母親が、すぐに離ればなれになって別々の部屋で過ごす施設は多い。しかし最近、生まれたばかりの赤ちゃんと母親、父親が一緒の時間を過ごすことが、子どもにとって非常に重要であることが世界的に指摘されるようになった。久産婦人科では、水中出産でもフリースタイルの出産でも、生まれたばかりの赤ちゃんは母親の胸にすぐに抱かれる。これは、母子のボンディング（絆づくり）を強める効果があると言われている。また、病室はすべて母子同室の個室で、母親はいつでも赤ちゃんを抱き、自由に授乳することができる。

## 自然な出産と母子の裸の接触から生まれる母子の絆
## 久産婦人科で生まれた子どもが母親になり親子二代で出産

「母子の絆は、自然な充実感溢れる出産体験と母子の接触から生まれます。お産で一番大事なのは、母と子の絆をうまく作っていけるかどうかです。私たち産科医は自らの経験、知識、技術を駆使して自然な出産をサポートし、母と子の絆の形成のために貢献しなければならないと考えています」と久院長は力を込める。

信頼と愛情をベースにした子どもと母親との関係は、その後の成長過程で築かれる他の人との人間関係の原型になると言われている。最近の子どもにみられる不登校やいじめ、引きこもり。さらに子が親を、親が子を殺めるといった不幸な事件に表れる人間関係の破綻は、出産直後や乳幼児期に、共に生きるという人間らしい感覚が養われなかった結果かもしれない。

久産婦人科開業以来、「いいお産」をすすめて地域社会に貢献してきた久院長は、「現在、お産を扱う産婦人科医が減っています。お産はやりにくくなった、と私自身も感じています」としんみり語る。多くの産科医は『出産の結果に不満な患者さんからいつ訴えられるかわからない』という不安を強く持っているという。そして産科は完璧さを求めれば求めるほどリスクが増えていく仕事なのだという。

「母と子にとって本当に望ましい産科医療が、なかなかやりにくい時代環境にあるといえます。そして実力のある臨床医が減りつつあるのが今の産科医療の現実です」と久院長は指摘する。

「私の医院で生まれた子どもが母親になって、ここで生みたいと出産したことがありました。産科医を続けていて最高に嬉しいことです。いいお産ができた、とご本人が喜んでくれる時が一番の幸せです」と目を細める久院長に理想の産科像を見る。

## PROFILE

### 久　靖男（ひさ・やすお）

昭和 17 年 4 月生まれ。昭和 43 年大阪大学医学部卒。産婦人科専門医。麻酔科標傍医。大学病院や大阪府立母子医療センター産科部長を経て昭和 60 年 7 月奈良県磯城郡田原本町に久産婦人科を開設。同年それまでの活動に対し母子保健奨励賞を受賞。平成 25 年から長男である久裕医師が一緒にお産の管理にあたっている。

**所属・活動**

日本産婦人科学会。日本周産期・新生児学会。
日本女性心身医学会。日本抗加齢学会。

**主な著作**

『産科診療の手引き』（昭和 48 年）
『バース・リボーンよみがえる出産』監訳（現代書館　平成 3 年）
『お産はっけよい』共著（現代書館　平成 7 年）

## INFORMATION

### 医療法人 母と子の城 久産婦人科

**所 在 地**　〒 636 - 0304　奈良県磯城郡田原本町十六面 23 - 1
TEL 07443 - 3 - 3110

**アクセス**　● 近鉄奈良線 田原本駅より徒歩 10 分

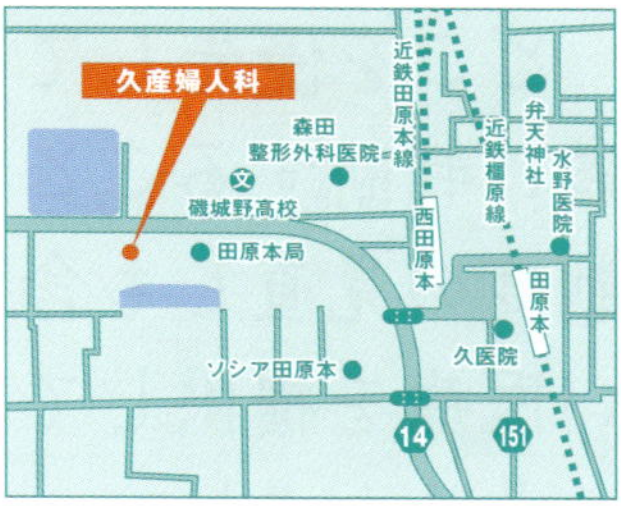


**設　　立**　昭和 60 年 7 月

**診療内容**　産科、婦人科、内科、麻酔科

**診察時間**　平日（月ー水、金）8：30 - 11：30　17：00 - 19：00
土曜日　8：30 - 11：30
休診日　木曜、土曜午後、日曜、祝祭日

# 溢れる情熱と想いを胸に患者のために心を尽くす
## 少子高齢化社会の未来を照らす信頼の主治医

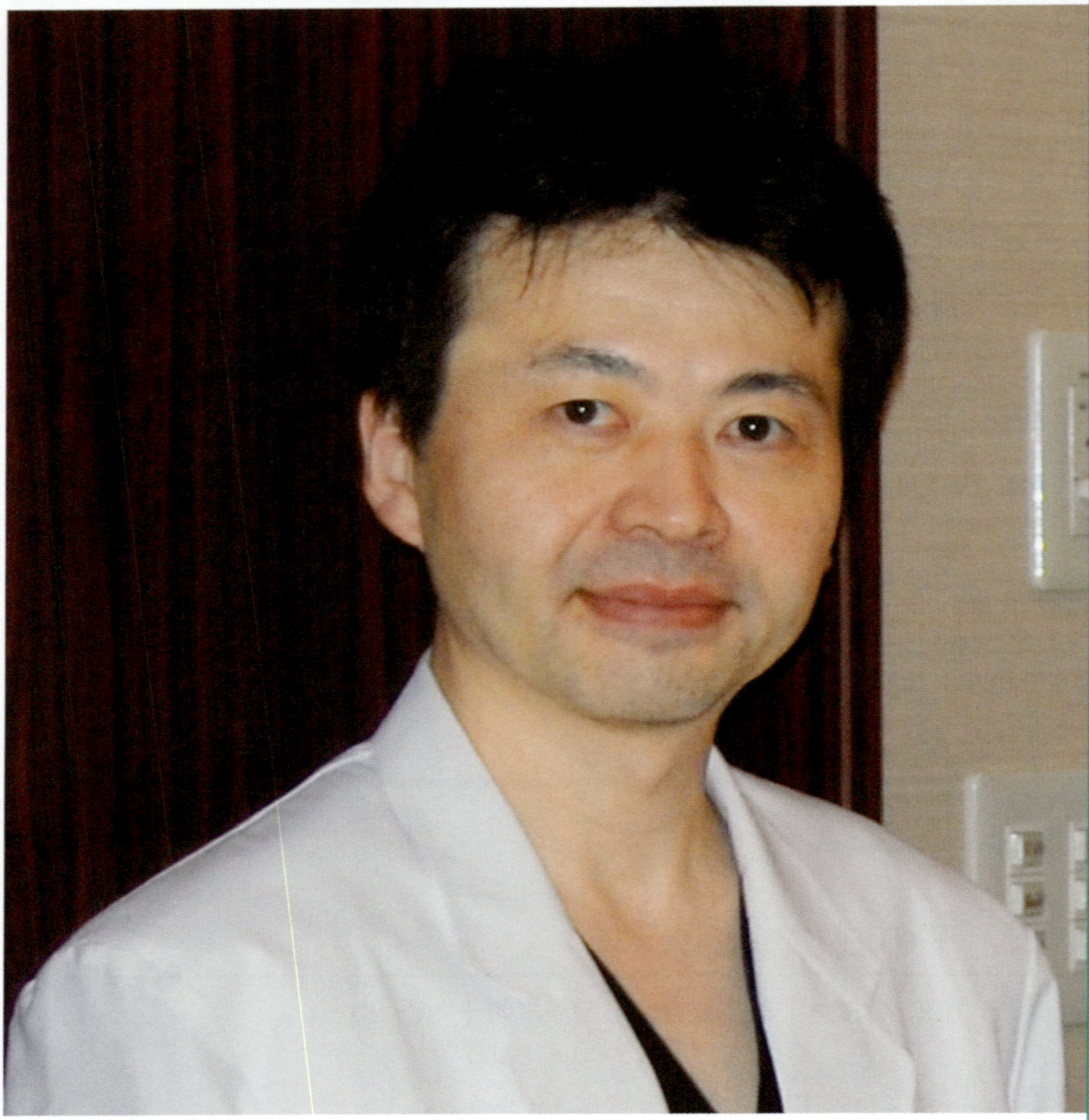

「高齢者医療は、どこを優先して治せばいいかを的確に判断することが大切です。医療制度の見直しも含めて、レベルの高い医療を提供していく責任が医師にはあります」

Doctor Who Can Rely On Interview

福本認知脳神経内科

院長 福本 潤

「最近気持ちが落ち込んでいる」、「寝付きが悪くよく眠れない」、「物忘れがひどい」など、複雑化する現代社会の中でさまざまなストレスから、心身の不調を訴える人が増加している。こうした時代背景を受けて、ここ数年「メンタルクリニック」や「こころのクリニック」という名称を冠した医院が全国的に増えている。

以前と違って幾分抵抗感が薄らいできたとはいえ、精神科のクリニックで診てもらうことに不安を覚え、周りに知られたくないと二の足を踏む人は多い。

こうした中で福本認知脳神経内科の福本潤院長は、平成25年6月に神戸市のJR灘駅前に医院を開設し、幅広い視野と長期的な展望に立って少子高齢化が進む日本の現状に対応した地域医療に邁進している。

福本認知脳神経内科は、認知症などの高次脳機能障害を柱とした総合的な脳神経クリニックだ。神経内科と心療内科、神経精神科の一般外来に加え、「痺れ・慢性疼痛」や「睡眠障害・鬱」「自律神経失調・振え」などの専門外来の診療を行っている。

認知症の啓蒙を兼ねて、患者家族教育の一環として積極的に地域で脳神経疾患の講演活動を行っている。一年を通じて休みなく福本院長のもとに、遠来も含めて多くの患者が引きも切らない。

## 「予防」「治療」「ケア」で認知症患者をしっかりサポート
## 幅広い年齢層対象に、多様な疾患に早期の支援体制

福本院長は京都大学工学部で人工細胞の研究に携わり、東京医科歯科大学院大学医学部を卒業

後、順天堂大学大学院医学研究科博士課程を修了した。身体合併症管理を要する認知症治療のスペシャリストだが、神戸市内でクリニックを開業したことについて次のように語る。

「大学生の頃は京都に住んでいましたが、当時から神戸の街並みに憧れていました。ＪＲ灘駅の周囲には神戸淡路大震災の復興住宅があり、町全体の高齢化も急速に進んでいます。神戸市は全国で5番目に一人暮らしの高齢者が多い都市です。高齢化が進む神戸の街で自分が何か貢献できないかということで、この地で開業を決意しました」

認知症などの高次脳機能障害を専門とする福本院長だが、クリニックの名前にある「認知脳神経内科」の「認知」は「認知症」だけの狭い範囲を指すのではないと説明する。

「認知というのは、ものの受け取り方や考え方という意味です。症状をどう認知するかがとても大事なことで、どんな病気でも認知の仕方が間違っていると治療もうまく進みません。そういう思いをこめてクリニックの名前を考えました」という福本院長。

ロゴマークの色は赤（博愛）、白（平等）、青（自由）のトリコロールになっている。患者の人生において長期間にわたって3つの側面、つまり「予防」、「治療」、「ケア」でしっかりサポートしていく、という福本院長の決意を表している。

国連のＷＨＯ（世界保健機関）は21世紀を「こころの世紀」として、メンタルヘルスの危機とその対策の必要性を訴えている。うつ病や認知症などの精神疾患は、生活習慣病と同様に誰もが罹患する可能性がある病気で、症状は多様化し罹患者は今後ますます増大することが予想される。

福本認知脳神経内科は、小児の発達障害から高齢者医療まで、幅広い年齢層を対象に、高次脳機能障害を背景にもつ多様な疾患に対して早期の支援体制を確立しており、認知症をはじめとした福本院長の地域医療への真摯な取り組みは、地域に根差したこれからの超高齢社会の医療の在り方を示すモデルとして意義深いものがある。

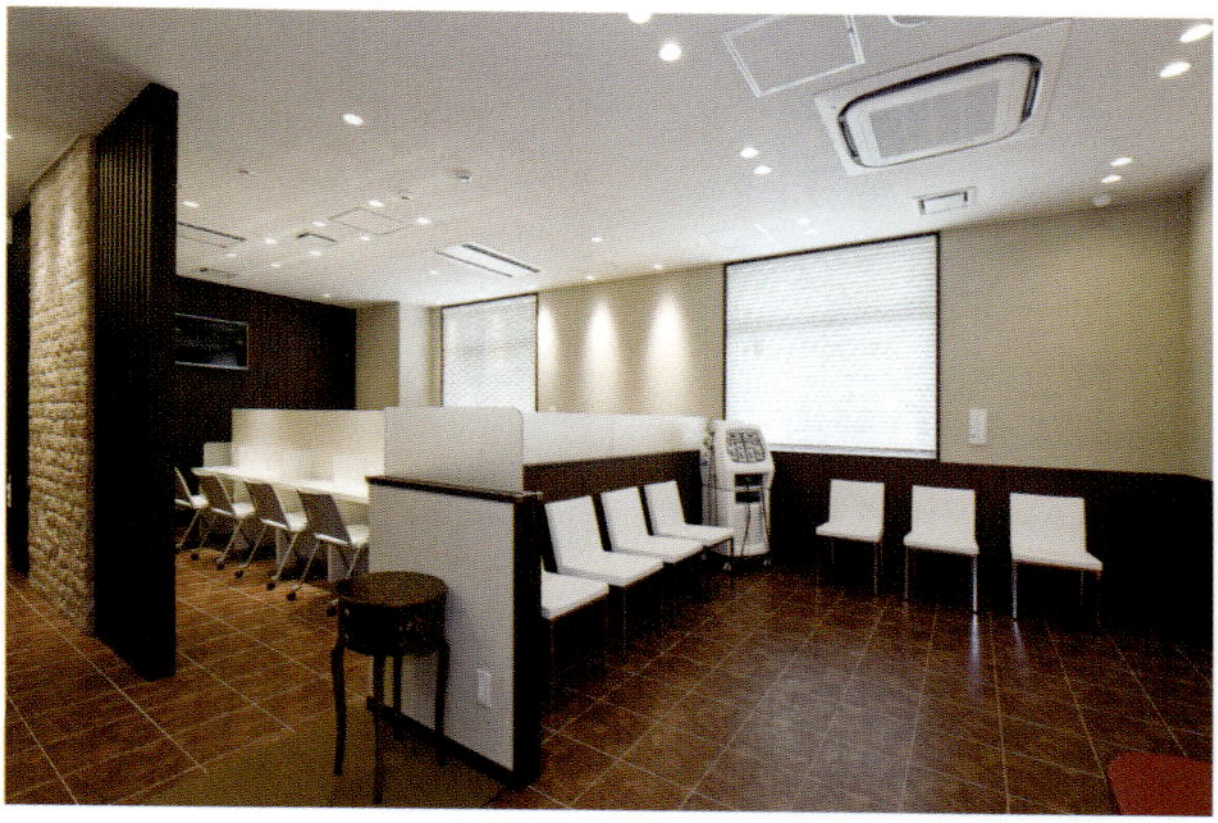

福本認知脳神経内科には幅広い年代の患者が訪れている

## 幅広い年齢層対象に、多様な疾患に早期の支援体制
## 最新の医療システムを駆使して在宅医療にも注力

認知症の高齢者は全国におよそ462万人といわれている。記憶障害や判断力の低下といった症状に加え、夜に強い不安を訴えたり、街を徘徊したりする高齢者も多く、介護にあたる家族が大きな負担となる原因になっている。

こうした症状を和らげるため、医療現場では薬物治療が行われてきた。しかし最近では、薬物治療によって逆に症状が悪化して苦しむ高齢者の実態がメディアで取り上げられて、社会問題化している。

「症状の緩和のために行った薬物治療が必ずしもうまくいかなかったケースもあります。薬物治療で逆に脳神経に影響を及ぼし、それが原因で認知症を悪化させる事例も報告されています」と福本院長は警鐘を鳴らす。

人間は歳をとればリウマチや糖尿病など色んな病気が出てくるのが常だ。これまでの受診履歴をチェックすることなく、安易な薬処方を行ったために副作用を起こし、それを緩和するためまた違う薬を投与するという悪循環に陥る場合もある。

「高齢者医療はこれを治せば済むというものではなく、どこを優先して治せばいいかを的確に判

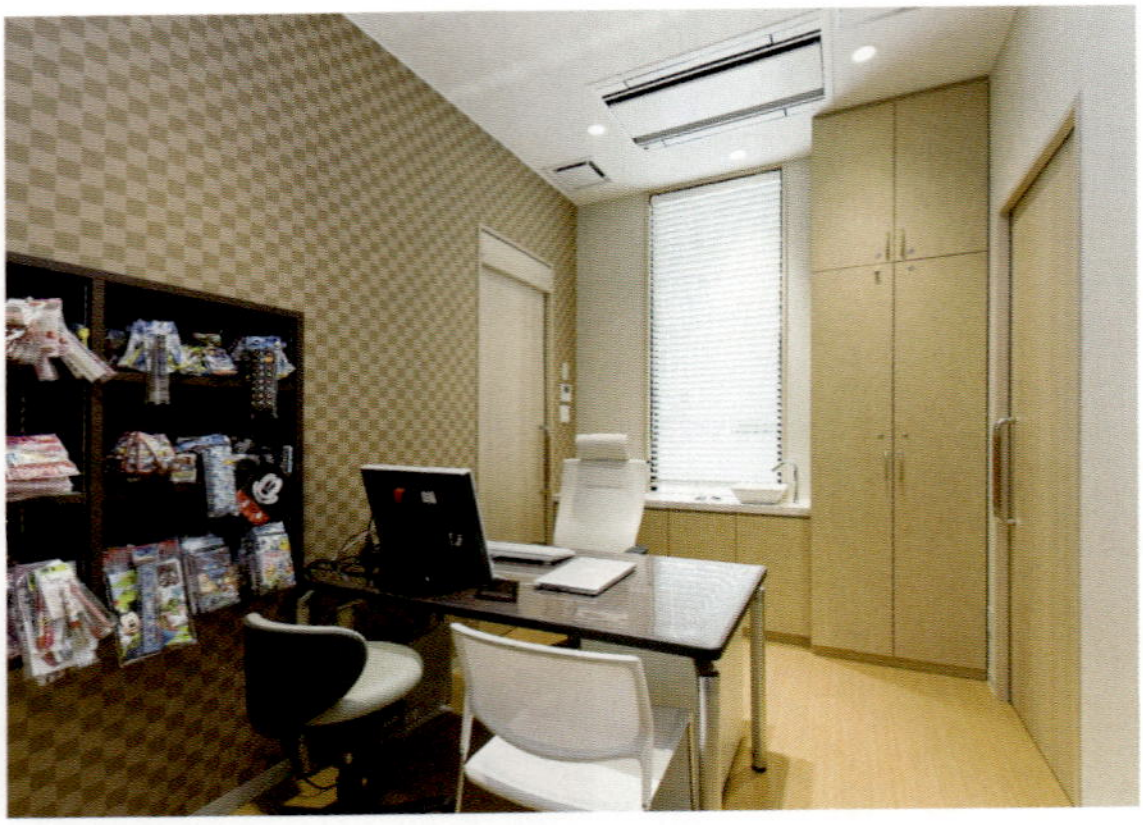
子どもに人気がある診察室「かりゆし」

断することが大切です。薬や治療法が多様化する中、医療制度の見直しも含めてレベルの高い医療を提供していく責任が医師にはあります」と力説する。

福本認知脳神経内科では、最短の治療期間と最小限の量で最大の効果を発揮できるよう最先端の薬物治療を行っており、このほか現状で考えられる限りの治療法の選択肢を豊富に備えている。

在宅医療にも精力的に取り組んでおり、往診時でも患者の全体の状態を把握できるよう、携帯用エコー機器の4本プローブを保持している。さらに、クラウド型の電子カルテを活用するとともに、訪問診療の現場でも様々な情報を収集・照会して緊急の医療対応ができるなど、地域社会の健康管理、救急医療にとってなくてはならない存在となっている。

## 深刻な若者の自殺、適応障害を始め増加する若年層の精神疾患
## 現代社会の複雑さを反映する新しい形のうつ病

厚生労働省の調査によると、20～39歳の各年代における死因のトップは自殺という結果が出ている。また、15～34歳の世代で死因の第1位が自殺というのは、世界の先進7カ国では日本だ

けだ。

今やわが国の若年層の自殺は深刻な状況にある。こうした現象について福本院長は、大人が発症するものと思われていた「適応障害」が、最近では子どもの間に増えていると指摘する。

「適応障害というのは、どうして自分はこんな状態になっているのか、ということがはっきり自覚している点が特徴的な精神疾患です。先入観を持たず病気としてとらえ、叱咤激励ではなくきちんと生活実態や家庭環境などの背景を把握しながら、話をよく聞いてあげることが大切です」

福本認知脳神経内科では、最新の医療機器を用いるとともに、「うりずん」、「かりゆし」と名付けた診察室や治療室の壁面に工夫をこらし、話しやすい雰囲気づくりに努めながら診療を行っている。

「こころの風邪」ともいえる軽症から、時には自殺に至るケースもあるうつ病が、現代社会の複雑さの反映として広がりを見せている。

「以前は真面目な人が罹ると思われていたうつ病ですが、これまでのうつ病のイメージにはあてはまらない新しいタイプのうつ病が現れています。特徴としては20代から30代を中心に、『職場ではつらいと感じるが、休日は活動的になる』、『うまくいかないことがあると、身近な人間や会社のせいにする』といった訴えをする患者さんが増えています。典型的な症状が見られる従来型のうつと区別して新型うつと呼ばれています」と福本院長は説明する。

原因として考えられるのは、ストレス、性格、遺伝、脳の神経伝達物質、家庭環境や教育、社会環境などが挙げられており、職場や学校、地域社会や家族を含めた全体的な取り組みが求められている。

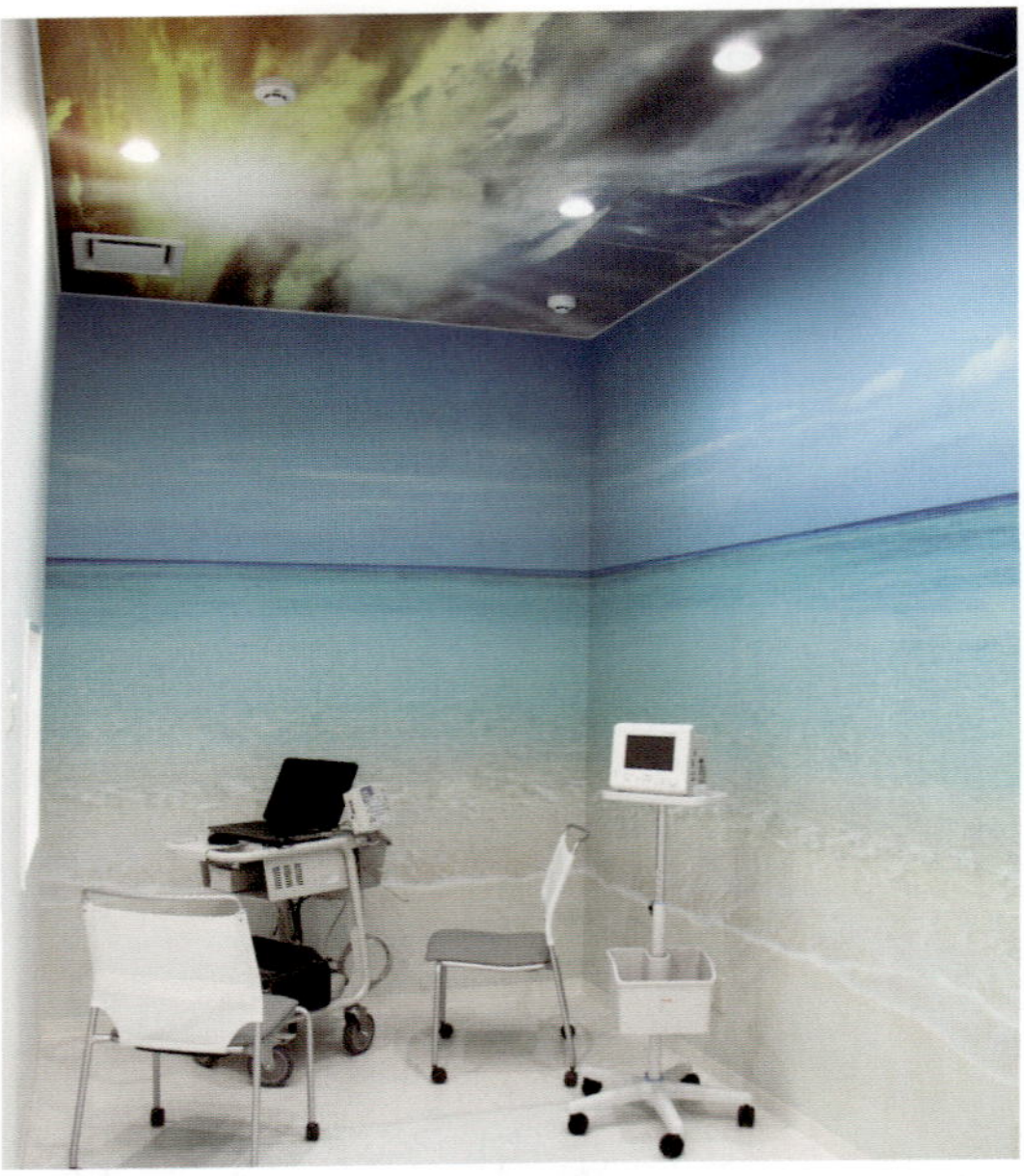

沖縄の海をイメージした室内が患者の心を癒してくれる

## 働き盛りの年齢層に多い慢性疲労症候群
## 診療を通じて感性豊かな人間らしさを取り戻す

働き盛りの人に多いのが慢性疲労症候群と呼ばれる症状だ。特定の心理的、身体的原因もなく、神経や筋肉の障害もないにもかかわらず、長期間著しい倦怠感や疲労感が続く。

しかし、この病気の定義は非常にあいまいで、それぞれの専門家によっても異なる。罹患している患者の統計もばらつきが多く、8割は原因がわからないといわれる腰痛、下肢の痺れなども若い人に増えつつある。

「痛みの評価は本人の主観が大部分を占めます。我慢強い人はまだ大丈夫と思っているうちに病状が進んだり、神経質な人は会社を休んだり痛みが原因で社会的に疎外感を感じてうつ病になる人が増加しています」と福本院長。

働き盛りの30代から40代は会社にとっても中核的な戦力であり、期待も大きく仕事の量、質とも過重になりがちだ。社会環境の変化に伴って将来に対する不安も強く、さまざまなプレッシャーからうつ状態に陥りやすい。

長期休暇から休職に追い込まれ、きちんと職場復帰ができない場合は退職せざるを得ないこともある。こうして精神的にも経済的にも大きなダメージを受け、家庭崩壊につながるなど社会的損失は大きい。

労災保険指定医療機関である福本認知脳神経内科では、身体及び精神の障害年金や自立支援制度の適用を受けるための各種診断書作成を取り扱っている。

「人には他人と苦楽を共にするという一体感を味わう体験が絶対的に必要です。高度情報社会の現代は、様々な情報がネットによるスマホやPCのデジタル画像や文字によるものが大半で、極めて体感に乏しく現実感に欠けています。こうした生活が日々積み重なって人間性が希薄になり、感情というもっとも人間臭い部分を持つ脳が悲鳴をあげているのが実相だと思います。診療を通じて感性豊かな人間らしさを取り戻していかなければなりません」と熱く語る。

## 介護、福祉分野の専門家と連携してより良い高齢者医療を
## 患者に寄り添い、休みなく患者本位の診療に徹する

開業以来、連日夜遅くまで診療に携わり、夜間の精神科救急患者も依頼があれば全て受け入れる。24時間365日患者からの電話診療にも土日祝日を問わずに対応する福本院長は、今後の夢をこう語る。

「年明けには大阪の江坂に画像専門診療医院を開設する他、現在仲間の医師たちや協力者と共に、兵庫のJR新三田駅に隣接する土地で三年後を目処に、三世代以上が活用して頂ける総合型の医療福祉施設を計画しています。この施設を介して地域の繋がりが生まれることで、高齢者に役割

ができ、脳が活性化して認知症が予防できればと願っています。さらに、数年後にはクリニックだけではなく老齢人口の急増に対応して、健康教育の普及や予防医療に重点を置いた事業を拡大していきます。医療法人化も視野に入れ、介護・福祉分野の方たちと連携しながらより良い高齢者医療を目指して体制の見直しなど社会全体をまきこんで力を尽くしていきたいと思っています」

脳にも人格がある、と福本院長はいう。どういう経験をしたか、どう感じたか、どう行動したか。脳を楽しませる生き方をすることが自分の人生を充実させ精神の安定につながると語る。

「小医は病を医（いや）し、中医は人を医し、大医は国を医す」という言葉がある。

小欲を捨て、大欲に従い、医療を通して些かの社会貢献をしたいとの〝大願〟を抱いて診療を続ける福本院長の存在は貴重だ。

「会社を休んで、何週間もかけてあちこちと医療機関を渡り歩き、最後には気のせいだと突き放されて治療をあきらめている患者さんが多くいます。気のせいとは、決して患者さんの『気』が弱いせいではなく、心の病気の『気』のせいなのです。患者さんから『早く楽になってよかった』と言ってもらえるよう、今後も一生懸命診療していきます」

こう力強く語る福本院長に、患者に寄り添い、患者の心身の回復をひたすら信じて渾身の力を振う医療人の神髄を見る。

## PROFILE

### 福本　潤（ふくもと・じゅん）

昭和 43 年 7 月生まれ。京都大学工学部で人工細胞研究に携わる。東京医科歯科大学院大学医学部医学科修了。順天堂大学大学院医学研究科博士課程修了。医学博士。平成 25 年 6 月福本認知脳神経内科を開院。

**所属・活動**

日本神経治療学会、日本高次脳機能障害学会、日本神経免疫学会、日本頭痛学会ほか。

身体障害者福祉法指定医、厚生労働省認知症サポート医、精神保健指定医、初期臨床研修指導医、日本認知症学会 指導医・専門医、日本精神神経学会 指導医・専門医、日本小児精神神経学会 認定医など。

専門は身体合併症管理を要する認知症治療。認知症の啓蒙を兼ね患者家族教育の一環として、積極的に脳神経疾患の講演活動を行っている。

## INFORMATION

### 福本認知脳神経内科

**所在地**　〒 657 - 0846　神戸市灘区岩屋北町 7 丁目 3 - 2　JR 灘駅ビル 2F
TEL 078 - 802 - 0732　FAX 078 - 802 - 0742

**アクセス**　● J R 灘駅直結

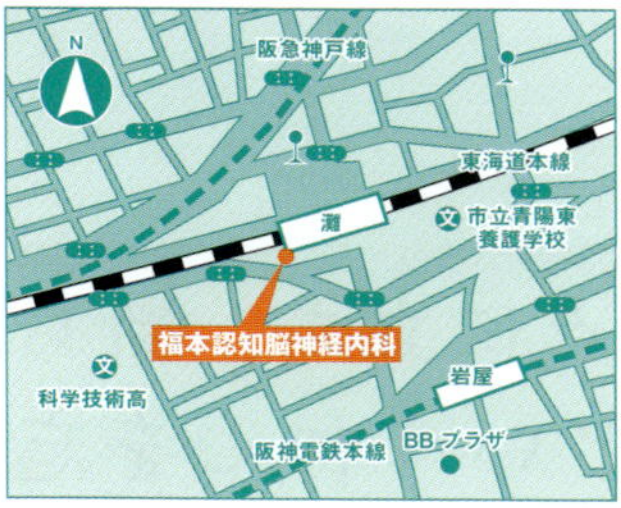


**設立**　平成 25 年 6 月

**診療時間**　平日 9：00 - 12：30 一般外来
14：30 - 18：00 専門外来・特殊検査・特殊治療
19：00 - 21：00 セカンドオピニオン外来
土・日・祝日 9：00 - 12：30 一般外来
14：30 - 18：00 専門外来・特殊検査

**診療科目**　一般外来：神経内科・神経精神科・心療内科
専門外来：メモリー、頭痛・疼痛・鞭打ち症、スリープ、痺れ・眩暈・脊椎神経麻痺、ストレス緩和・鬱・依存症・慢性疲労、自律神経・肩凝り・神経根障害、痙攣・振え・ふらつき

# 断らない医療を理念に先進医療から最後の看取りまで
# 生涯を通じた医療・介護一体の質の高いサービスを提供

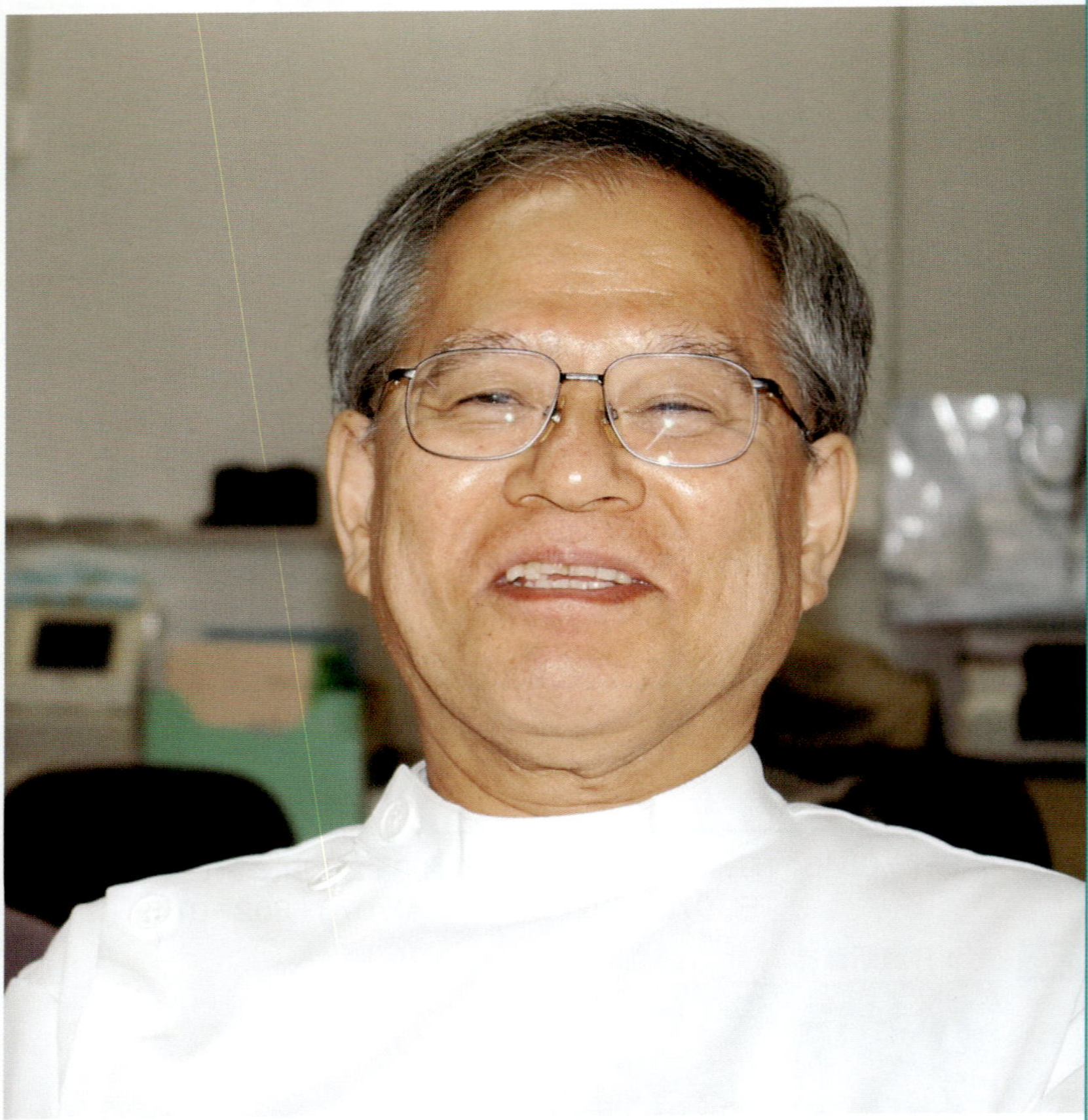

「患者さんの視点に立ち、断らない医療を行うという初心を忘れることなく、ぶれずに安心、安全で質の高い医療を提供して地域社会に貢献していきます」

Doctor Who Can Rely On Interview

医療法人社団 医啓会
松本クリニック／松本ホームメディカルクリニック
理事長 **松本 正道**

神戸市の北東部に位置する北区は緑が非常に多く豊かな自然環境に恵まれた地域だ。帝釈、丹生山のふもとに広がる農村地帯には、農村歌舞伎、茅葺家屋など古い歴史を持つ文化財や緑豊かな美しい自然が多く残されている。

六甲の山並みや渓谷も見事な景観で、その山並みに抱かれた有馬温泉は日本最古の温泉の一つで、豊臣秀吉ゆかりの温泉としても全国的に有名だ。温泉場には「金の湯」、「銀の湯」と呼ばれる温泉施設が整備されていて、連日多くの観光客で賑わいをみせている。

自然環境に恵まれた神戸市北区の神戸電鉄五社駅近くに、松本クリニック、有馬口駅近くに、松本ホームメディカルクリニックがある。昭和62年に松本クリニック、平成20年に松本ホームメディカルクリニックを開設して以来、理事長兼院長の松本正道医師は常に患者の視点に立ち、断らない医療を理念に、安心・安全で質の高い医療を提供し地域住民の心の拠り所となっている。

柔和な笑顔と穏やかな語り口で患者の相談相手となり、予防医学の視点からも地域住民の健康の増進に寄与している。

松本理事長は神戸大学医学部を卒業後、国立加古川病院、兵庫医科大学第二外科講師を経て、昭和62年8月に神戸市北区有野台に松本クリニックを開設した。以来20余年を経過して地域医療に多大な貢献を果たしているが、さらに分院として19床の病床を有した松本ホームメディカルクリニックを設立した狙いはどこにあるのだろうか。

## 「最期まで看取れるクリニック」をと分院を開設
## 最新の設備・機器による先進医療から在宅医療まで

「元々は消化器外科を専門にした小さな診療所だったのですが、がんを患った患者さんが多く来られました。時が経つうちに患者さんの高齢化と共に、在宅医療の必要性とその難しさを実感するようになりました」と語る松本理事長。

在宅医療では、介護する家族の負担をどう軽減するかということが大切な課題として挙げられる。現実に家で看ることができない患者を引き取ってくれる施設がなかなかない。

介護施設は看護師の不足が取り沙汰されており、日本では死に至るまできちんとケアできる看取りの場の環境整備がなされていないのが実情だ。

「昔からずっとかかっていた主治医に脈をとってもらいたい、という患者さんの切なる希望に応えて入院患者を受け入れる病床を備える必要に迫られました」と松本理事長は語る。

こうして松本クリニックを開業して21年経った平成20年に、最新の医療機器、介護設備を導入して、本格的な高齢化社会の到来にともなう在宅医療の増大するニーズに応えて松本ホームメディカルクリニックを設立したのだった。

心臓血管系および大腸検査が可能な最新鋭64列CTを始めとする最新の設備、機器を備え、地域密着型の医療にとどまらず、病気の早期発見や人間ドックなど予防医学にも力を入れている。

また、在宅医療の後方支援として19床の病床を有し、24時間対応で地元の神戸市はもちろん、他府県の遠隔地からも評判を聞きつけて多くの患者が訪れる。

「本院の松本クリニックは、主として外来患者を中心とした地域のかかりつけ医としての役割を果たしています。分院の松本ホームメディカルは、本院では手掛けていない最先端の検査や最新医療を中心に、患者さんを最期まで看取れる施設としての役割を担っています。本院、分院の両輪で地域の皆さんに貢献していきたいと念願しています」と松本理事長は力強く語る。

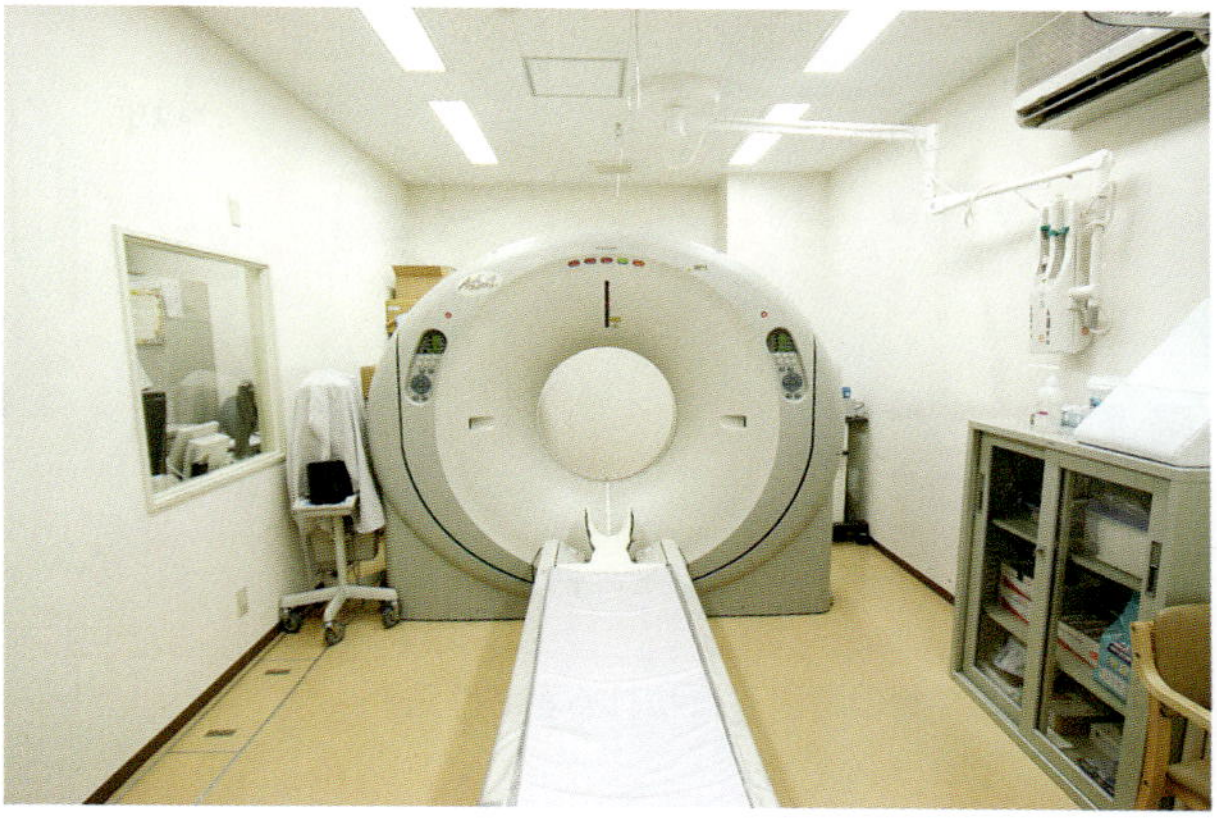
疾患の早期発見に役立つ最新鋭 64 列ＣＴ

## ガン治療の最先端高周波ハイパーサーミア治療
## 天然温泉を活かした温浴療法で地域の健康維持に貢献

「がん難民」という悲しい言葉がある。治癒する見込みがほとんどなくなった患者が、より良い治療法を求めて医療機関を訪ね歩くさまを表すが、その言葉の通りがん患者とその家族は常に最新の情報を探し求めている。

現在のがん治療には、外科治療、抗がん剤治療、放射線治療、免疫治療、そして最近注目されている高周波ハイパーサーミア治療などがある。

松本ホームメディカルクリニックでは、世界で初めてがんの高周波ハイパーサーミア装置として正式に認められたサーモトロン　ＲＦ　８という治療装置を備えており、この装置による最新のがん治療を受けることができる。

人間の体の細胞に人工的に熱を加えると、42・5℃を過ぎると急激に死滅してしまう。高熱によって細胞が死滅する性質を利用してがん細胞を攻撃しようというのが、ハイパーサーミアの考え方だ。

「ハイパーサーミア治療は正常な細胞組織にダメージを与えることなく、がん病巣の領域を選択的に治療することができるので、これまでのがん治療でよく見られていた副作用や後遺症が生じ

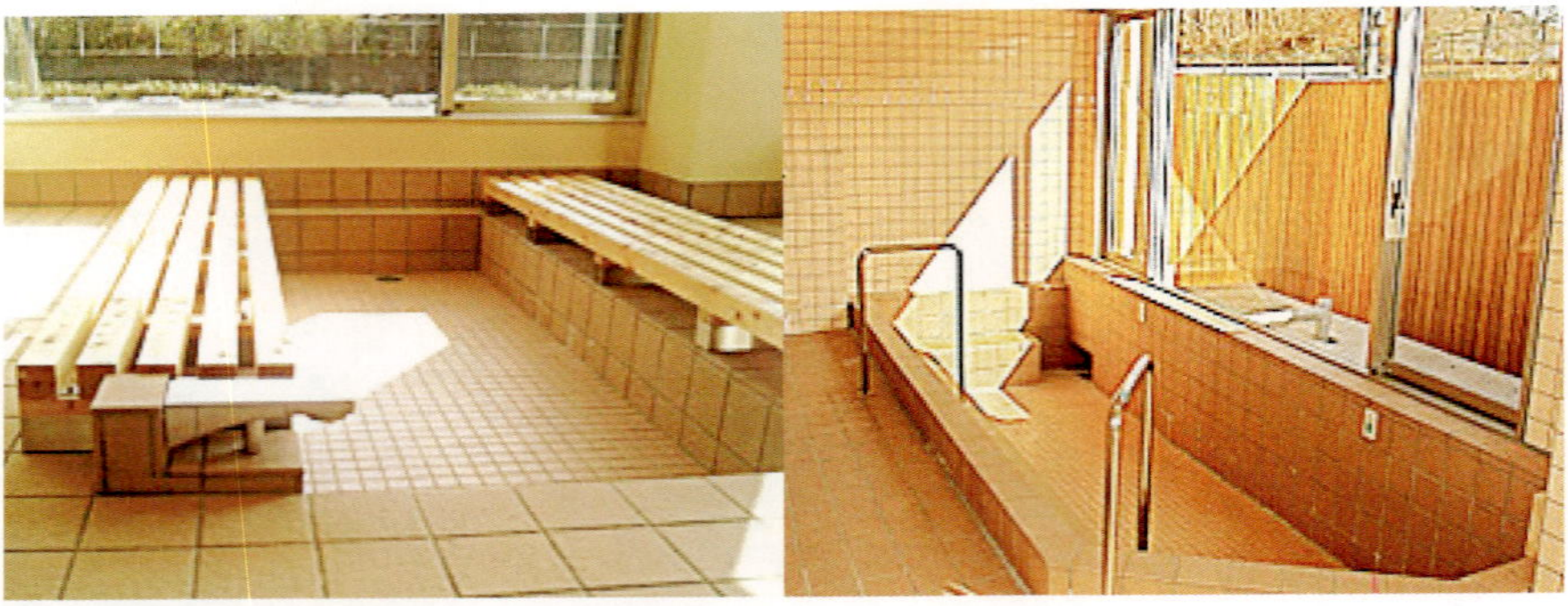

有馬温泉と同成分の源泉で行われる温浴療法

ない、がんの治療法として注目されています。これまでもサーモトロンＲＦ８で治療した多くの症例があり、安全性と有効性が日本ハイパーサーミア学会でも認められています。また、外科治療、放射線治療、抗がん剤治療など従来の治療法と併用することも可能で、保険適用されていることも大きな特徴です」と松本理事長は説明する。

サーモトロンＲＦ８によるハイパーサーミア治療は、表在性腫瘍への効果はもちろんのこと、外科的手段が不可能な状態のがんや、放射線を十分に照射できないがん、さらに副作用が懸念されて抗癌剤の投与がためらわれる場合が少なくない深部臓器の難治がんに対する治療法としてその真価が発揮される。

末期がんなどの痛みをやわらげる鎮痛効果も90％以上認められており、副作用の心配がないがん治療法として注目を集めている。

さらに松本ホームメディカルクリニックでは、古くからの湯治場、有馬という土地ならではの天然温泉による「温浴療法」が、効果的なリハビリとして行われている。

「地下から有馬温泉と同じ成分の源泉が湧出しています。温熱効果によって血行を促進して健康をサポートします。クリニックの患者さんはもちろんのこと、一般の方の温泉施設のみの利用も可能です。足湯の利用は無料なのでどなたでも気軽にお越しください」とアピールする。

## 循環器疾患、糖尿病など充実の専門外来と検査体制
## 人間ドック、医療・介護の一体化で患者の生活をサポート

松本ホームメディカルクリニックでは、松本クリニック本院と同じく内科一般から幅広い疾患に対応しており、地域のかかりつけ医としての役割を担って厚い信頼を集めている。加えて専門医による充実した診療内容を誇る。循環器疾患や糖尿病をはじめ、禁煙外来、無呼吸症候群、血管年齢・骨塩定量診断など、最新の先端医療技術を駆使した専門外来と検査体制が大きな特徴だ。

また、寝たきりなどで移動ができず、通院困難な患者やグループホームなどの施設に入所中の患者のために、在宅医療を精力的に行っている。ケアマネージャーやヘルパーなどの介護関係者や、保健所などの行政関係者とも連携して、自宅での療養生活を力強く支援しているのだ。

「院内に19床のベッドを持っていますので、患者さんの状態が急変して入院が必要になった場合も、そのまま引き続き当院で治療を受けていただくことができます。在宅医療はまだまだ発展途上の段階で、本当に必要な患者へのサービスが行き届いていないのが現状です。私たちの活動によって地域の在宅医療がさらに充実できればと願っています」と松本理事長は熱く語る。

在宅医療は高度高齢化社会の訪れとともに、一般社会が受け入れざるを得ない医療の大きなトレンドであり、また行政上の重要な課題でもある。地域社会の実情に応じた速やかな対応策が求められる。

在宅医療では扱う疾患の範囲は広く、慢性疾患を長期に管理するため幅広い知識と経験が求められる。患者の病状だけではなく、そのバックグラウンドである生活そのものも詳細に見続けて

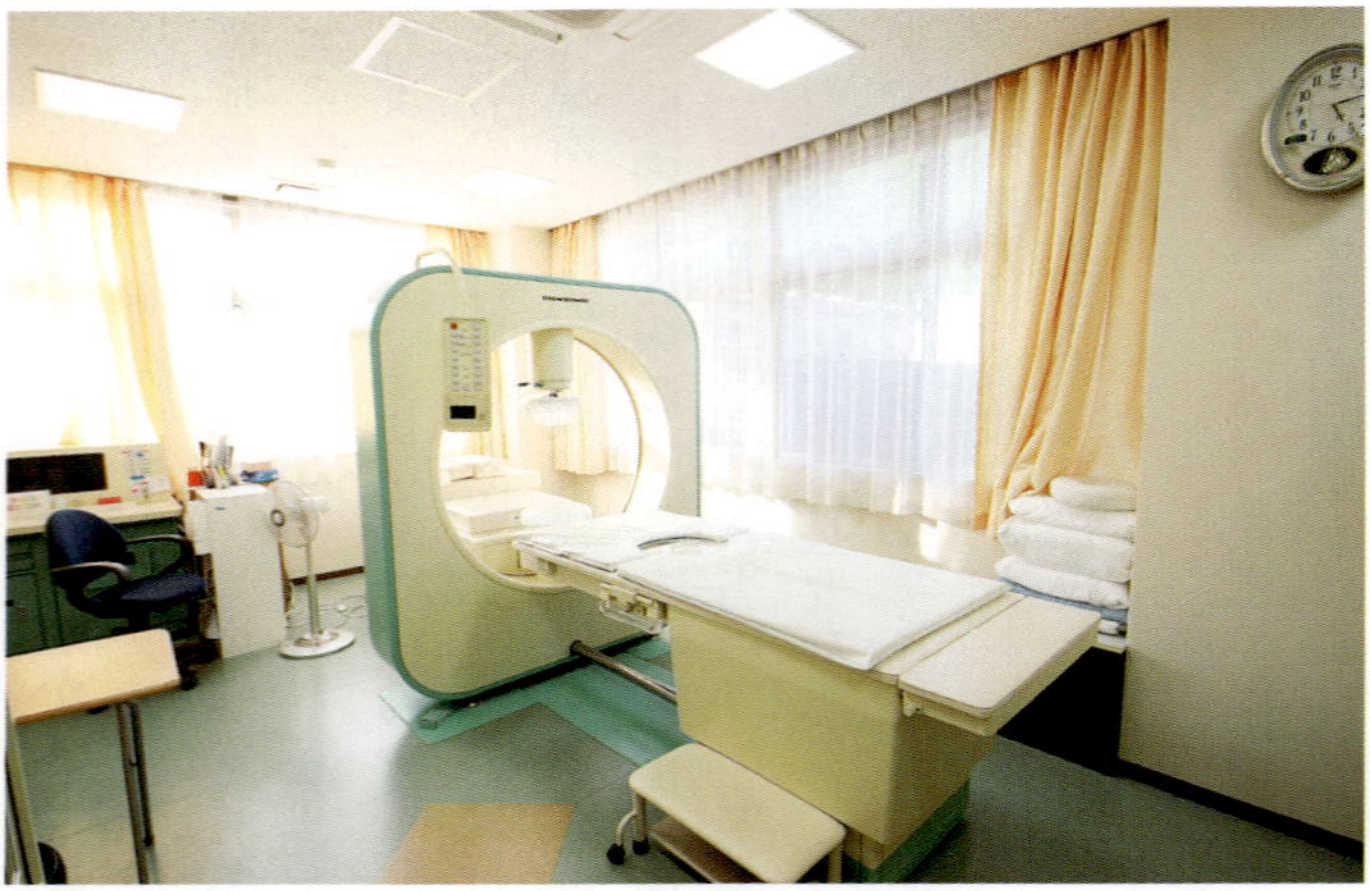
副作用や後遺症がなく注目を集めるハイパーサーミア治療

きた松本理事長の地域に根差した取り組みは、これからの在宅医療の在り方を示唆するモデルケースと言える。

## 病気を治すだけでなく病人を治す診療施設を！

### 医師としてではなく、家族として患者を診ることが多い

医師としての地域住民の健康管理に長年貢献してきた松本理事長だが、医師を志した動機は幼いころに体が弱かった母親が言った「息子が医者なら診てもらえるんだけど」の一言だった。

医院を開業するにあたって有馬の地を選んだのも、幼い頃住んだ有馬の地域に根差して地元の人々の健康維持、健康増進に役立ちたいとの想いからだった。

10秒で全身撮影を行うことができる最新鋭の64列CTをはじめ、最新の内視鏡機器など新鋭設備機器を導入し、人間ドックに力を入れているのも、松本理事長の「早く病気を見つけてあげたい」という患者さんに対する熱い想いの反映だ。

「最近は医者としてより家族としての視点で患者さんを診ることが多くなりました。早期に病気を見つけることによって、患者さんの人生が変わることもあります。入院設備を持つ診療所はな

かなか運営が楽ではありませんが、病床を備えることで病気の早期発見、早期治療を実現して地域の皆さんがいつまでも健康である様に頑張っていきたいと思っています」

力強く話す松本理事長だが、病気は治せるけれど病人は治すことが難しいと言われる。患者が精神的に立ち直り、元の生活を取り戻せるようになれれば、と松本理事長は松本ホームメディカルクリニックの隣接地に高齢者のための新たな施設の建築を進めている。一人暮らしの高齢者を中心に、入居される人たちがお互いに助け合って新たな家族としての生活ができる30戸の施設で、平成26年秋にオープンする予定だ。

「環境がいかに重要なのかということは、入院患者を受け入れてより実感しました。新しい住宅施設は木造建築で、入居する人の心がなごむ造りとなっています。病気だけではなく病人を治す医療、高齢化社会の中、先を見据えた医療を進めて行きたいと思っています」と目を輝かせる。

## 常に患者の目線に立ち、医療と介護を一体的に捉える 職員にとって働きがいのある医療環境をつくる

「医は仁術なり」という、長く日本の医療倫理の中心的な標語として用いられてきた言葉だが、最近では病院の経営難の世相を揶揄して「医は算術」という。

高齢社会の進展、医療の高度化に伴う医療設備や治療費の上昇、医療保険制度のさまざまな問題などを背景に、病院経営の厳しさが叫ばれてすでに久しい。

こうした時代背景の中にあって、常に患者の視点に立ち、医療と介護を一体的に捉えた松本理事長の安心、安全で質の高い医療サービスの提供は今日の地域医療にひと際輝きを放っている。

松本クリニック、松本ホームメディカルクリニックには、常勤、非常勤合わせて11人のドクターをはじめ看護師や医療技術士らスタッフ80人が活動している。全員医療を理念に掲げる松本理事長の下に、スタッフ間の素晴らしい連携が際立つ。

「職員にとって働きがいのある医療環境をつくることが大切です。オーケストラの様に各部署がプロ意識を持って仕事に従事するため、それぞれが考える働きやすさを取り入れ、意見を出し合い、共有することでスタッフ間の連携が取れていると思います」と松本理事長は説明する。

趣味は登山と海釣りで、休日には淡路でタイを釣ることもあるという。

「これからも患者さんの視点に立ち、断らない医療を行うという初心を忘れることなく、ぶれずに安心、安全で質の高い医療を提供して地域社会に貢献していきます」

こう穏やかな口調で話す松本理事長の柔和な笑顔が魅力的だ。最新の診療と心の癒しを求めて、患者を家族としての目線で接する松本理事長のもとを訪ねる患者は後を絶たない。

## PROFILE

### 松本 正道（まつもと・まさみち）

昭和 22 年 10 月 14 日生まれ。神戸大学医学部・大学院卒業。国立加古川病院勤務。兵庫医科大学第二外科講師を経て、昭和 62 年松本クリニック開業。理事長兼院長。
平成 20 年松本ホームメディカルクリニック開設。

## INFORMATION

### 医療法人社団 医啓会 松本クリニック

**所在地**
〒651－1321
神戸市北区有野台２丁目１－９
TEL 078－982－2800
FAX 078－982－8484

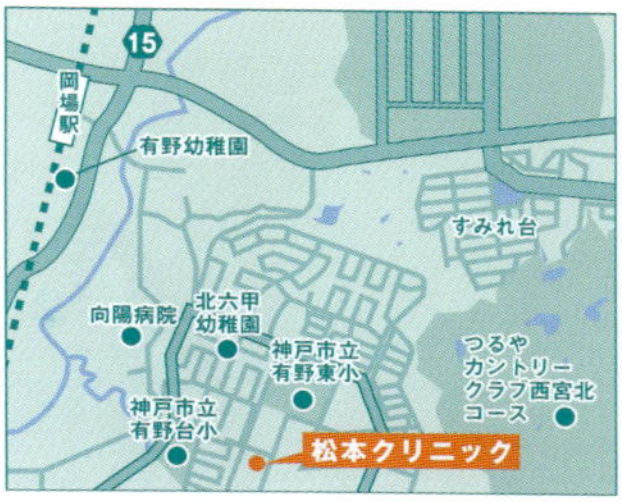


**アクセス**
● 神戸電鉄　五社駅バスで 10 分
　岡場駅　バスで 15 分

**設立**
昭和 62 年８月

**診療科名**
外科、胃腸科、内科、肛門科、皮膚科

**診療時間**
9：00－12：00、15：00－19：00
水曜、土曜は午前中（休診　日・祝日）

### 医療法人社団 医啓会 松本ホームメディカルクリニック

**所在地**
〒651－1331
神戸市北区有野町唐櫃 50－1
TEL 078－982－1116
FAX 078－982－1200

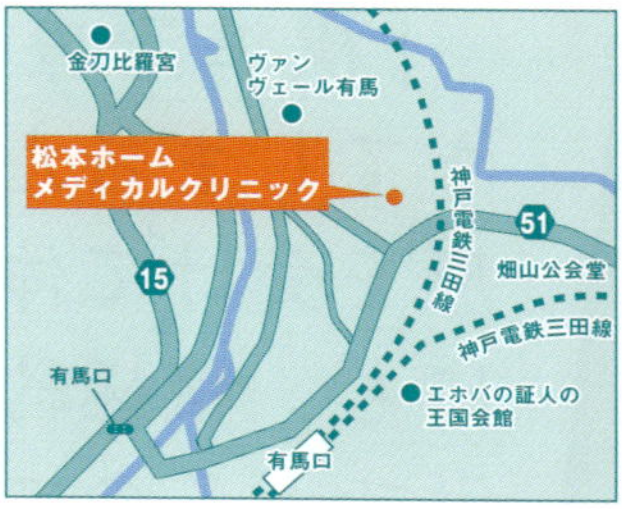


**アクセス**
● 神戸電鉄　有馬口駅　徒歩３分

**設立**
平成 20 年２月

**診療科名**
内科、胃腸科、リハビリテーション科、放射線科、禁煙外来、専門外来（糖尿病・循環器）、訪問診療（往診）、人間ドック、温浴療法、がん治療・温熱療法、最新医療

**診療時間**
9：00－12：00、16：00－18：00（月－金）
土曜　15：00－17：00（休診　日・祝日）

# 「最先端の治療法」を駆使してがんと闘う患者をサポート

## 地域医療に貢献する信頼と安心のホームドクター

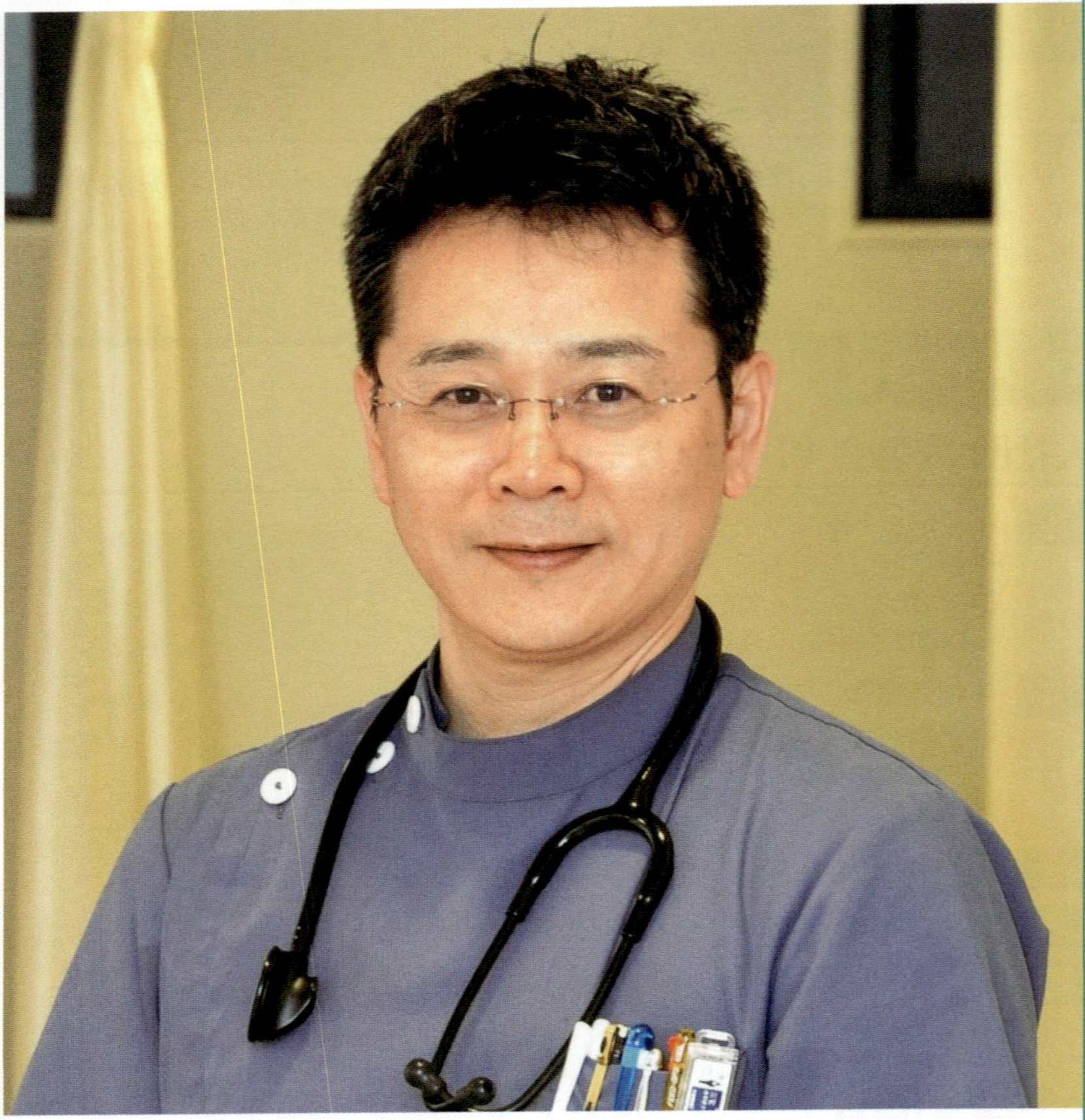

「標準治療の範囲内で万策が尽きてしまった患者さんや、標準治療を受けて体力を失った患者さんにも、積極的に斬新な治療法を提供できるのではないでしょうか」

Doctor Who Can Rely On Interview

医療法人社団 みやけ内科クリニック

理事長・院長 三宅 光富

兵庫県南東部の西宮市は阪神間の中間に位置するベッドタウンで、プロ野球阪神タイガースの本拠地である阪神甲子園球場や、十日戎で「福男選び」の神事で知られる西宮神社が有名だ。隣接の芦屋市などとともに日本有数の高級住宅地として名高く、西宮七園と呼ばれる地域を筆頭に財界人、文化人などの邸宅が多く立ち並んでいる。

平成7年の阪神大震災では大きな被害を出したが、その後市内各地で復興事業、再開発事業が進み、活気にあふれた美しい街並みを誇っている。

阪神間モダニズム文化圏の中央に位置する西宮市のJRさくら夙川駅前で、平成19年10月の開業以来、「何でも相談できるホームドクター」としてひたすら地域医療に邁進しているのが、医療法人社団みやけ内科クリニックの三宅光富院長だ。

常に最先端の医療技術を取り入れ、決して現状に満足する事なく日々研鑽に勤しむ三宅院長の旺盛な探究心と誠実な人柄は、地域の厚い信頼を一身に集めている。

## 大学病院で13年にわたる治療の豊富な経験と知識
## がん患者に治療の選択肢を広げたいとの想いで独立開業

三宅院長は平成元年に兵庫医大を卒業後、西宮市立中央病院内科副医長、大学病院で13年間学内講師として勤務した。肺がん、転移性肺がん、悪性胸膜中皮腫など主として呼吸器領域のがん治療のスペシャリストだ。開業を志した動機はどこにあったのだろうか。

「大学病院時代、数え切れないほどの抗がん剤治療を行ってきました。抗がん剤治療は確かに優れた治療法ですが、その限界も実感していました。それは患者さんの身体にかなりの負担がかかることです。治療前に元気だった方も抗がん剤治療を受ければ受けるほど体力を失っていき、普通の生活ができなくなる姿を見てきました」と当時を振り返る。

抗がん剤の効果が現れるのは約4割。抗がん剤の「効果」というのは、がんを縮小させる効果を表す「奏効率」を指し、「完治」ではない。つまり残り6割は、腫瘍が少し小さくなったか、腫瘍の大きさが変わらない。もしくは全く効果がなく腫瘍が大きくなるといった人達なのだ。

「そのうち抗がん剤が効かなくなったり、放射線治療などの他の治療の適用がなくなると、『打つ手がなくなってきました』というニュアンスの説明をしなくてはならない事態となります」

こうした場面に幾度となく遭遇して無力感に苛まれていた三宅院長は、「自分のクリニックならば、標準治療の範囲内で治療の万策が尽きてしまった患者さんや、標準治療を受けて体力を失っている患者さんに対しても、積極的に斬新な治療法を提供できるのではないだろうか」と思う様になった。

こうして三宅院長は、大病院ではできない患者一人ひとりの思いを汲み取ったきめ細かい治療をしたいとの思いから、がん治療に携わってきたこれまでの経験を踏まえて、平成19年10月に「みやけ内科クリニック」を開業した。

# 身体に優しく安全で効果的な「4つのがん治療」

## きめ細やかな患者本位の診療システムで最新の療法を提供

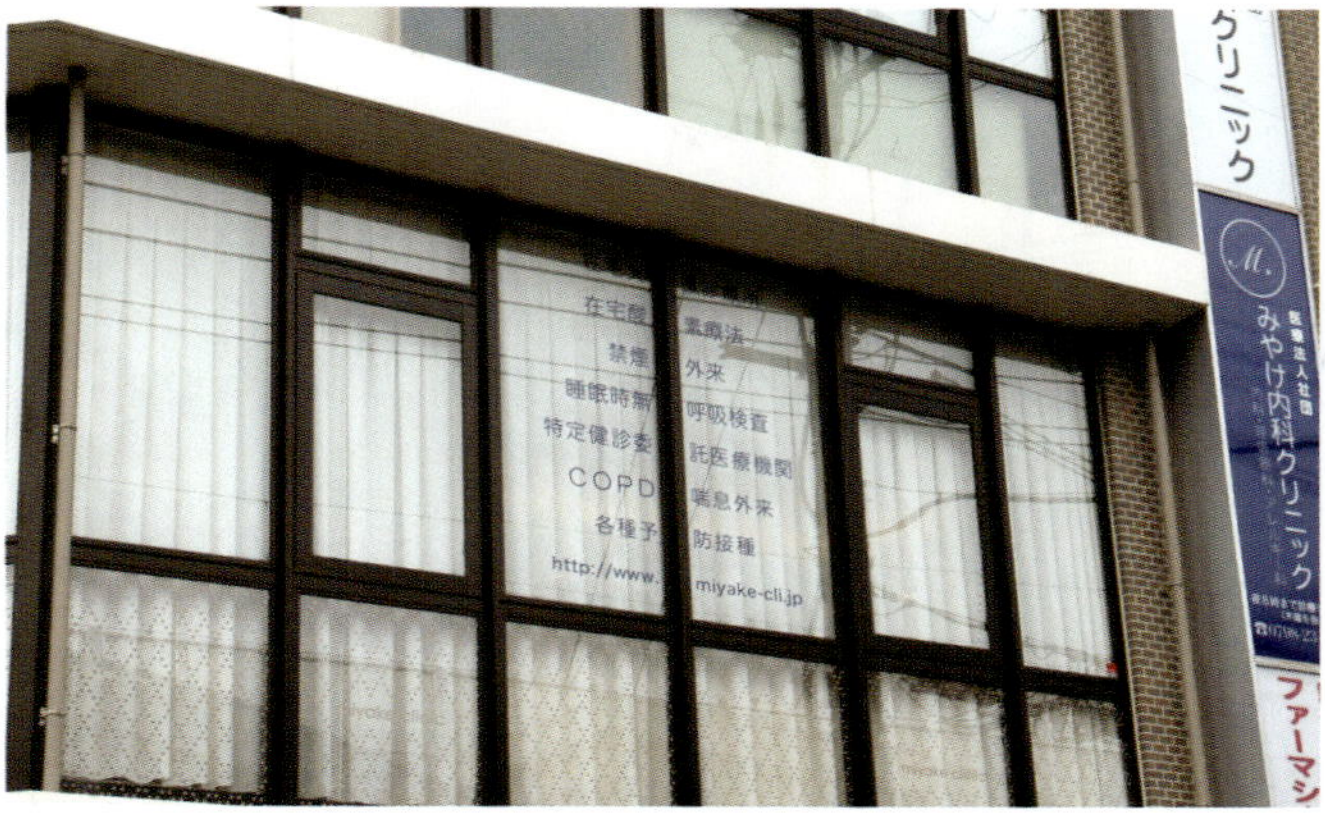

JR さくら夙川駅すぐの好立地にあるみやけ内科クリニック

みやけ内科クリニックでは、「高濃度ビタミンC点滴療法」、「活性NK細胞療法」、「血液クレンジング」、「マクロファージ活性化療法」という4つのがん治療を取り入れている。

高濃度ビタミンC点滴療法は、美肌・美白といった美容やアンチエイジングに役立つビタミンCを大量に体内に摂取してがんを治療する療法で、副作用のない最先端のがんの代替療法として注目されている。

がんの先端治療の一つである免疫療法の活性NK細胞療法。さらに患者自身の血液を浄化して体内に戻す治療法である血液クレンジング。

そして近年がんの完全治癒例が報告されているマクロファージ活性化療法など、自由診療の領域で安全で効果的な様々な治療法を実践している三宅院長だが、共通しているのは丁寧なヒアリングを行い、カウンセリングに基づい

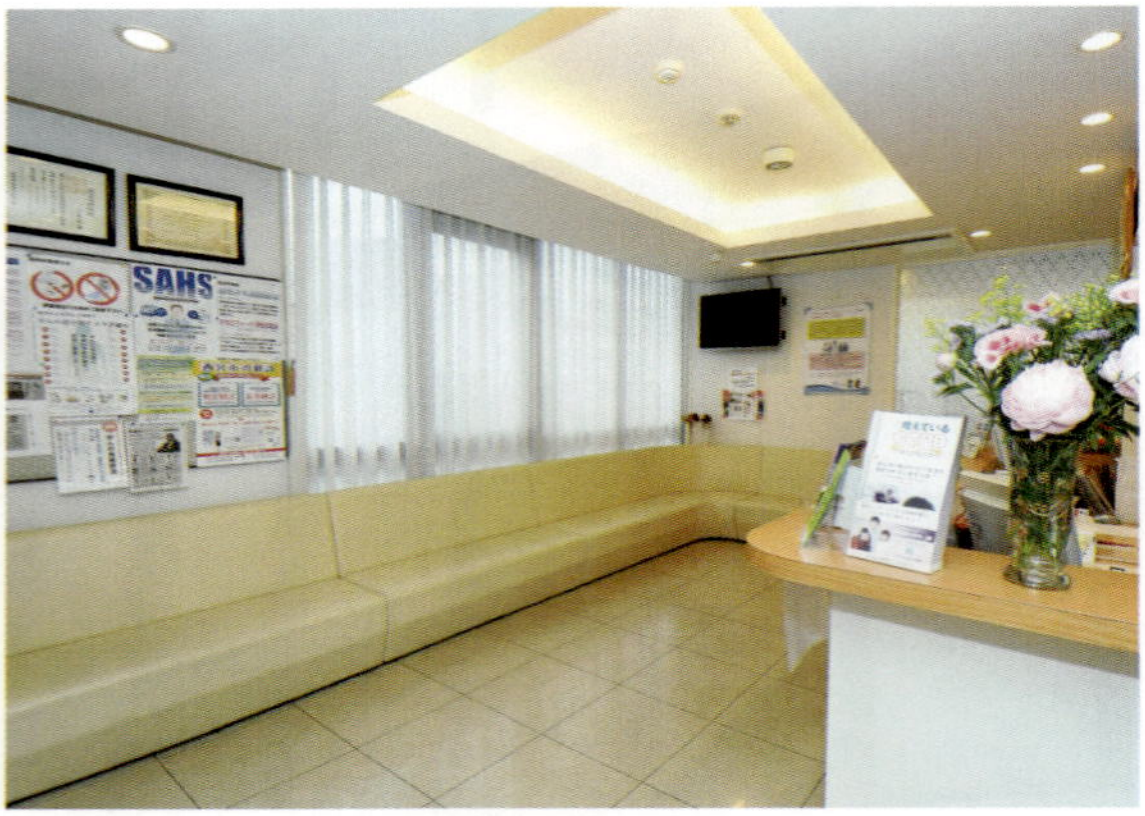

来院した患者を温かく包む落ち着いた感じの受付

て患者が納得したうえで最新の治療法を採用している点だ。

「患者さんの状態によっては実施できない療法もあります。私は決して標準治療、とくに抗がん剤治療がいけないと考えているのではありません。むしろ、標準治療を受けることが可能な患者さんには標準治療をお勧めし、そのためのサポートをしっかりしていくというのが基本的なスタンスです。抗がん剤治療がスムーズに進み、抗がん剤の副作用をできるだけ軽減して治療を継続できるように努めます。そして患者さんが元気に日常生活が送れるように力になればと考えています」と三宅院長は力を込める。

みやけ内科クリニックには女性ソーシャルワーカーが常駐しており、患者からの医療相談を受け持っている。医師の前では話しにくい治療に対する不安や費用の面などについて、わかりやすくきめ細やかな対応を行うなど万全のサポート体制で臨んでいる。

## 自覚症状がない恐ろしい病気COPD（慢性閉塞性肺疾患）
## 早めの検査と禁煙外来で症状が出る前に治療を

慢性閉塞性肺疾患（COPD）は、今日世界の死亡原因の第4位にランクされている。その原因の約90％が喫煙によるとされており、別名「タバコ病」とも呼ばれる。

患者数は日本国内で530万人以上と推測されているが、氷山の一角に過ぎないと言われている。息切れや咳、痰など風邪と間違われやすく、自覚症状がないため知らない間に重症化し、やがて肺炎を引き起こして死に至る場合があるなどの特徴を持つ。

この病気に対して呼吸器の専門家である三宅院長は警鐘を鳴らす。

「COPDの治療の第一は、その原因の大部分をしめる『喫煙』を止める事です。1日20本の喫煙を20年以上続けるとCOPDになるリスクがグンと上がります。症状が出てきてからでは治りにくいので、早めの対応が必要です」

みやけ内科クリニックは禁煙治療を保険診療で行える施設基準を満たしており、肺年齢の測定などわかりやすく丁寧な説明で、飲むタイプの禁煙補助薬「チャンピックス」の処方などでスムーズな禁煙治療を心がけている。

また、国境を越えて流入する大気汚染や温暖化に伴うアレルギー疾患などから、喘息の患者が増えていると三宅院長は指摘する。

「喘息はアレルギーをはじめ、ストレスで発症する場合があります。また、乳幼児から高齢者まで、あらゆる年代に発症する可能性があるのが喘息です。高齢者の場合は喘息に肺気腫が合併していることもあり、正確な診断と適切な治療が必要です」

このほか、みやけ内科クリニックでは、花粉症やアレルギー性鼻炎など、内科、呼吸器科、アレルギー科に関わる総合的な診療を行っている。

## ケアマネージャーの資格を有して在宅診療にも注力
## 美肌の最新治療「フォトRF」など幅広い診療を展開

平成9年に施行された介護保険法によって介護保険制度がスタートしたが、以来注目を集めて高齢化社会の日本において欠かせない資格の一つがケアマネージャー（介護支援専門員）である。自らもケアマネージャーの資格を持つ三宅院長は、「ケアマネージャーは、一人暮らしの患者さんの状態を最初に把握できる仕事です。医者であり、かつケアマネージャーであれば、より詳しく、しかも早く患者さんの病状を掴むことができます。このため資格試験の第一回目に応募して資格を取りました」とケアマネージャーの有用性を語る。

みやけ内科クリニックは機能強化型在宅診療支援診療所に認定されていて、定期的に患者の自宅または入居施設を訪問し、訪問看護士やホームヘルパー、他のクリニックと連携しながら地域医療に貢献している。

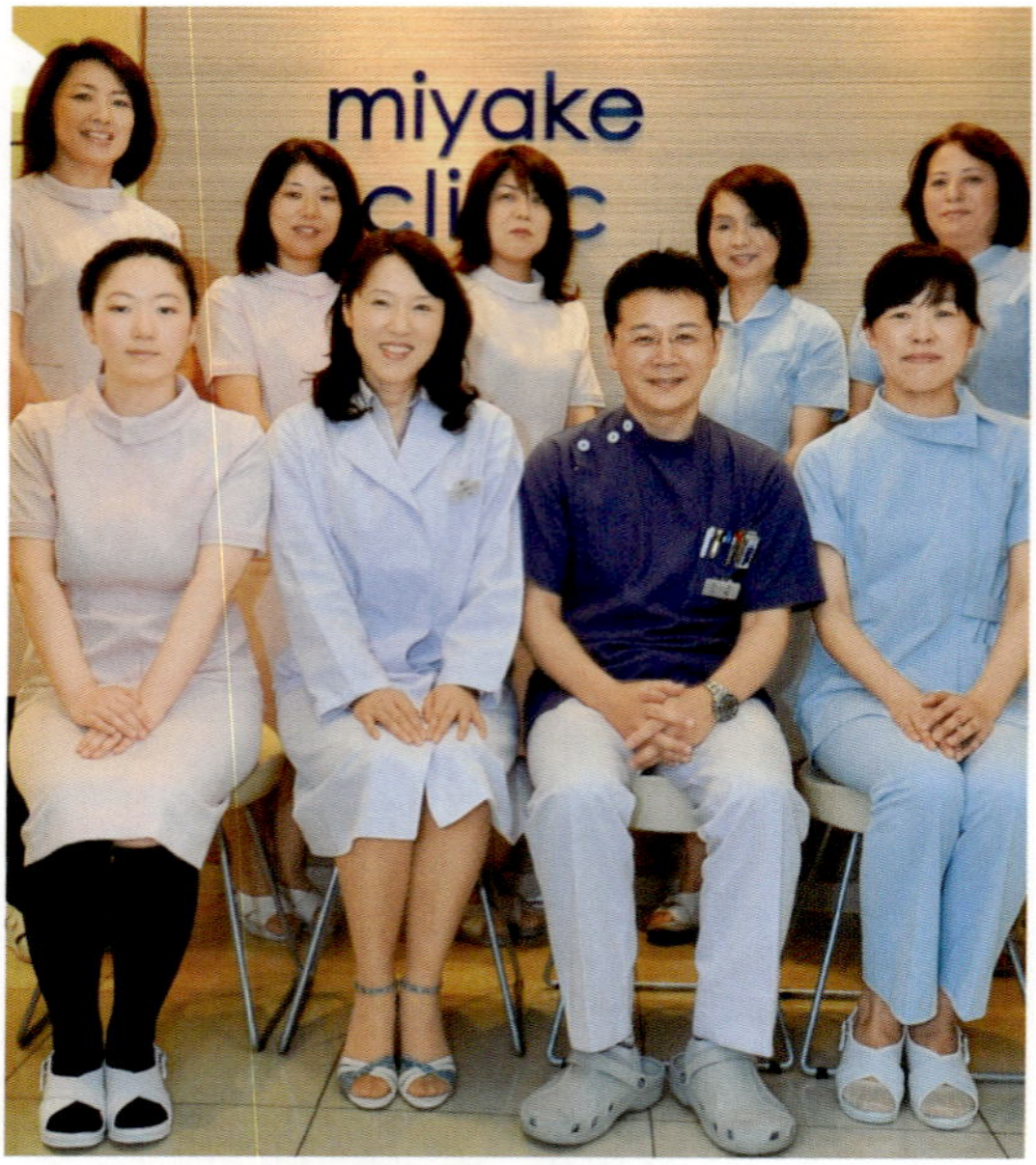

地域から高い評価を受けている精鋭スタッフ

三宅院長はまた、忙しい通常診療や在宅診療の合間をぬって、毎週土曜日の午後に予約制で「フォトＲＦ（フォトリジュビネーション）」と呼ばれる最新のスキンケア治療を行っている。

「従来の光治療（レーザ治療）では、痛みが強くて火傷を負うケースがありました。フォトＲＦは、有害な光線を軽減し、ＲＦ（高周波）が補完し合って肌に負担をかけずに、少ない照射回数で肌が持つ本来の美しさを取り戻す治療法です。とくに、シミ、くすみ、そばかす、にきび、にきび跡、赤ら顔、肌質改善などには特に効果があり、お肌が若返ります」とその効用をアピールする。

さらに、管理栄養士と連携して問診もしくは有償の毛髪検査を基に、一人ひとりの健康状態や目的にあわせて不足している栄養素を補うことができる、オーダーメイドサプリメントシステムを導入している。

患者一人ひとりに最適なサプリメントの組み合わせを提供できるなど、内科医の視点から多様な患者のニーズに対応した独創的な診療を展開している三宅院長だ。

## 変わることなく地域に根差し、患者のニーズに応える診療
## 弛まぬ研鑽を続け明日の医療を切り開く信頼の主治医

開業以来、がん治療を中心に地域の人々の様々なニーズに応えて熱心に診療を続けてきた三宅院長だが、今後の展望について次のように語る。

「最近、新たに取り入れている治療法に『がん遺伝子検査』というのがあります。がんになる前

の超早期がんのリスク評価を行う検査で、がんを未然に予防する対策を立てたり、がん治療後の再発予防管理に役立つ成果が出ています」

サンプルを採血した後、3週間から1ヶ月で結果が出るこの検査は、患者の現状把握に非常に役立ち、今後がん医療分野でのニーズは高くなると予想されている。

「例えば、今のうちにがんの予防対策をとりましょうとなれば、高濃度ビタミンC点滴療法を行います。『がん遺伝子検査』によって、患者さんの状況に合わせた診療をより高度に展開することができます」と説明する三宅院長。

「がん難民」という言葉がよく取り上げられる。治癒率が低くなった段階の患者が、より良い治療法を求めて右往左往する様子から名付けられたものだ。

インターネットやマスコミを通じてがんの治療法に関するさまざまな情報が氾濫して、患者とその家族の判断を一層迷わせている場合がある。しかし、治療、効果には個人差があるため、是非一度、実際に信頼できる地域のドクターを訪ねてみるべきである。

その意味で、地域に根差し常に最新の医療を取り入れて患者の目線に立った診療を行っている三宅院長は、地域医療の立役者として一段と輝きを増している。

「みやけ内科クリニックは、アクセス面でも患者さんの負担が極めて少ない場所にあります。どのような些細なことでもお困りのことがありましたら、気軽にご相談下さい」

優しいまなざしで穏やかに患者に語りかける三宅院長の誠実な人柄に、地域の頼れる医療人の原風景を見る。

## PROFILE

### 三宅 光富（みやけ・みつとみ）

平成元年兵庫医大卒。平成元年兵庫医大第３内科で研修。平成３年西宮市立中央病院内科勤務。同６年兵庫医大呼吸器内科勤務。同15年より同呼吸器内科学内講師。同19年10月みやけ内科クリニック開院。

**所属・活動**

日本内科学会認定内科医、日本呼吸器学会専門医、日本呼吸器内視鏡学会専門医、介護支援専門員（ケアーマネージャー）

## INFORMATION

### 医療法人社団 みやけ内科クリニック

**所在地** 〒662-0977　西宮市神楽町11-27　ブルーノ夙川２Ｆ
TEL 0798-23-3899　FAX 0798-23-3822
URL http://www.miyake-cli.jp/

**アクセス**
- ＪＲさくら夙川駅すぐ
- 阪急夙川駅から南へ徒歩５分

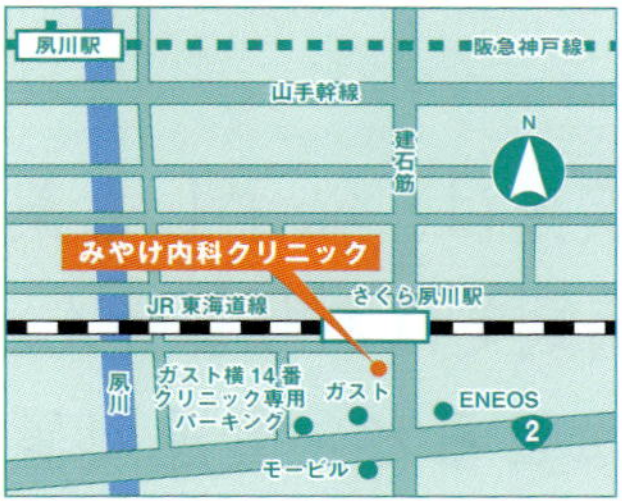


**設立** 平成19年10月

**診療科目** 内科、呼吸器科、アレルギー科、 禁煙外来、
アンチエイジング　在宅療養支援診療所

**診療時間** 平日（月-水、金）9：00-12：30　17：00-20：00
土曜日　9：00-14：00
休診日　木曜日、土曜午後、日曜祝日

# 徹底した原因究明と的確な治療で温かみあふれる医療を提供
# 常に最良の医療を求めて次代の整形外科医療を切り開く

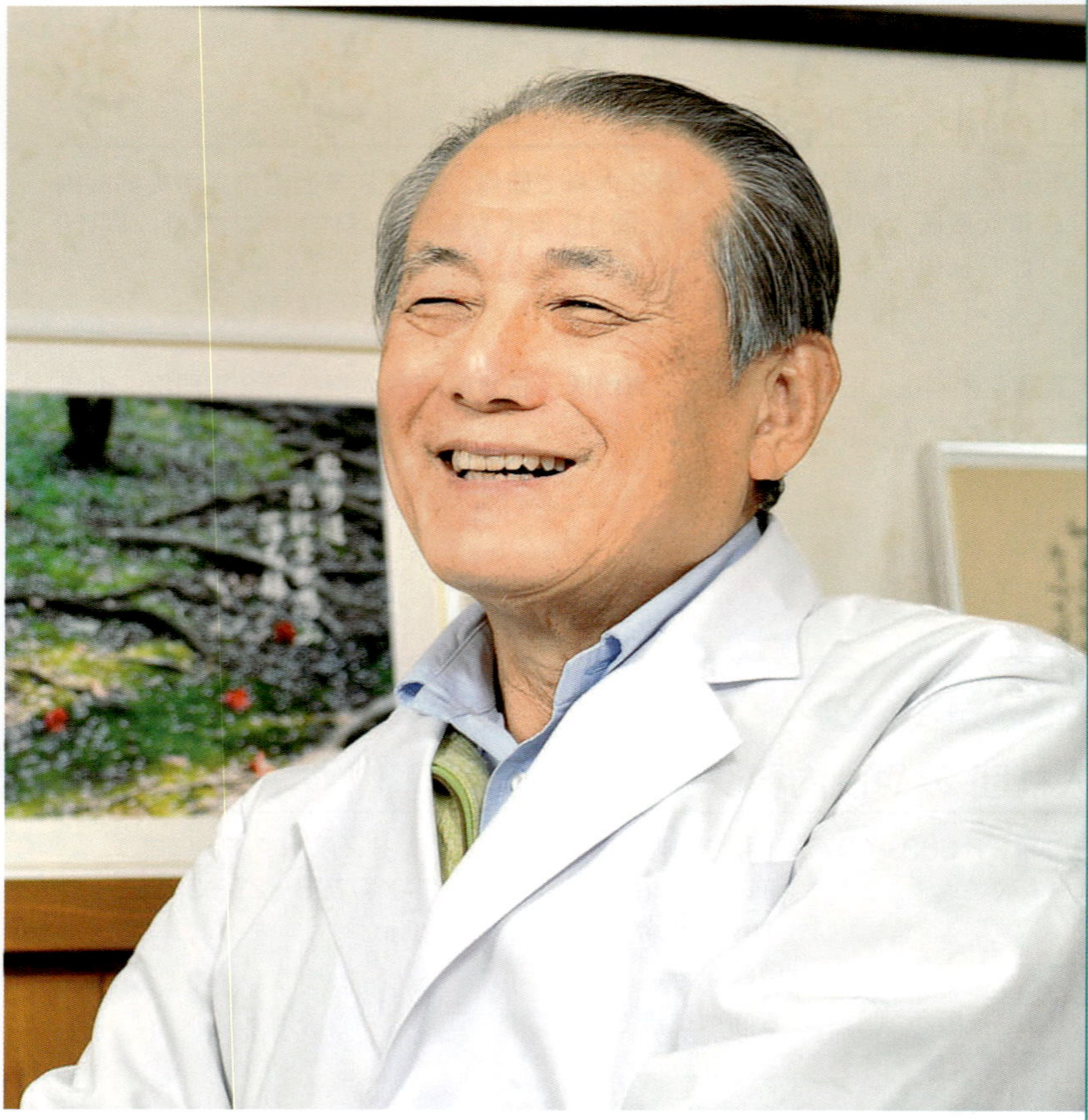

「整形外科で扱う疾患は、必ずしも薬や手術を必要とする病気ではありません。椎間板ヘルニアを例にとると、緊急処置が必要な症状がある場合を除いて、基本的に『保存的治療』が治療の大原則です」

Doctor Who Can Rely On Interview

医療法人 正明会
諸岡整形外科病院／諸岡整形外科クリニック
理事長 **諸岡 正明**

福岡県筑紫郡那珂川町は、福岡市の西南部に隣接して福岡都市圏の一部を構成している。町名の由来は、福岡市中心部を流れる有名な「那珂川」からとったもので、町の南部が那珂川の源流となって、町北部、福岡市内へと流れている。

町北部の平地部が福岡市のベッドタウンとして都市化が進む一方、山地には福岡市の水瓶である南畑ダムや、自然保養施設「グリーンピアなかがわ」などがあり、那珂川町は県都福岡市を支える後背地として中心的な地域でもある。

こうした「緑と水の町」那珂川町で、医療法人正明会諸岡整形外科病院の諸岡正明理事長は、昭和53年の開院以来35年にわたり、「病める人の身になり、より正確な診断と的確な治療」をモットーに一途に地域医療に邁進してきた。九州全域はもちろん全国各地の遠来から訪れる患者が多い実力病院としての声価が高い。

多くの著書を出版し、学会やシンポジウムでの講演で全国を飛び回る諸岡理事長。現状に満足することなく、常に新しい知識と技術を取り入れ、不断の研鑽に勤しむ諸岡理事長のもとに、今日も腰痛や関節痛に悩む患者が列をなしている。

## 整形外科医として50年に及ぶ豊富な経験と実績
## 検査結果を含め多角的視点から病気の原因を徹底追究

諸岡理事長は昭和11年生まれで、同38年に九州大学医学部整形外科へ入局以来50年にわたって整形外科分野の患者の治療にあたってきた。

「医学が進歩したことで、50年前と今とでは、病院に来られる患者さんの疾患や治療法はずいぶん変わりました」と当時を振り返る。諸岡理事長が医師として一歩を踏み出した当時、整形外科を訪れる患者が抱えていた病気は現在とはかなり異なっていたという。

「そのころの患者さんの多くは、脊椎などの骨組織が結核菌に侵蝕されて壊死してしまうカリエスや、小児麻痺、梅毒性関節炎、先天性股関節脱臼などに罹患した人達でした」という。ワクチンや新薬の登場、周産期医療が発達した現在では予防や治療が可能になり、これらの病気の発症率も格段に変化した。

さらに諸岡理事長は、「先天性股関節脱臼の治療や、事故による骨折などの関節の治療に使用される人工関節も、30年から40年前では10年も持たないといわれていました。現在では患者さんの状態にもよりますが、非常に長いあいだの耐用が可能となっています」と説明する。

諸岡理事長は、九州中央病院整形外科部長を務めるなど豊富な経験と実績を積み、昭和53年に大宰府や西新からもアクセスの良い現在地に「諸岡整形外科クリニック」を開院。さらに昭和61年にはクリニックの近くに「諸岡整形外科病院」を開院した。九州中央病院時代に、県外から諸岡理事長のもとに通院していた患者も通いやすいようにということで、現在の場所に決めたという。

問診・触診による診断が当たり前だった時代にも、「それだけでは見つけられない病気もあるかもしれない」と福岡でいち早くＭＲＩを導入した。検査結果を含めた多角的な視点から病気の原因究明に徹底する姿勢は今も変わることなく、諸岡整形外科病院、クリニックの基本的なスタンスとなっている。

## 椎間板ヘルニアを始め日本人で最も多い症状は「腰痛」痛みの原因を正しく究明して最善の治療を提供

日本はあらゆる疾患の中でも腰痛が一番多く、国民の8割以上が腰痛を経験している〝腰痛大国〟でもある。一口に腰痛といっても、痛みや原因によって対処法は多岐にわたる。

画像診断に異常が認められなければ「腰痛」も疾患として診断されず、健常者という扱いとなって仕事も休めない。このため、多くの患者はそのまま放置するか、さらに腰痛の原因を探って病院を転々とするのが現実だ。

諸岡理事長は、腰痛は次の3つのタイプに大別されるという。

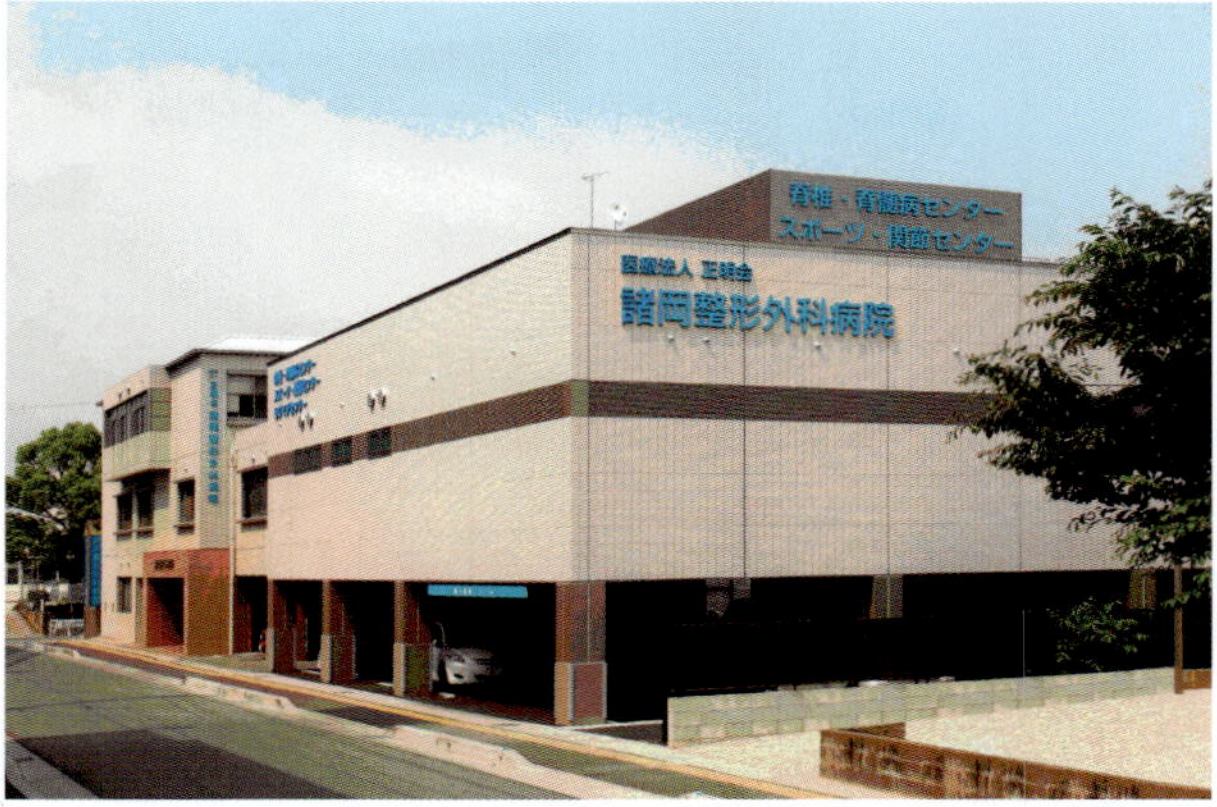

全国から患者が訪れる諸岡整形外科病院

「まず一つ目は、腰の骨と骨の間でクッションの役割を果たしている『椎間板』の不具合によるもので、椎間板ヘルニアなどが代表例です。二つ目は、『椎間間接』という腰の間接や、腰部の骨・軟骨がすり減ることで起きる椎間間接症などです。三つ目は、年齢とともに脊椎に異常が起こって腰痛が生じるもので、脊柱管狭窄症などがあげられます」

腰痛の原因によって治療の方法も変わってくるため、腰痛の原因を究明することが効果的な治療の重要なポイントになる。また、腰痛の状況によって病院で体操や運動を勧めるケースもあるが、

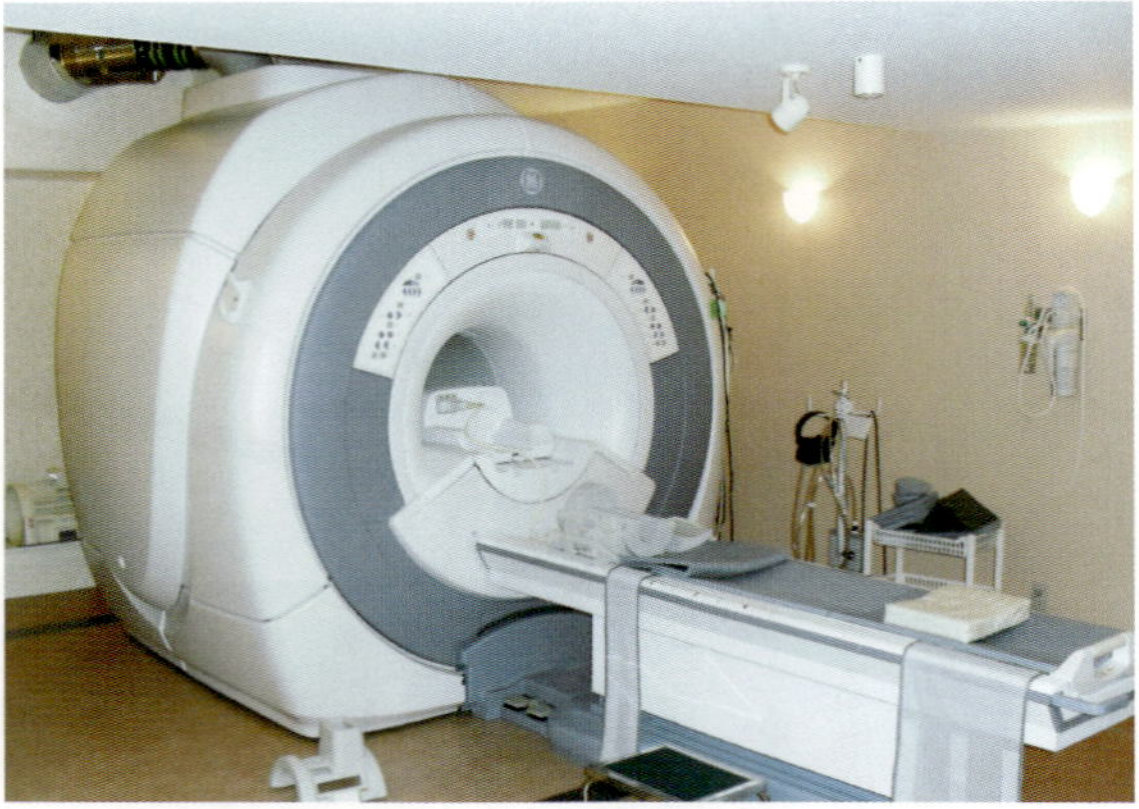
平成 25 年 1 月に最新鋭の MRI を増設し、2 台体制となっている MRI 室

無理な体操や運動をすることで腰痛が治らなくなったり、いつまでも痛みが続くこともある。いずれにしても腰痛が続く場合は専門医による的確な診断・指導が必要だ。

諸岡整形外科クリニックでは、最小侵襲手術ＰＬＤＤなどの最新技術を取り入れ、年間７００から８００の手術症例がある。入院や手術を必要としない場合は１回の診療で済むため、とくに遠方からの患者には好評だ。

「整形外科で扱う疾患は、必ずしも薬や手術を必要とする病気ではありません。椎間板ヘルニアを例にとると、緊急処置が必要な症状がある場合を除いて、基本的に『保存的治療』が治療の大原則です」と語る諸岡理事長。

「治らないヘルニアはない」とのことで、無理をせず通常の日常生活を送ることだという。「この病気に関しては、運動療法に効果がないことは整形外科学会でも明らかにされています」

諸岡整形外科病院では、入院患者にも外来患者にも、初診の時には理学療法士が付いて個々の患者の病状に合わせた自然治癒力の促進や、病気が再発しないための身体作りの指導を行っている。

## 60代女性の3人に1人、70代女性の2人に1人が「骨粗鬆症」
## ロコモティブシンドロームの診療の権威でもある諸岡理事長

人間の骨は、毎日自分で古い部分を壊しては（骨吸収）、新しく造ること（骨形成）を繰り返している。骨粗鬆症は、骨を造る細胞（骨芽細胞）の働きが、骨を壊す細胞（破骨細胞）の働きに追い付かなくなって起こる病気である。

女性ホルモンと深い関係があるため、女性が罹りやすい病気として知られる。その数は年々増えており、今では50代女性の10人に1人、60代女性では3人に1人、さらに70代女性にいたっては2人に1人が骨粗鬆症だといわれている。

「しかも骨粗鬆症にかかっている人の8割が治療を受けていません。要介護になってしまう原因のうち、5番目に多いのが骨粗鬆症による骨折や転倒なのです。それだけに骨粗鬆症をきちんとケアすることは不可欠です。できれば骨量が減少し始める30代から、食事など骨粗鬆症にならないための健康管理に留意することが大切です」と諸岡理事長は熱っぽく語る。

骨量は20代にピークを迎え、30代後半以降は歳をとるにつれて減少する。50代から60代にかけて骨粗鬆症の罹患率が上がるのは、骨芽細胞の活動を高める作用のある女性ホルモンに含まれるエストロゲンが、閉経によって激減するためだ。

「それ以前に女性は、妊娠や出産の時に気をつけなければなりません。とくに母乳育児をしているお母さんは注意が必要です。妊娠中は胎盤を伝わって、授乳中は母乳からカルシウムが母体から子どもへと移るのです。それは出産のたびに起こるため、出産経験が多ければ多いほど骨粗鬆症のリスクは高くなります。意識して骨量を増やすことが大切です」とアドバイスする。

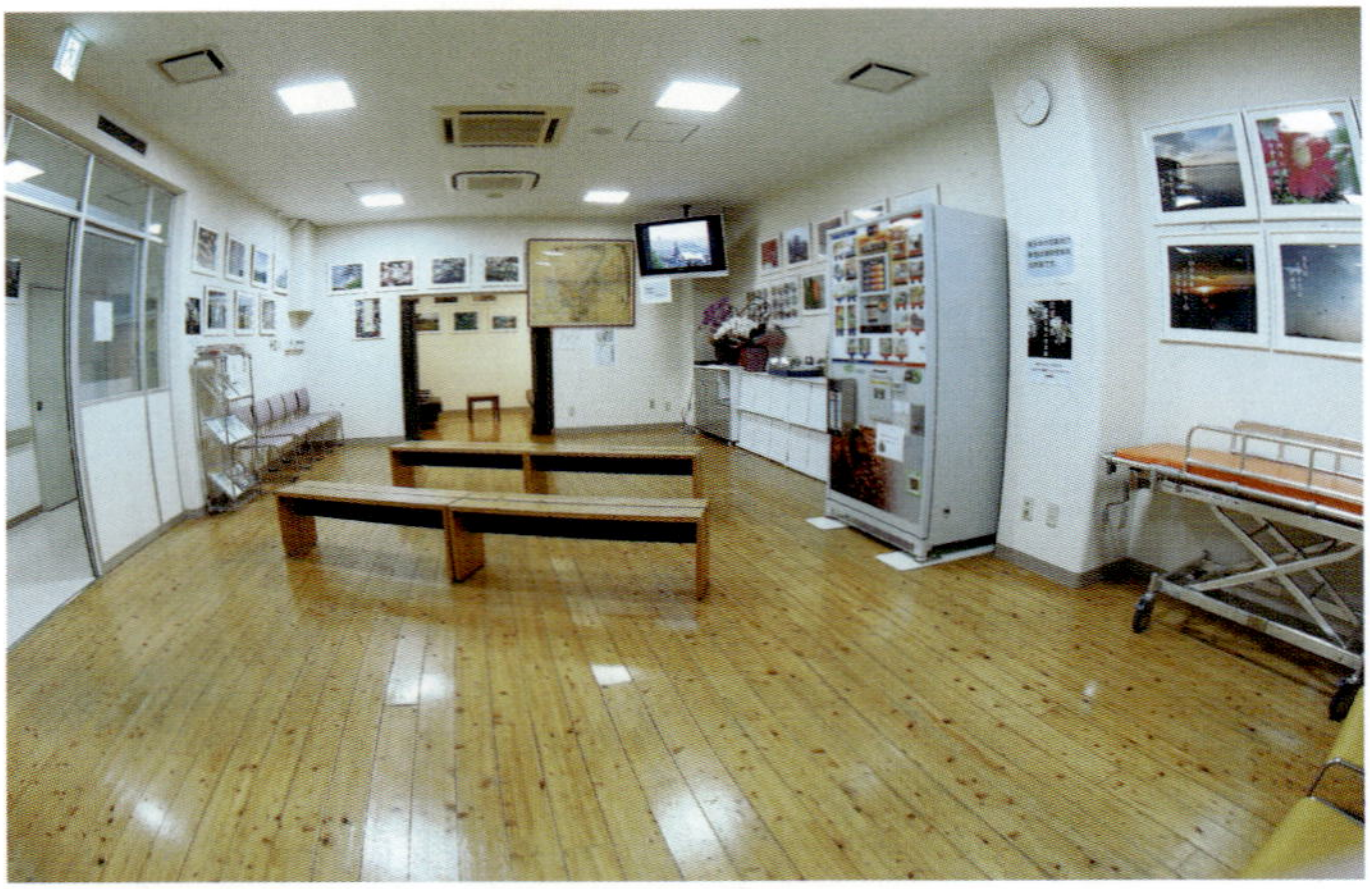

患者の心を和ませる諸岡理事長の俳句写真ギャラリー

最近は骨粗鬆症の新薬が登場し、治療法も日進月歩の進展を見せて変わってきた。骨粗鬆症の疑いのある人は早目に専門医に診ていただくことを勧めたい。

高齢社会が進むにつれて歳と共に日常生活での自立が難しく、将来的に寝たきりや要介護になる可能性の高い人たちの割合が年々増加している。こうした危険性のある状態（予備軍）の事を、〝ロコモティブシンドローム〟と言う。

現在、国内で4700万人が該当すると言われているが、このロコモティブシンドローム分野でも諸岡理事長の正確な診断と的確な治療は定評があり、高齢者医療での諸岡理事長の存在は大きい。

## 医療は患者と医師の信頼関係があって初めて成立する
## 患者に病気を正しく理解してもらうための手作り資料

パワハラ、セクハラなど最近社会の様々な分野でハラスメント行為が問題となっているが、医療の分野も例外ではない。ドクター・ハラスメントと呼ばれる医師や看護師をはじめとする医療従事者による、患者や患者家族に対する心ない発言や行動が取り上げられることが多い。

「医師の言動は、患者さんに大きく影響します。一方的にこちらの見解を伝えるのではなく、患者さんと同じ立場に立って、不安や疑問を一つずつ解決していくことが重要だと考えます。治療は、患者さんと医師双方の信頼関係がなくては成り立たないからです」と語る諸岡理事長は、患者と向き合って診察するときは努めて相手の名前で呼びかけ、コミュニケーションをとるように心掛けている。

諸岡整形外科には近隣だけではなく、関東や関西、沖縄などの遠方からも患者が訪れる。そこで患者が自宅に帰ってからも自分の病気について正しい理解を持ち続けられるように、諸岡理事長手作りの資料を配布している。

開院以来作り続けてきた資料は、考えられる限りのすべての症状について記述されているという。「患者さんにきちんと病気について理解してもらったうえで、どう治療していくのが一番いいのか、一緒に探っていくことが大切だという想いで一杯です」と諸岡理事長は手作り資料の由来を語る。

また、諸岡整形外科病院、諸岡整形外科クリニックでは、建物各階の廊下や談話室及びクリニック1Fにある「ギャラリー夢」で、諸岡理事長が撮影した俳句写真集を展示している。

「始めたのは今から7～8年前のことです。最初は展示数も少なかったのですが、患者さんたちから色んな批評やご意見が寄せられるようになりました。今では患者さんとの良いコミュニケーションにつながり、医師と患者の関係ではなく、友人同士としての温かい人間関係が生まれるようになりました。そんな時、写真に撮った場所等の説明を省くために、写真に俳句をつけるようにしたのです」と俳句写真集の誕生秘話を披歴する。

## 「患者さんが少しでもお金に見えたら医者を辞めなさい」
## 正確に原因を突き止め、的確に治療する信頼の主治医

現在、「ギャラリー夢」には常時60数点の作品が展示されている。また、病院とクリニックの廊下にはそれぞれ20～30点の作品が飾られている。毎月2回入れ替えをしており、季節の彩りとユーモアのある俳句で観る人を飽きさせない。

諸岡理事長は椎間板ヘルニアなど医療関係の本を多数著しているが、これに加えて平成18年に最初の写真俳句集を出版。これまでに写真俳句集は6冊を数え、諸岡理事長の多才ぶりの一端を伺わせる。学会やシンポジウムなどで日本各地をはじめ、世界各国を飛び回って八面六臂の活躍を続ける諸岡理事長だが、開院以来大切にしていることがある。

「開業医として大切な心構えとして私は講演などで、『患者さんが少しでもお金に見えたら医者を辞めなさい』と話しています。どういう治療法が患者さんにとって一番理想的なのかをしっかり考えること、そのために慢心せず常に新しい知識と技術を取り入れ、自分自身も進化することが大切です」と諸岡理事長は熱く語る。

新薬、ワクチンなどによる新たな治療法の進化によって、それまでの常識が常識でなくなるのが医療の世界だ。諸岡理事長は今でも、新しい治療法が開発されたと聞けば各地に足を運んでいる。

「その時に治療の常識とされていることでも、本当にそれが最良の方法なのか、きちんと考える必要があります。大事なのは正確に原因を突き止め、的確に対処することです。患者さんの身体に負担をかけず、症状を改善し、苦痛を取り除いて心身の悩みを解決すべく、最良の医療をこれからも追い求めて行きます」と力強く語る諸岡理事長の挑戦は続く。

## PROFILE

### 諸岡 正明（もろおか・まさあき）

昭和 11 年 4 月生まれ。昭和 37 年九州大学医学部卒業。同 43 年医学博士。同 48 年 九州中央病院整形外科部長。同 53 年那珂川町で整形外科クリニック (19 床 ) 院長。同 61 年 那珂川町で整形外科病院 (54 床 ) 院長。平成 6 年医療法人正明会 諸岡整形外科病院 理事長兼院長。平成 13 年 医療法人 正明会 諸岡整形外科病院／諸岡整形外科クリニック 理事長。

**所属・活動**

日本整形外科学会認定医、日本整形外科学会認定スポーツ医、日本整形外科学会認定リウマチ医、日本リウマチ協会認定リウマチ医、日本リハビリテーション学会認定医、日本医師会認定健康スポーツ医、日本医師会認定産業医、筑紫医師会骨粗鬆症検診委員会委員
（主な著書）
「切らない 痛くない！！ 一泊二日の椎間板ヘルニア退治」（平成 14 年 文芸社）、「椎間板ヘルニアと言われたらこの本を読もう」（平成 17 年 文芸社）、「思うこと、見たこと、考えること　一人近作集」（平成 18 年 3 月 太陽印刷）、「亭亭舎　続一人近作集』（平成 18 年 8 月 太陽印刷）ほか。

## INFORMATION

### 医療法人 正明会 諸岡整形外科病院

**所 在 地**　〒 811 − 1201　福岡県筑紫郡那珂川町片縄 3 丁目 81 番地
TEL 092 − 952 − 8888　FAX 092 − 952 − 8889

### 医療法人 正明会 諸岡整形外科クリニック

**所 在 地**　〒 811 − 1201　福岡県筑紫郡那珂川町片縄 3 丁目 101 番地
TEL 092 − 954 − 0555　FAX 092 − 952 − 7411

**アクセス**

- バスをご利用の場合
  西鉄大橋駅東口バス乗り場より 62 番・47 番（片縄経由）のバスで約 15 分、谷口バス停下車すぐ
  【行き先表示】　那珂川営業所、市の瀬
- 新幹線をご利用の場合（博多方面の方へ）
  新幹線博多駅より博多南駅まで 10 分。博多南駅より西鉄バス 8 番の那珂川営業所及び市の瀬行きに約 5 分間乗車し、道善四ツ角（諸岡整形外科クリニック前）バス停前で下車。
- 車・タクシーをご利用の場合
  博多駅及び福岡空港から約 30 分。
  大宰府インターから約 30 分です。

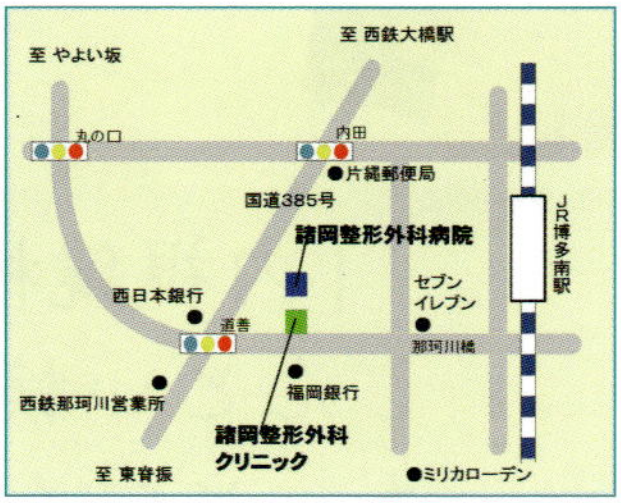


**診療内容**　整形外科・リハビリテーション科・リウマチ科・麻酔科　「救急指定病院」
整形外科一般／外傷／脊椎外科／形成外科／スポーツ整形外科／リウマチ／関節外科

**診療時間**

【諸岡整形外科病院】
8：30 − 13：00（月～水、土曜）　14：00 − 17：30（金曜のみ）
※月曜～金曜日の時間外や土曜日午後・日祝日も救急患者対応をいたします。
（休日・時間外は諸岡整形外科病院の方で受け付けています）

【諸岡整形外科クリニック】
8：30 − 13：00　14：00 − 17：30（月～金）　土曜は午前中のみ 13：00 まで
休診日は、日曜・祝日・お盆（8 月 13 日～ 15 日）・年末年始（12 月 30 日～ 1 月 3 日）

信頼の主治医 名医

# 心と体にやさしい内視鏡検査・治療のエキスパート
## 早期発見、早期治療で病を防ぐ地域のかかりつけ医

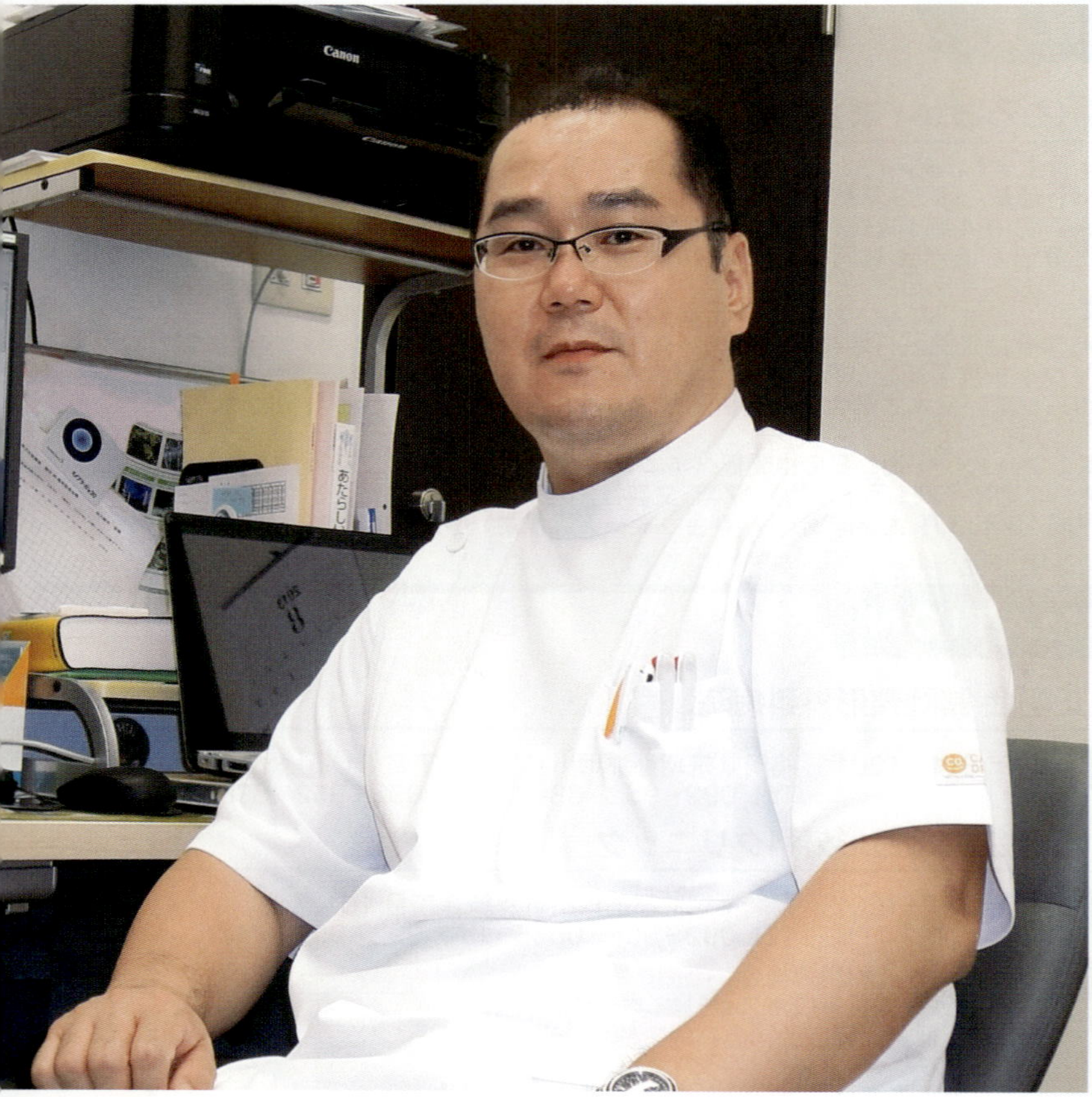

「内視鏡検査は決して苦しい、しんどい検査ではないことを、もっと広くアピールしていかなければと思っています」

Doctor Who Can Rely On Interview

医療法人 陽恵会 やすもとクリニック
理事長・院長 安本 真悟

近年、内視鏡を用いた検査、治療が著しい進展を見せている。新しい機器の開発・改良と検査や治療にあたる医師の技術の向上によって、痛みを伴わない楽な検査、治療法として内視鏡検査・治療が長足の進歩を遂げてきた。しかし一方では、「検査を受けている時間がない」「胃や大腸の内視鏡検査はつらい」など、依然として検査につきまとうマイナスイメージは、あまり変わっていないようだ。

日本では、胃、大腸、直腸、肝臓の消化器のガンによる死亡者が多く、とくに大腸ガンの死亡率は男女ともに上位を占め、現在も増加傾向にある。ガンの発生件数でいえば今世紀の早い段階で胃ガンを上回り〝日本人に一番多いガンは大腸ガン〟となることが予想されている。ガン疾患全体に言えることだが、自覚症状が現れる前の検査が最も重要で、早期発見、早期治療がなによりも求められているのだ。

こうした時代背景の中で平成19年11月にクリニックを開設以来、「苦痛のない正確な内視鏡検査」を心がけて、内視鏡検査のエキスパートとして地域医療に力を尽くしているのが、やすもとクリニックの安本真悟院長である。安本院長は〝大腸ガンの名医〟として雑誌で紹介されたこともある内視鏡のスペシャリストだ。親しみやすく頼れる内科医、内視鏡医と評判の安本院長の下に、信頼を寄せる患者が遠方からも足を運ぶ。

## 検査技術の進歩でさらに進む〝患者にやさしい経鼻内視鏡検査〟
## 経鼻内視鏡のメリットをもっと知って欲しい

「経鼻内視鏡は、苦痛が少ないことが評価されて急速に普及している検査で、最近では技術開発が進んで検査の質も著しく向上しています」と安本院長は最近の内視鏡を語る。経鼻内視鏡は従来の内視鏡より小さく、格段に細くなっているため、口からだけでなく鼻からも挿入することができる。

このため、これまでの内視鏡検査では付き物だった不快な嘔吐感や苦痛が少なく検査を受けることができる。経鼻内視鏡で嘔吐感がないことを安本院長は次のように説明する。

「風邪を引いて病院で診てもらった時に、舌の奥をヘラみたいなもので押されて『オエッ』となりそうな経験をしたことがあると思います。これを咽頭反射と言います。口から内視鏡を入れる場合は、多少なりともこうした咽頭反射が起こりますが、鼻から入れる場合は内視鏡が舌の根元に触れないので、ほとんど吐き気をもよおすことなく検査を受けることができます」

やすもとクリニックは、患者に苦痛なくより正確に内視鏡検査が受けられるよう最新の内視鏡設備を導入し、積極的に経鼻内視鏡での胃カメラを行うようにしている。実際、同クリニックでは検査をうけたほとんどの人が次回の検査も経鼻内視鏡を希望している。

内視鏡検査での鎮静剤、鎮痛剤の使用も適時必要に応じて行っており、リクライニングシートなどを備えて検査後に患者がリラックスできるよう配慮がなされている。

「口から入れる経口内視鏡が直径約10㎜なのに対して、鼻から入れる経鼻内視鏡は直径5・9㎜の細くてしなやかなスコープです。細い分画質が悪いのでは?との意見もありましたが、最近の経鼻内視鏡による観察性能は目覚ましく向上し、画質も格段に明るく見やすくなって、通常の口からの内視鏡と遜色ない画像が得られています。また、病気を内視鏡で発見した時に、内視鏡が細いので細胞をとって病理検査をすることができないと、勘違いされている方もいますが、実際は口からの内視鏡検査と同様に細胞をとって病理検査を行うこともできます」と安本院長は経鼻内視鏡の利点を強調する。

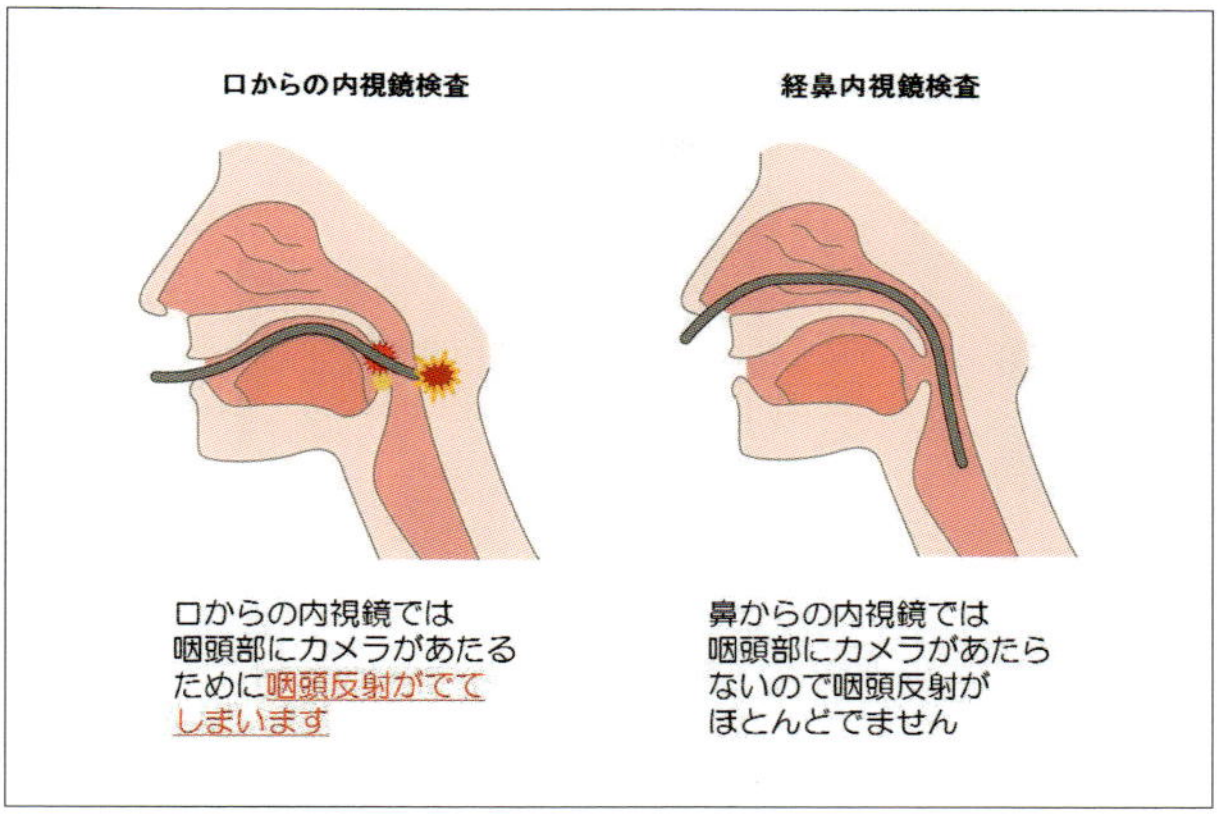
口からの内視鏡検査
経鼻内視鏡検査
口からの内視鏡では
咽頭部にカメラがあたる
ために咽頭反射がでて
しまいます
鼻からの内視鏡では
咽頭部にカメラがあたら
ないので咽頭反射が
ほとんどでません

身体に優しい内視鏡検査で地域医療に貢献

患者の苦痛が少ないだけではなく、機器そのものの技術進歩で観察精度が高くなった経鼻内視鏡は、これまでの内視鏡とは違う新しいタイプの内視鏡ということができる。一昔前までは、「胃カメラ」と聞いただけで内視鏡検査に嫌悪感を持ったものだが、経鼻内視鏡の普及で、内視鏡検査は国民の身近な検査になりつつある。これによって気分的に憂鬱感を持つことなく定期的に進んで検査を受けることができ、病変の早期発見に繋がって疾病予防に大きなプラスとなるのだ

## 大腸ポリープや大腸ガンの早期発見に威力を発揮
## 検査技術の進歩でさらに広がる早期検査のメリット

やすもとクリニックでは、大腸内視鏡検査や日帰りの大腸ポリープ切除術もおこなっており、病気の早期発見、初期治療に努めて、病状の悪化を防ぐために精力的に取り組んでいる。大腸ガンは進行しなければ自覚症状がない病気である。検便検査で血便などの異常があったり、便秘が続くという場合は早い目に検査が必要だ。

最近、食文化の欧米化とともに日本でも大腸ガンになる人が増加していること、また大腸内視鏡検査での早期発見の重要性を安本院長は指摘する。

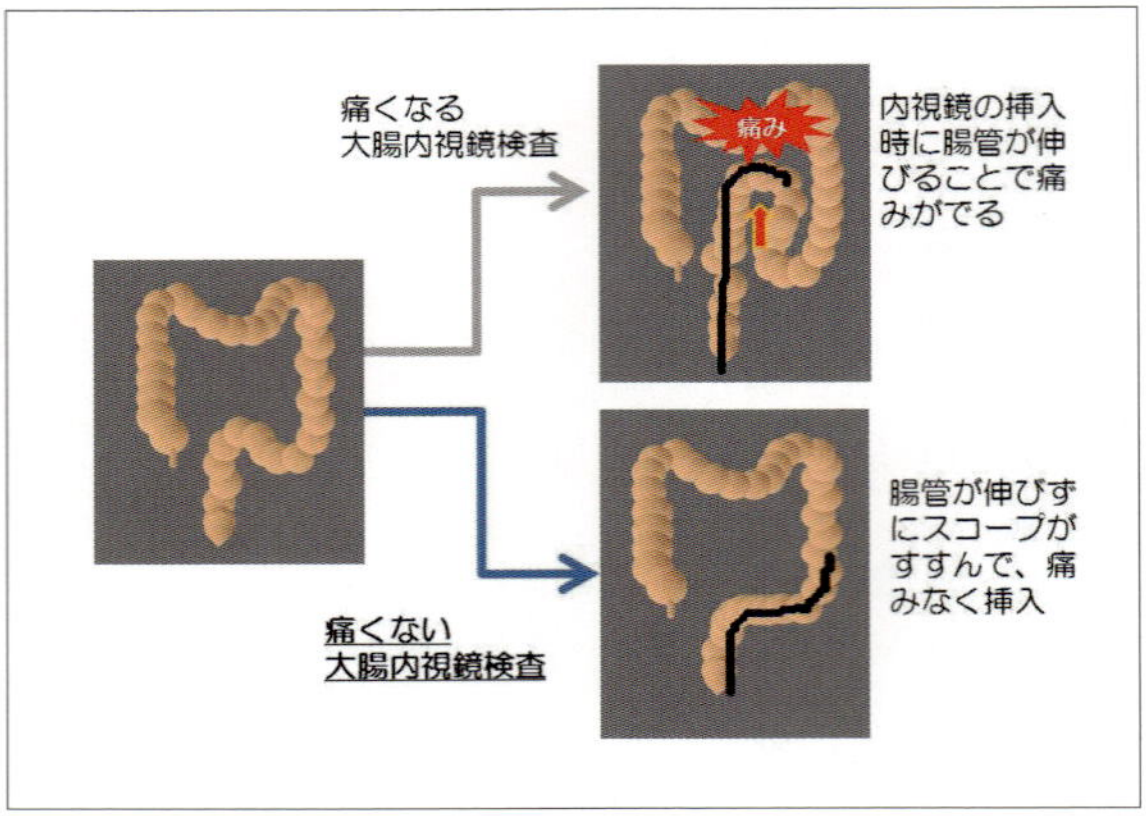


痛くない大腸内視鏡検査の仕組み

「以前は女性のガンでの死亡は乳ガンが最も多かったのですが、今では最も多いのが大腸ガンです。大腸ガンは腺腫というポリープからできることがほとんどで、大腸ポリープや早期の大腸ガンは内視鏡的に切除すれば、ほとんど治癒できます。大腸ポリープや大腸ガンの早期発見には大腸内視鏡検査が適任なのです。大腸内視鏡検査は、つらく、痛い検査と思われています。しかし、ほとんどの方はそれほど苦痛を伴う検査ではありません。大腸内視鏡時の痛みとは、腸が曲がっているところを内視鏡スコープで押すと、腸管が伸展して痛みを感じます。しかし、曲がっているところをスコープを巧みに操作することで腸管を伸ばさずに挿入できれば、ほとんど痛みを感じずに検査ができます。大腸内視鏡のエキスパートなら、ある程度このような挿入法を身につけており、ほとんどの方は安心して検査を受けることができます。だから、検査が必要な時は怖がらずに検査を受けてほしいのです」と力を込める。

また、内視鏡検査をうける時の感染症対策が心配な方もいるだろうが、やすもとクリニックでは、日本消化器内視鏡学会のガイドラインに基づいた自動洗浄機による一人ひとりの洗浄を徹底するなど万全の対策を講じている。

## 自覚症状のない生活習慣病予防はまず正確な検査から
## 幅広い診療・検査で地域住民の健康をサポート

やすもとクリニックでは内視鏡検査をはじめ、胃腸や肝胆膵疾患の消化器疾患を含む一般内科として高血圧・糖尿病・高脂血症などの生活習慣病、感冒、アレルギー、不眠等の疾患など幅広い診療を行っている。腹部超音波検査、頸動脈超音波検査ができる最新の機器を完備している。また、内視鏡検査、超音波検査、レントゲン検査をすべてオンラインで結び、診療中に過去の検査・画像データと比較することで詳細でわかりやすい診療と確実な診断を進めている。

「腹部超音波検査で調べる臓器は多岐にわたりますが、胆石、早期肝臓ガンの発見に効果的です。胆石は目立った症状が見られず、検診によって初めて認められる場合が多く、保有者の約10％は生涯全く無症状で経過するといわれています。また、B型・C型肝炎ウイルスが原因の慢性肝炎は、肝硬変や肝臓ガンに移行する確率が高いので、定期的な検査で早期に病変をとらえることが大事です」と安本院長は早期検査の重要性を強調する。

日本人の三大死因はガン、脳卒中、心臓病といわれ、ガン以外の二大疾患を誘発する大きな原因となっている高血圧、高脂血症、高血糖（糖尿病）患者が増えている。これらは加齢や遺伝的な要因だけではなく、不適切な食生活、運動不足、過度の飲酒・喫煙、ストレスといった「生活習慣のゆがみ」が深く関与していることから一般的に「生活習慣病」と呼ばれている。

生活習慣病予防のため日常の生活改善の重要性が広く喧伝されている。とはいっても、自分の身体の状況を具体的に把握することなくして改善の努力はおぼつかない。定期検診の重要性が指摘される所以だが、それだけに早期発見による的確な診断で改善の方向性を指し示す、安本院長の様な「地域のかかりつけ医」の存在が重要性を増しているのだ。

## 病気の予防につながる内視鏡に強い関心を持ったのが始まり 内視鏡の患者は京阪神の広いエリアから訪れる

安本院長は平成7年に大阪医科大学を卒業し、大阪医科大学第二内科に入局。以来医師として20年近いキャリアを積み、その間勤務医として様々な病院で内視鏡の診断・治療の腕を磨いてきた。平成19年11月に大阪府枚方市の京阪樟葉駅近くに「やすもとクリニック」を開設した安本院長だが、医師を志した理由をこう語る。

「医師の道を志したのは、医学部に進んだ姉の影響を受けたからです。そして医学部で学ぶうちに、病気予防に繋がる内視鏡検査に興味を持つようになりました」

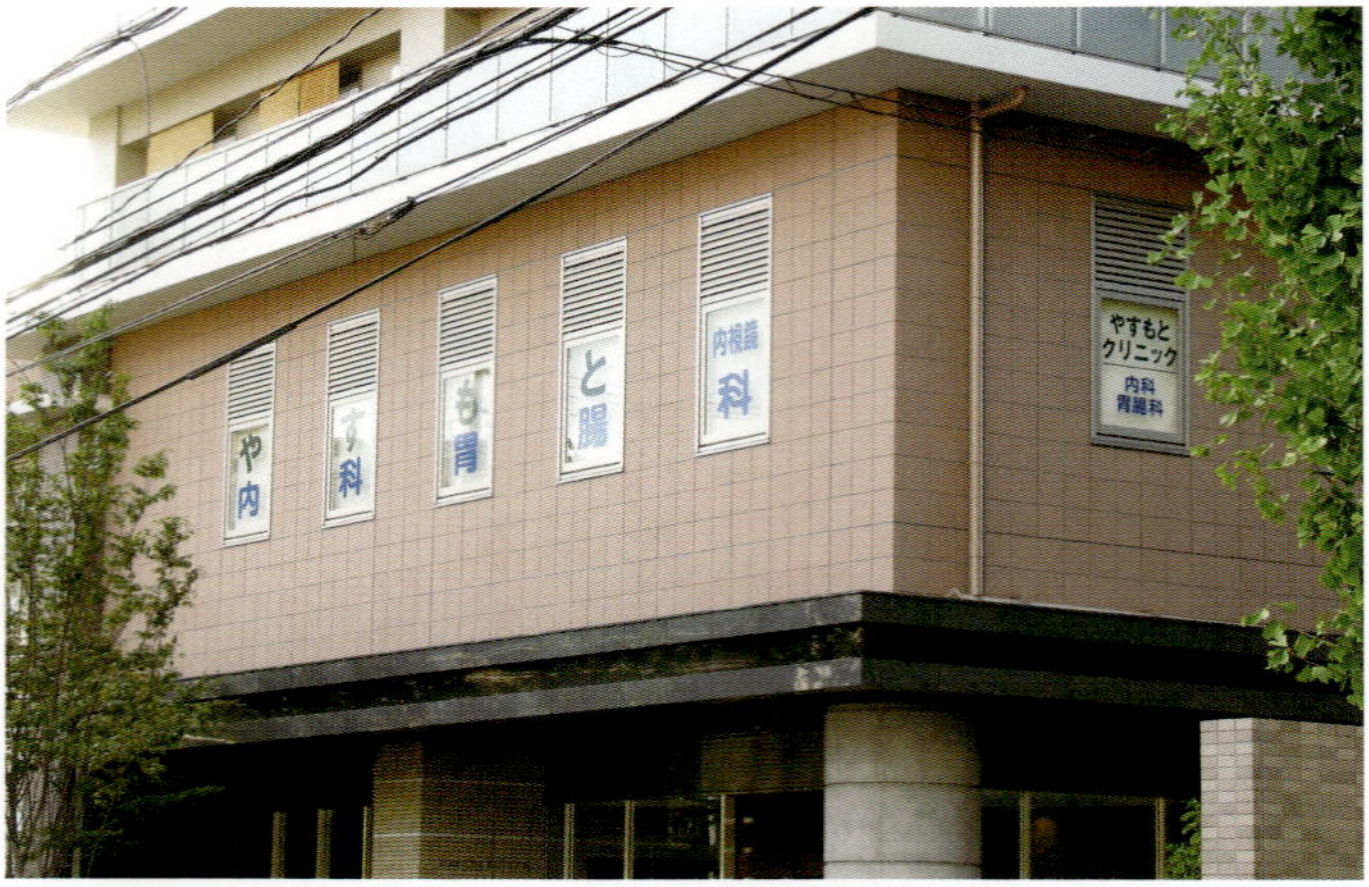

苦痛のないより正確な内視鏡検査が評判のクリニック

開業の地を京阪沿線の樟葉駅前にしたのは、内視鏡検査を専門にした場合、一般の内科クリニックと違って訪れる患者の外来エリアが広範囲に及ぶ。このため京都や大阪、神戸からも交通の便利な場所をという考えによる。開院以来、苦痛のないより正確な内視鏡検査が評判を呼び、やすもとクリニックには京阪神を中心に遠来を含めて多くの患者が訪れる。

「月曜日から土曜日までの早朝8時から9時と、月火・木金の午後1時から4時に内視鏡検査を行っていますが、検査の順番を待っていただく患者さんを思うと心苦しいです」と話す安本院長。

胃潰瘍や十二指腸潰瘍はストレスが原因の病気とよくいわれるが、治りにくい潰瘍や再発する潰瘍にはヘリコバクター・ピロリ菌という細菌が関与していることが多く、ピロリ菌のチェックが必要だと安本院長はアドバイスする。ピロリ菌の感染率は全国民の半数が感染していると推測されており、先進国の中で日本は際立って高い感染率だ。

「ピロリ菌の検査は、内視鏡で潰瘍や慢性胃炎の有無を確認した後、その場で胃の組織をとる場合と後で息を吐く検査をするのが一般的です。ピロリ菌がある場合は除菌療法が効果的で、胃酸を抑える薬と2種類の抗生剤を1週間内服するだけで、80～90％除菌に成功します。まれに薬のせいで軟便や下痢になったり、発疹をきたすことがありますが、ほとんどの方は問題ありません」と説明する。

## 今や内視鏡検査は決して苦しいしんどい検査ではない「身体に優しい検査」で早期発見して病気予防を

近年増加傾向にある逆流性食道炎や、O－157などの感染性腸炎。また厚生労働省の特定疾患である潰瘍性大腸炎やクローン病などの診断にも内視鏡検査が活躍している。

やすもとクリニック開院以来、地域住民との結びつきを大切に地域社会に貢献してきた安本院長だが、今後の夢をこう語ってくれた。

「私がクリニックを立ち上げたのは、内視鏡検査による病変の早期発見、早期治療に力を尽くしたいと思ったからです。まだまだ内視鏡検査はつらくていやだ、と避けている方が多くいます。内視鏡検査は決して苦しい、しんどい検査ではないことをもっと広くアピールしていかなければと思っています」と安本院長は熱く語る。

「とくにガンなどで発見が遅れて手遅れにならないように、早期発見のためこれまで進めてきた『身体に優しい検査』をさらに発展させていければと思っています」と今後の抱負を語る。日本消化器病学会総会を始めとしたシンポジウムなどで多くの研究発表を行い、国内外の医学専門誌への論文執筆など多方面で活躍中の安本院長。消化器内科、内視鏡検査・治療のエキスパートとして地域医療の発展、国民の健康増進と疾病予防に大きな期待が寄せられている。

## PROFILE

### 安本 真悟（やすもと・しんご）

昭和42年12月生まれ。平成7年大阪医科大学卒業。同年大阪医科大学第二内科（消化器・血液内科）入局。医仁会武田総合病院消化器内科、藤井会石切生喜病院消化器内科の勤務医を経て平成16年大阪医科大学附属病院第二内科助手。同17年大阪医科大学附属病院消化器内視鏡センター助手。同18年医学博士号取得。同年錦綉会阪和住吉総合病院内科勤務を経て同19年11月やすもとクリニック設立。

**所属・活動**

日本内科学会認定医、日本消化器病学会専門医（近畿支部評議員）、日本消化器内視鏡学会専門医・指導医（近畿支部評議員）、日本消化管学会、日本大腸肛門病学会

## INFORMATION

### 医療法人 陽恵会 やすもとクリニック

**所　在　地**　〒573－1121　大阪府枚方市楠葉花園町11番3－202
ファインシティくずはマンション
京阪メディケアモール2階
TEL 072－850－7372

**アクセス**
- 京阪樟葉駅降りて徒歩3分。
- 駐車場は京阪メディケアモール駐車場を利用してください。

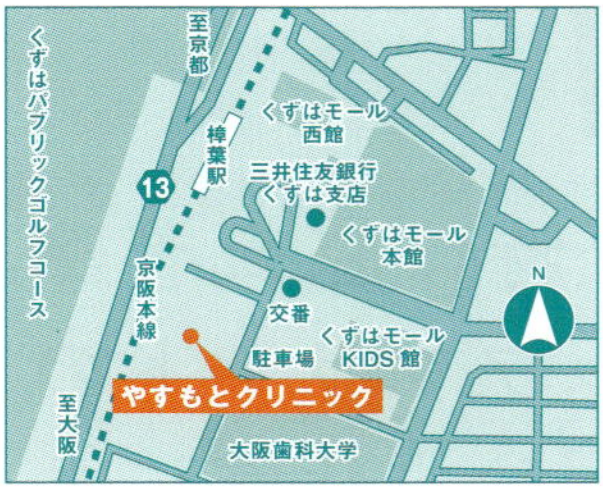


**設　　立**　平成19年11月

**診療内容**　内視鏡検査、胃腸や肝胆膵疾患の消化器疾患、
高血圧・糖尿病・高脂血症など生活習慣病、感冒、アレルギー、
不眠などの疾患

**診療時間**　8：00－9：00（内視鏡：月－土）
9：00－12：00（月－土）
13：00－16：00（内視鏡：月・火・木・金）
16：30－19：00（月・火・木・金）
休診（日・祝日）

信頼の主治医
名医

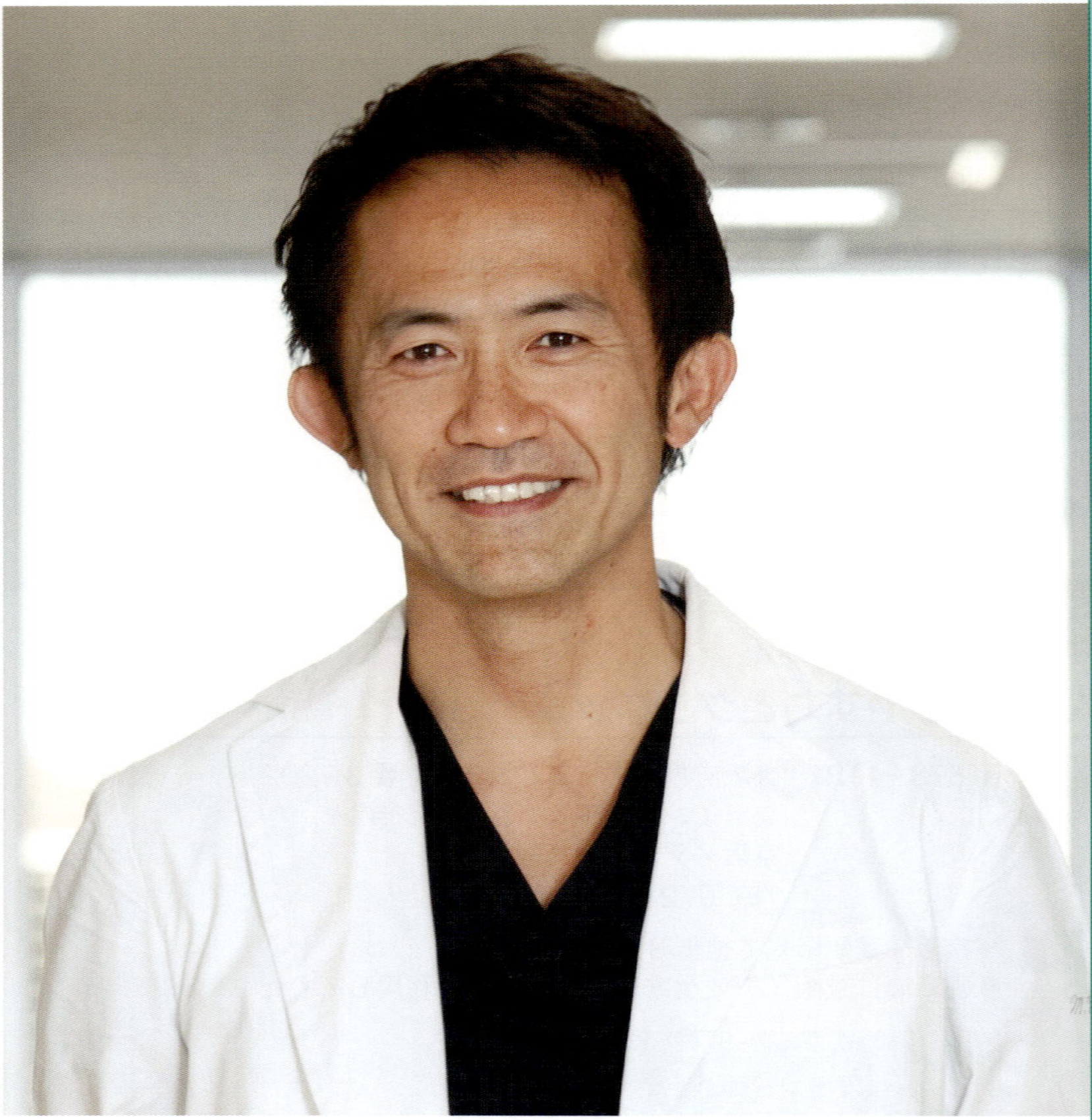

# 最新の設備、最高のスタッフで脳疾患に特化したチーム医療を提供
# 不断の改革努力でわが国有数の治療実績を誇る脳神経外科病院

「脳領域全般、特に脳血管障害に関して、トップブランドの有名大学病院や国公立病院にも負けないクォリティーを有していると自負しています」

Doctor Who Can Rely On Interview

IMSグループ 医療法人社団 明芳会
横浜新都市脳神経外科病院
院長 **森本 将史**

江戸時代の中期以降、貨幣経済の発展とともに封建体制が行き詰まりを見せ始め、幕府財政と共に各藩も財政難に陥って行った。こうした状況を打破しようと、各藩では優れた人物を登用して藩政の改革に乗り出した。

米沢藩の上杉鷹山、備中松山藩の山田方谷、薩摩藩の調所広郷などが有名だ。こうした改革者たちの斬新な発想や知恵、ひたむきな努力と先見性が、やがて後の幕末・維新のエネルギーに昇華され、明治の新政府を支える優れた改革のDNAとして受け継がれていったといえる。

今日の医療もまた、江戸後期の綻びゆく幕藩体制を彷彿とさせる。高齢化による医療費の増大、健康保険制度の疲弊や厳しい病院経営。また、病院の株式事業化、薬価の自由化などの問題山積で、いずれもわが国の医療制度を根底から揺るがしかねない喫緊の課題なのだ。

こうしたなかで、横浜新都市脳神経外科病院の森本将史院長は、病院経営は時代の変化に則して変わらなければならないと訴える。森本院長自身、守るべき伝統はしっかりと守り、改めるべきは大胆かつスピーディーに改革を実行し、歴史ある脳神経外科病院を時代の最先端を行く革新的な先進医療機関に生まれ変わらせた。

## 「チーム新都市」を合言葉に新生新都市病院が始動
## 全国レベルで高い評価の脳神経外科専門病院の地位を確立

「脳領域全般、特に脳血管障害に関して、トップブランドの有名大学病院や国公立病院にも負けないクォリティーを有していると自負しています」

こう語る森本将史院長は京都大学医学部に学び、その後ベルギーの医療大学への留学を挟んで京都大学関連の医療機関で研究と臨床に勤しむ。一貫して脳動脈瘤、バイパス等の血行再建術、血管内手術等の脳血管障害、脳腫瘍の分野を歩んできた。

一方、横浜新都市病院は関東圏を中心に展開するＩＭＳ（イムス）グループの一つとして昭和60年に脳神経外科の専門病院として開設。脳卒中や脳・脊髄腫瘍、頭部外傷など脳の疾患に特化した医療を提供してきた。

森本院長は平成22年に前院長に請われて入職、脳神経外科部長を務めた後、翌23年に院長に就任した。

「チーム新都市」を合言葉にした新生新都市病院を目指す森本院長の改革の手始めはスタッフの刷新だった。森本院長の「患者さんの『満足』と『安心』を第一に考え、愛し愛される病院」を創っていこう、という理念に賛同する優秀な医師、スタッフが集まった。

そして、循環器科を充実させて循環器内科を新設した。脳卒中や心筋梗塞はいずれも血管の疾患であり、脳血管障害を起こす場合、心臓の血管障害があることが少なくないからだ。

大学病院のような有名ブランド病院でも、同じ血管の障害なのに、脳の疾患は脳神経外科、心臓は循環器内科というように独立して処置され、連携することが少ない。横浜新都市脳神経外科病院では、6名いる循環器内科の医師とも密に連携を取り、脳の疾患が見つかれば、必ず循環器の障害を疑って綿密にチェックしている。

また整形外科も充実させた。交通事故による頭部外傷、意識障害などの場合も脳の対応だけでは上手くいかない。脳に関連し、総合的医療の観点から必要とする診療科は、専門分野と同等に力を入れ充実を図った。

そして、専門とする脳の領域でも、新たな血管内治療を取り込み、スタッフに対する教育を充実させた。さらに手術室や集中治療室の改築、最新の血管造影装置や脳血流装置（ＳＰＥＣＴ）を導入するなど、今ではＩＭＳグループの脳疾患に関する中核病院の役割を担うと共に、地域はもとより全国レベルでも信頼できる脳神経外科専門病院としての地位を築きつつある。

## 最新の治療設備、充実のスタッフで24時間365日万全の体制
## 神奈川県下で2位、全国16位の高い脳梗塞の治療実績を誇る

脳卒中、つまり脳血管障害には脳の血管に血の塊（血栓）が詰まる「脳梗塞」、脳を覆うくも膜と軟膜の間にできた動脈瘤（コブ）が破れる「くも膜下出血」、脳実質内の血管が破れる「脳内出血」の3種類に大別される

厚生労働省の平成23年度の人口動態統計によると約12万3千人が脳卒中で死亡している。この年の死因では、がん、心臓病、肺炎に次いで脳卒中が4位だった。

脳血管障害のなかでも7割を占めるのが脳梗塞である。脳の血管が動脈硬化性病変によるコレステロールの蓄積で細くなる「アテローム血栓性梗塞」、なかでも穿通枝と呼ばれる脳内のごく細い血管が詰まる「ラクナ梗塞」、そして心臓にできた血栓が流れ込んで脳血管を閉塞させる「心原性脳塞栓症」の3つに分類される。

いずれも発症すると一刻を争って治療を開始する必要があるが、現代の先進医療では治療の選択肢が増え、脳梗塞の回復率は高くなっている。

まず治療の第一の選択として「ｔ－ＰＡ治療」がある。点滴で血栓を急速に溶かす薬を投与し、血流

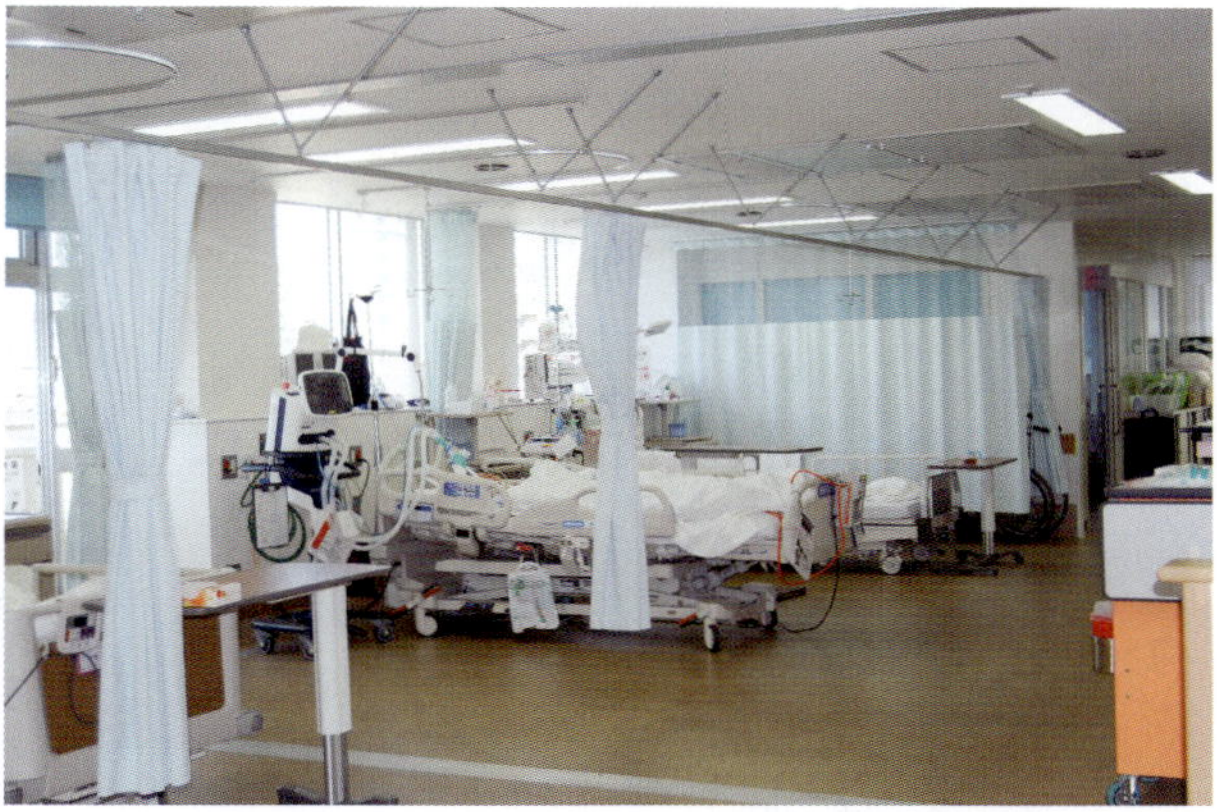
最新のＳＣＵ（脳卒中集中治療室）を12床も備えている

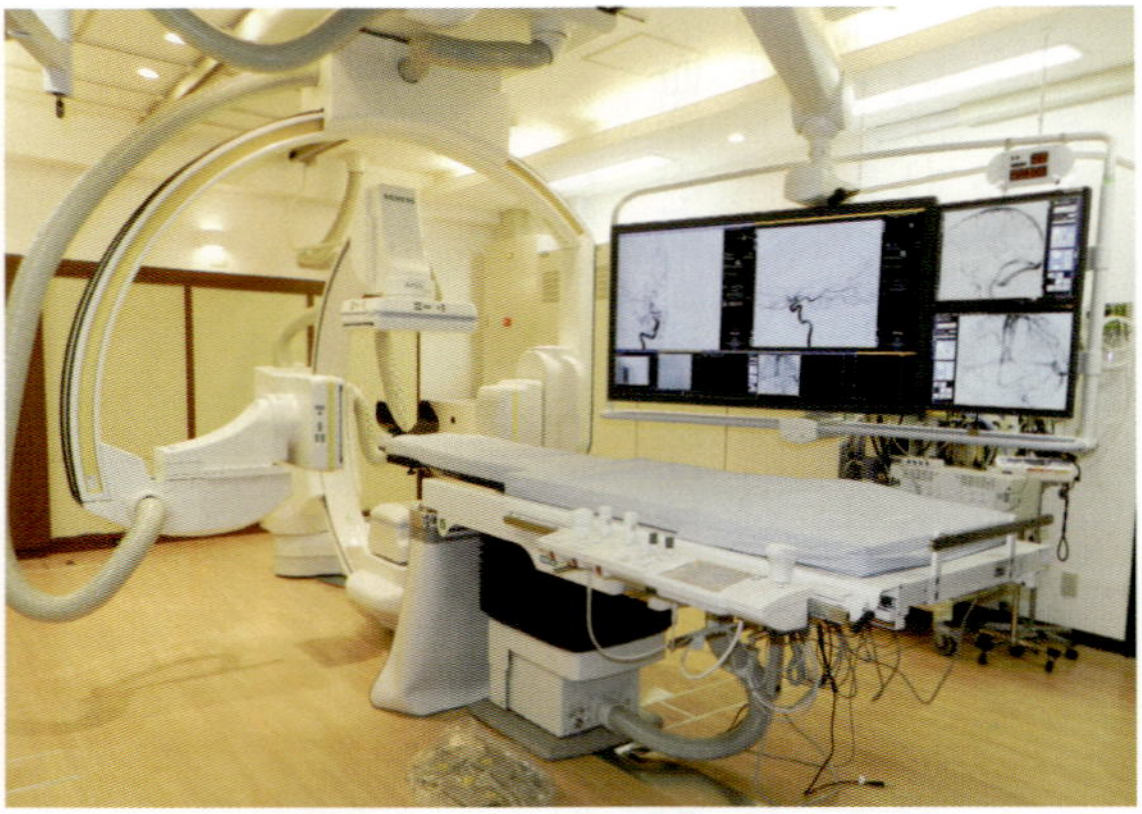
最新の血管造影装置

を再開する治療だ。迅速に血流を再開でき、後遺症を最小限にとどめることができるが、厚生労働省の基準に従い、発症後4、5時間以内で、しかも合併症の恐れが少ないという条件を満たさなければならない。

血流再開の際にもろくなった血管が破れて出血の危険性があるので、万が一に備えて、集中治療のための十分な人員と設備が完備され、豊富な治療実績があるなどの基準を満たす施設での治療が望ましいとされている。

横浜新都市脳神経外科病院は、厚生労働省が認可するSCU（脳卒中集中治療室）を12床備え、森本院長の理念のもとに集められた脳血管内治療学会専門医3名を含む脳外科専門医7名が常駐し、24時間365日t－PA治療を行える十分な体制が整っている。

次いで発症後8時間以内に適用される第二の選択が「血管内治療」である。脚の付け根からカテーテルを挿入し、血栓を粉砕したり、血栓溶解薬を注入して溶かす血栓溶解療法や、カテーテルから繰り出したワイヤで血栓をからめ捕り、カテーテル内に回収する血栓回収療法がある。いずれも患者の体に負担をかけない低侵襲の治療だが、高い水準の技術と経験が要求される。この「血管内治療」に対しても森本院長自らを含め経験豊かなドクターが治療にあたっている。

さらに、外科開頭手術にも迅速に対応できる体制を取り、疾患に応じてより安全な治療法を選択する高レベルの手術を行っている。

手術件数は、平成24年度で脳神経外科関連のみで550件、整形外科、循環器内科関連を加えると

1600件を超える。DPC（診断群分類・包括評価）データでは脳梗塞の治療患者数は614人と、神奈川県で2番目、全国で16番目という治療実績を誇っている。

## 高水準のチーム医療で断らない救急を実践 大切な医師のリーダーシップとスタッフの意識統一

森本院長が取り組んだもう一つの改革はスタッフの意識改革だ。「ジャンルに限らず良い組織というのは、多くの若い人達から『あそこで働きたい』と思われ、新陳代謝が活発なはずであり、我々もそういう病院を作らねばなりません」と話す。

学生時代からビジネス誌を愛読していた森本院長は、独自の経営的センスを持ち組織運営にも力を発揮し、まず救急の強化に力を注いだ。

「どんな時も救急を断らない」という基本方針を打ち出した。この姿勢を貫くことで、スタッフの医療人としての使命感を高めた。

「断らない救急を実践するためには、すべての職員のベクトルをひとつの方向に合わせる高水準の『チーム医療』が必要でした」という森本院長が重視したのが、「医師のリーダーシップ」と「マネジメントスタッフの意識の統一」だった。

「よく一般企業では『2割の人間が8割を稼ぐ』と言われます。しかし、病院は非常に特殊な組織で1割にも満たない医師が9割5分を稼ぐとも言える。もちろん、それは周囲のスタッフの協力があってのことだが、医師が他のスタッフに及ぼす影響力は大きい。医師は全スタッフから後ろ姿を見られているのです」

それだけに、医師の採用を特に重要視している。面接で必ず問うのが、①パラメディカルを大切にし、

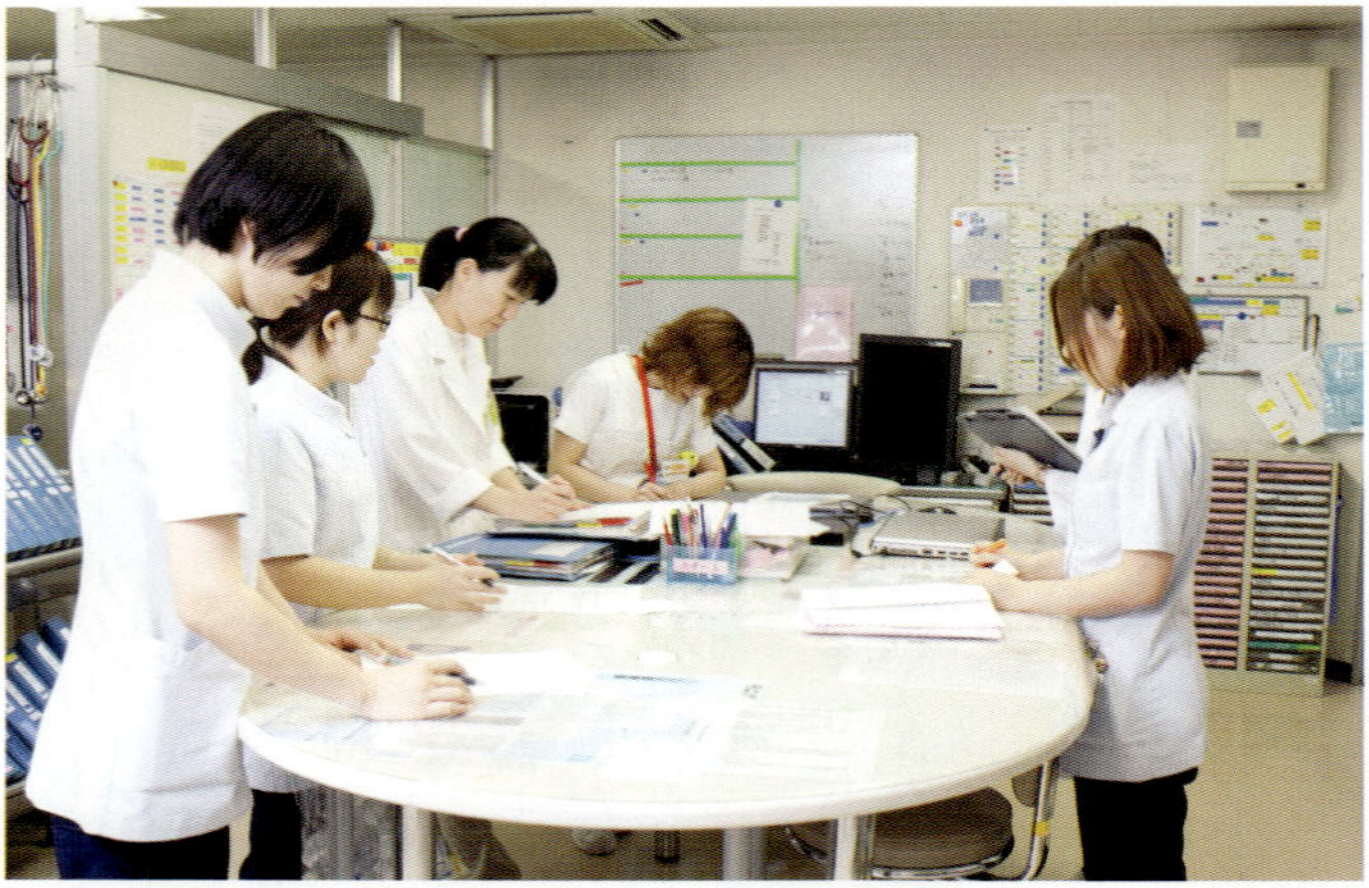

「より質の高い医療とサービスの提供」を「チーム新都市」は常に目指している

医療チームのリーダーとしての自覚を持つこと。②どんな厳しい状況下でも、ネガティブな言動をしないこと。③謙虚な気持ちを忘れず、常に高い自己成長意欲を持ち続けること。この3つ。これを約束してくれる医師だけを採用するようにしている。「心無い医師の採用は、周囲のスタッフに多大な迷惑をかけてしまうので当然のことです」。また、「医師が多過ぎると他の職種のスタッフは指示待ちの姿勢が身についてしまう。少ない数の医師が一生懸命働けば、自然と周囲のスタッフが協力してくれるようになり、チームとして成長できる」と、やみくもな医師増員を行わずに、「断らない救急」を成し遂げた。平成22年に月間202台だった救急車の受け入れは、同24年には月間337台と、1.6倍に増加した。脳神経外科関連の手術件数も約1.5倍に増加した。

## 飽くなき改革へのエネルギーは小さな達成感の積み重ね
## 挑み続ける気持ち、成功体験が「陽の気」を生み出す

マネジメントスタッフの意識の統一で、森本院長が各部署のマネジャーに求めているのは「任されている部

署のパフォーマンスを上げること」、「部下を成長させること」の2点だ。

看護部なら稼働率や入院患者数、病棟ごとの収支など経営的数字を認識させ、月々のマネジャー会議で発表する。また、スタッフの成長のために、新人をグループ分けして院内の全部署を体験する「新人ローテーション研修」を行う。

1年目から他部署の仕事を経験することで、病院全体の動き、自分たちの役割が認識でき、「チーム新都市」の一員であることを強く自覚できるという。また、学会への参加・発表も積極的に取り組む他、院内でも委員会や勉強会を頻繁に開催し、それらの結果を「見える化」するよう努めている。

森本院長の飽くなき改革へのエネルギーは小さな達成感の積み重ね、成功体験によって醸成されるという。

森本院長は、平成25年3月にメルボルンで開催されたアイアンマン・レースに参加し、スイム、バイク、ランの合計226キロメートルを12時間48分で完走した。もともと学生時代はラグビー部出身ではあるが、初めて51・5キロメートルレースに参加した2年前には、50メートルも泳げず、疲労困憊してゴールしたほど体力が落ちていたという。そこから激務の合間を縫って練習を積み重ね何回かのレースに出場することで少しずつ自信をつけていった。「それでも、アイアンマンのような長い距離は初めてだったので大会前は不安でした。が、成し遂げた時の達成感は格別です。この成功体験、プラスへの転換が最大の魅力です」と森本院長は自身のエネルギーの源を解説する。

この小さな達成感の積み重ねを職員みんなで共有しようと、夏には有志職員で富士山登山に挑戦。毎年の地域の駅伝大会には60人のスタッフで参加し、「登りきれた、走りきれた、という達成感が必ず仕事の元気にも通じ、『陽の気』を作り出す。こういう『気』を病院内に循環させることが大切です」という。

## 講演やイベントを通じ、地域へしっかりしたアウトプット アジア全域を見据えたブランド向上に邁進

「病院の評価を高めて行くには、私たちが普段からどんな活動をし、患者さんの安心と満足のためにどのような医療活動に取り組んでいるかをきっちりとアウトプットし、伝えていくことが重要です」

森本院長が話すように、地域との連携や広報活動には多くの時間を割き注力している。半年に1回開催する「新都市地域救急フォーラム」は近隣の救急隊と連携を構築し、より効率的な救急体制を築くため定期的なシンポジウムを開いている。

最近の第4回フォーラムでは、新たに始まった循環器内科救急医療の理念と体制を詳しく説明。救急隊員の理解を深め、連携を強化した。また、直接地域住民に語り掛ける「しんとし健康セミナー」は、脳卒中や心臓病の予防という視点で動脈硬化や生活習慣病と食事など身近で解りやすいテーマで開催している。

ほかにも「市民公開講座」や「認知症を知ろう」などタイムリーなテーマの無料公開セミナーなど、横浜新都市脳神経外科病院主導で数多く開催している。広報紙「しんとし」は単に病院の紹介だけでなく、その時々の治療、手術実績を細かく報告し、病院の活動をオープンに伝えている。

小さなハードルを一つ一つ越えて、その達成感を力に次なる高いハードルに挑む「チーム新都市」。全国レベルでも脳領域の専門病院として中心的存在の役割を担っているが、現状に満足せず常にさらなる高みを目指している。最近は、院長自身が東南アジアの病院を訪問したり、逆に東南アジアの脳外科医を病院に招いたりすることで、日本とアジアの医療交流を活発化すべく精力的に活動している。その視線の先にはアジア全体の医療現場をも見据える医療人の覚悟が見えた。

## PROFILE

### 森本 将史（もりもと・まさふみ）

平成５年京都大学医学部卒業。京都大学医学部付属病院脳神経外科、同６年県立滋賀成人病センター脳神経外科、同７年国立循環器病センター脳神経外科、同９年倉敷中央病院脳神経外科、同14年京都大学大学院医学研究科修了。ベルギー留学。同15年国立循環器センター脳神経外科、同17年福井赤十字病院脳神経外科副部長。同18年医療法人社団北原脳神経外科病院副院長。同22年横浜新都市脳神経外科病院脳神経外科部長。同23年横浜新都市脳神経外科病院院長就任。

**所属・活動**

脳血管障害（脳動脈瘤、バイパス等の血行再建術、血管内手術）、脳腫瘍学会専門医。日本脳神経外科学会専門医。日本脳卒中学会専門医。日本脳神経血管内治療学会指導医。身体障害者認定指定医（肢体不自由）

## INFORMATION

### ＩＭＳグループ 医療法人社団 明芳会 横浜新都市脳神経外科病院

**所在地**　〒225－0013　神奈川県横浜市青葉区荏田町433番地
TEL　045－911－2011（代）
URL　http://www.yokohama-shintoshi.jp

**アクセス**
- 東急田園都市線江田駅下車、国道246号線渋谷方面へ500m（荏田町の信号右折）
- 横浜市営地下鉄中川駅下車、タクシーで５分

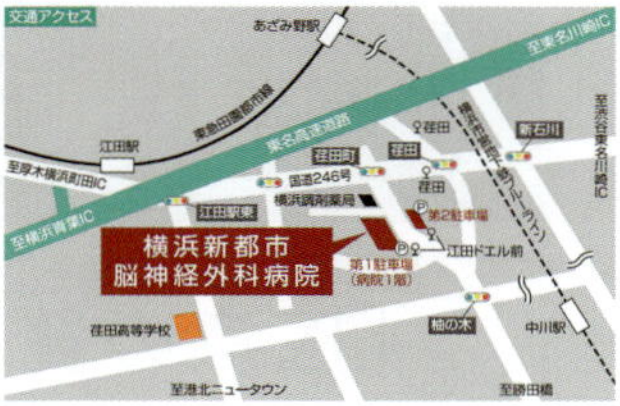


**設立**　昭和60年11月15日

**診療科目**　脳神経外科、循環器内科・整形外科、リハビリテーション科、内科、麻酔科

**受付時間**
＜初診の方＞
（月～金）午前８：00－11：30　午後１：00－４：00
（土　曜）午前８：00－11：30　午後休診
＜再診の方＞
（月～金）午前８：00－11：30　午後１：00－４：00
（土曜日）午前８：00－11：30　午後休診

**病床数**　317床

# 『心ある医療』で国民が安心して暮らせる「生活圏」を日本全土に

## 病気の因子を突き止め、疾病予防と早期治療に努める

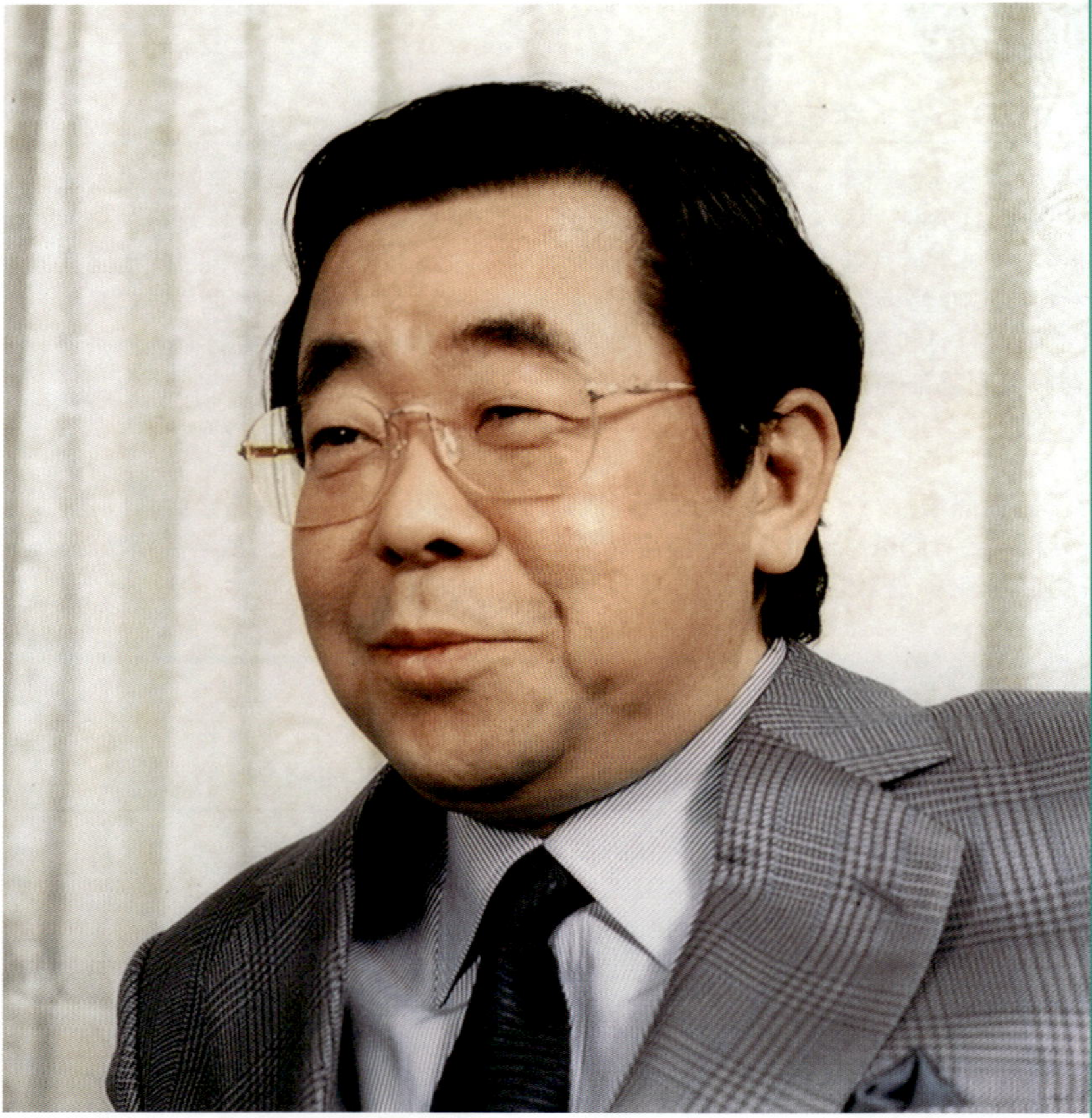

「医療の質を向上させるにはしっかりと利潤を生む組織でなければなりません。そして、生み出した利益は医師、職員の人材育成、教育費、研究開発費へと有効に再投資されます」

Doctor Who Can Rely On Interview

医療法人社団 慶友会 吉田病院

理事長 吉田　威

北海道拓殖銀行が経営破綻したのが平成9年。北海道夕張市が財政破綻して財政再建団体に指定されたのが平成19年。さらに翌年のリーマンショックが追い打ちをかける。

日本は長い経済停滞期に入ったが、北海道の冷え込みにはさらに厳しいものがあった。しかし、「北の大地」には開拓期の昔から、厳しい自然に立ち向かうしぶとい精神が息づき、人々は何時の時代も逆境にめげず懸命に生きてきた。

北海道は豊かな農作物や美味しい水産品に溢れ、独特の自然景観が織りなす観光資源にも恵まれている。政権が交代し、アベノミクス効果に期待が寄せられている今、札幌一極集中という課題を内包しつつも、北海道は新しい時代の息吹に包まれようとしている。

そうした北の大地、北海道の旭川に拠点を置く医療法人社団慶友会吉田病院の吉田威理事長は、全人的医療という考えを発展させ、若年者から超高齢者までが安心して暮らせる生活圏づくりに邁進している。

吉田理事長のいう「安心して暮らせる生活圏」とは。またその生活圏づくりのため理念として掲げる「健康創造の支援活動」とはどういうものなのだろうか。

## 北の大地に「全人的医療」実践のための拠点を開院
## UCLAでHLAと病気の関連性の研究に勤しむ

医療法人社団慶友会の前身となる吉田病院が旭川市で31床のベッド、職員30人でスタートしたのは昭和56年の12月。このころ世界で、「全人的医療」(Holistic Medicine)という考えが注目され始めた。西洋医学の限界を認め、健康と病気をトータルなシステムとして捉え直していこうという思潮であり運動でもあった。

吉田理事長も強く刺激を受けるとともに大いに共感した。医療の対象を健康と病気に関わる全ての領域の問題と捉える。すなわち病気になる前、病気に罹ったとき、治療が終わってからの一連のプロセスをトータルな視点で捉え、一体的なシステムとして検証していく医療の在り方を痛感した。

「全人的医療」の考えが、吉田病院の開院の直接的な原動力となった。そして、その後の吉田理事長の医療活動のベースとなり、「一生を通した健康管理」を目指すこととなる。

吉田理事長は昭和45年に慶応義塾大学医学部を卒業後、同52年に米国カリフォルニア大学ロスアンゼルス校（ＵＣＬＡ）に留学した。もともと免疫学を専攻し、「なぜ人は病を発症するのか？」をテーマで研究していたが、その一環でＨＬＡ（ヒト白血球抗原）のティーチング・スタッフとしてＵＣＬＡに赴いた。

ヒト白血球抗原は、ヒトの免疫に関わる重要な分子（組織適合性抗原）として働くが、詳細な研究によってヒトの病気と関連のあることが分かってきた。

吉田理事長は、米国での2年間の研究で様々なＨＬＡのタイプと病気の関連性を突き止め、ヒト白血球抗原が病気の予防や罹患につながる因子の発見、早期治療に役立てることができると考えた。

ただ、ＨＬＡと病気との関連は人種や国、地域によっても違いがある。そこで吉田理事長は吉田病院を開院することで、さまざまな病気、疾患の診療を通じて病気の素因にアプローチし、病気の原因となる因子を見つけ出すことで、病気の予防に役立てようと考えたのだった。

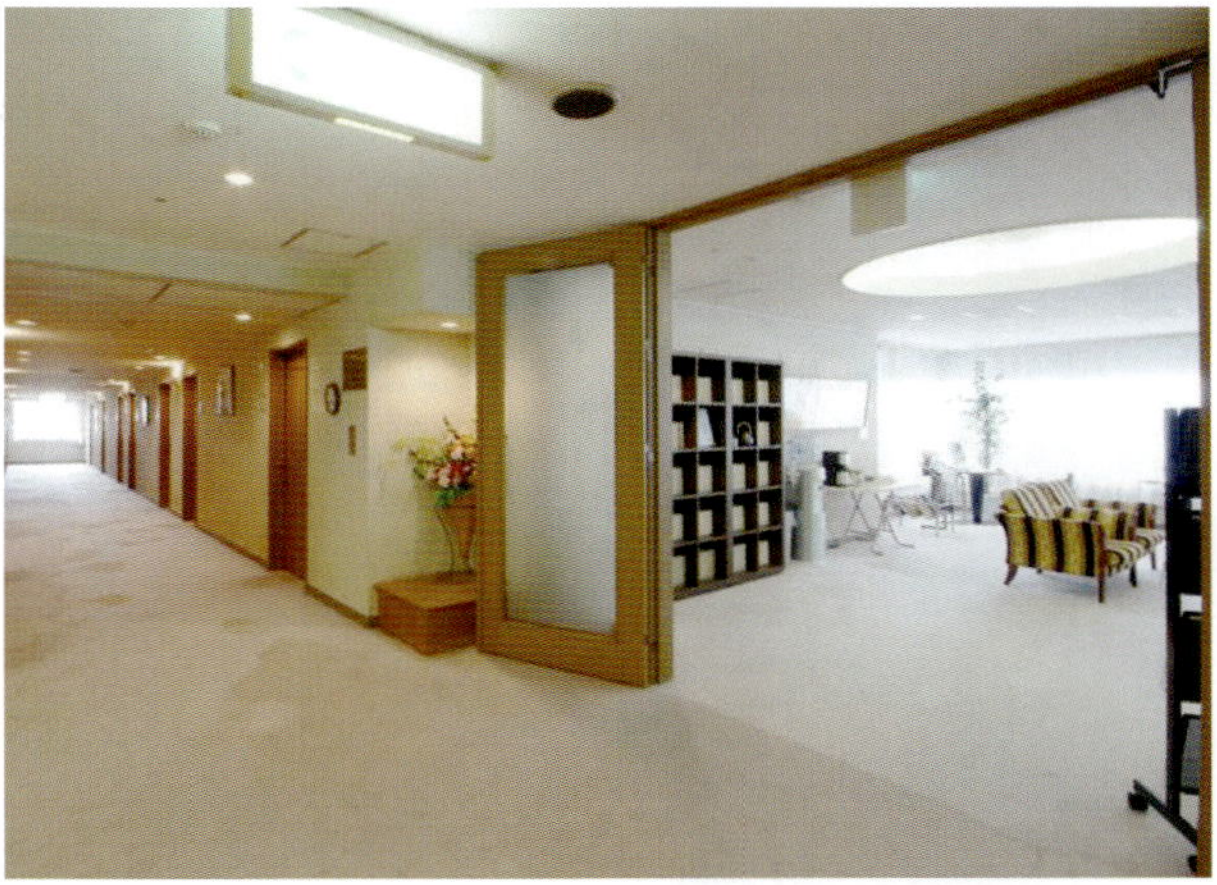
「全人的医療」への原点となるのが健診医療と人間ドック

## 全人的医療に向けて健診医療と人間ドックを展開

全人的医療の構築に向けて吉田理事長はまず、健診医療と人間ドックを展開することで、広範囲にわたって病気を拾っていくことからスタートした。

「当時は旭川で人間ドックを備えた病院はどこにも無かった」と振り返る吉田理事長だが、換言すれば人間ドックや健診医療ではとても病院経営が成り立つものではなかったのだ。

「その頃の健康診断というのは、身長の測定や体重の計量。あとは血圧を測るくらいのものです。健診医療が格下に考えられていました」という。

## 「医学講演会」のオープンセミナーで広く健診医療をアピール

そこで吉田理事長は健診医療のイメージアップを図るため「医学講演会」というオープンセミナーを企画した。

「医学講演会は一般の人たちに広く理解してもらおうと、ホテルや市民会館などでオープンに参加者を募って運営しました」と、理事長の理念を実現するため一体となって病院経営に当たってきた吉田良子副理事長は振り返る。

毎回セミナーの講師には、それぞれの分野での権威者を招いた。日本で初めての肝臓移植手術を手掛けた藤堂省（とうどう・さとる）教授もその一人だ。会場に肝臓の移植提供者と被移植提供者を招いて質疑に参加してもらうなど、解りやすくダイナミズムに富んだセミナーを開催した。

そして、「吉田病院の医学講演会は実に面白い！」という評判を得るようになり、病院の名前を高めながら下地を作っていった。そして、3～4年ほど経って健診車を購入して健康診断の巡回を始めた。「健康創造の支援活動」という理事長の理念に向けて、病気の素因を拾い集めていく健診医療がこうして軌道に乗り始めた。

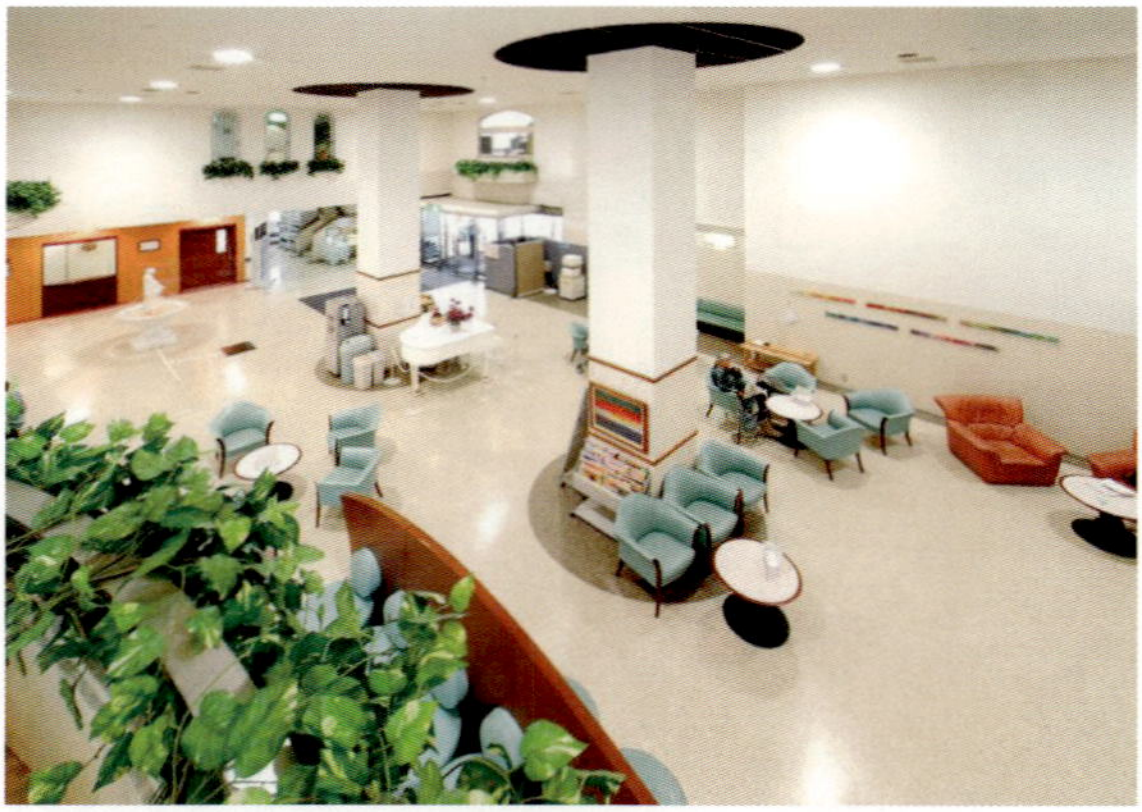

「心ある医療」で「一生を通した健康管理」に取り組む
医療法人社団慶友会 吉田病院

## 北海道全域をくまなく巡回健診車が駆け巡る
## 医療機関でいち早くISO9001。続いて14001、15189も取得

旭川市の吉田病院を出発する巡回健診車は北海道全土を駆け巡る。1台の健診車にはドクター、技術者を含め10人編成のスタッフが乗り込んで、全域をくまなく走る。しかし広大な北海道をカバーするにはどうしてもロスが大きくなる。

「旭川市内だけなら効率良く展開できるのですが、それでは意味がない。マス（mass）で捉えていかなければ…」ということで、大きなロスを覚悟で最盛期には毎日15台の健診車を走らせた。平成16年には利尻や礼文島まで地域を拡大していった。

年間17万人にも及ぶ巡回健診受診者を数えるようになり、北海道全域に健診車を走らせることで過疎地も含めた健診医療が実現した。民間病院では吉田病院しか成し得ない偉業だ。同時に他の医療機関では得られない貴重なデータを蓄積することができた。

そして、吉田理事長は組織力の強化にも乗り出している。「病院の名前を知ってもらうようになり、皆さんから信頼されるようになっても、中身がバラバラできちんと組織ができていなければ医療の質を保つことはできません」と、良質な医療を安定的に提供することを強調する。

吉田病院は平成11年に、全国でも2番目という早い時期に医療法人としてＩＳＯ９００１（国際標準による品質マネジメントシステム）を取得した。

「取得を決意したのは私たちが一番早かったと思います。じっくりと2年間かけてＩＳＯ認証機関の方々と共同で、医療法人のＩＳＯ取得モデルを作りあげて取得申請しました。その後このモデルシステムが医療機関のＩＳＯ取得に随分と活用されたと聞いています」

吉田良子副理事長はこう説明するが、ここにも次代を先駆ける吉田病院の先進性が見てとれる。

さらに翌年にはＩＳＯ１４００１（国際標準による環境マネジメントシステム）も取得した。また、平成18年にはＩＳＯ１５１８９（臨床検査室の品質と能力に関するマネジメントシステム）も臨床検査課が取得。そして、(財)日本医療機能評価機構の病院機能評価認定、(公社)日本人間ドック学会の人間ドック健診施設機能評価などの評価認定をことごとく取得している。

それは、医療の質を高いレベルで維持するには、第三者評価で常に厳しくチェックするほかはない、という吉田理事長の考えが貫かれているからだ。

最近では平成24年に日本生産性本部が運営するＪＨＱＣクオリティクラスＡ認証を受けた。今、吉田理事長はさらに高レベルのＳ認証に挑んでいる。

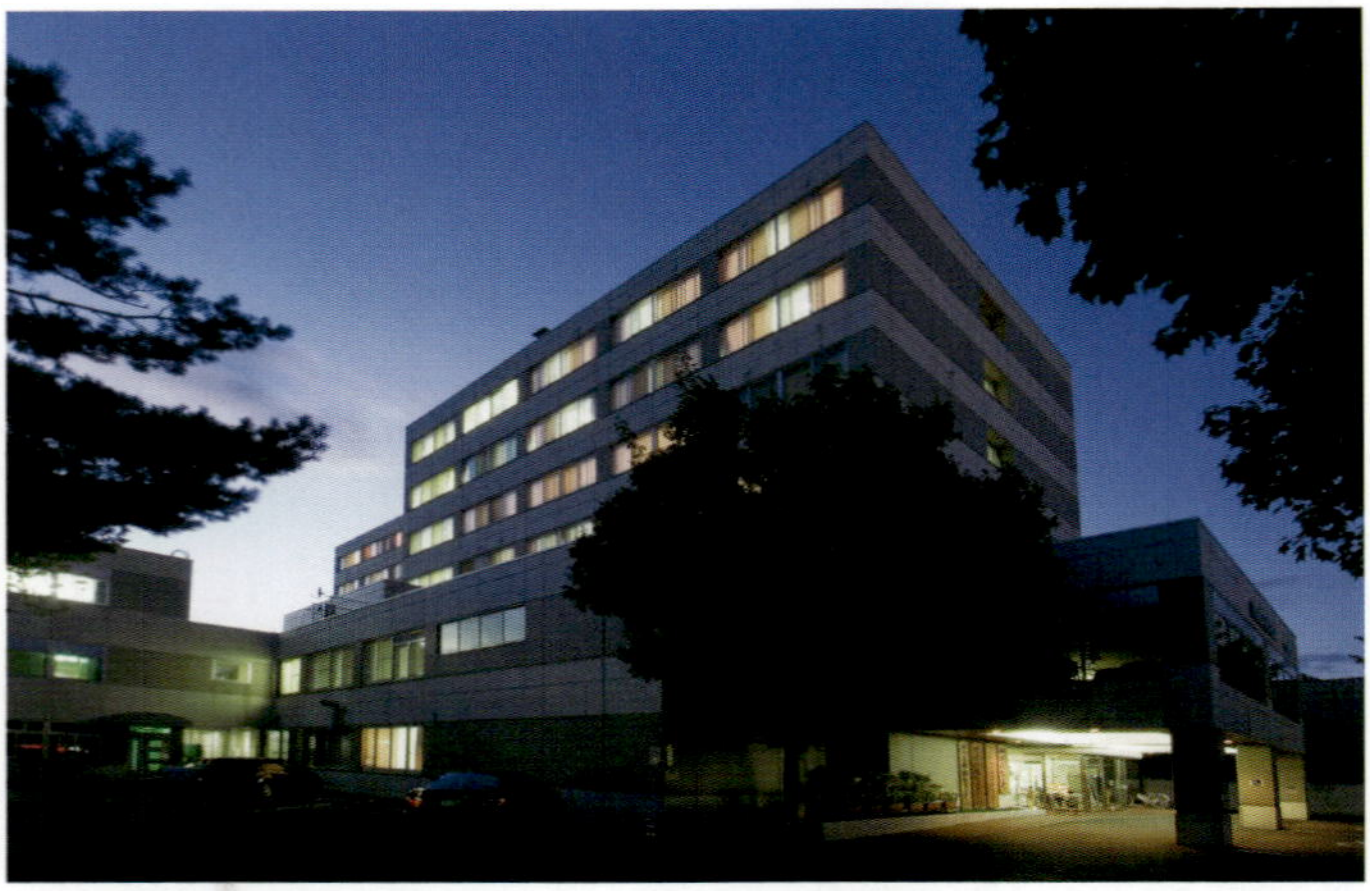

北の大地の澄み渡る夜空に浮かび上がる吉田病院。ここから壮大な医療構想が発信される

## エポックを画した第51回日本人間ドック学会学術大会を開催
## 「医療の質の向上」と「経営の健全化」を目指して

吉田病院とその所属する日本人間ドック学会にとって、一つの大きなエポックとなったのが平成22年に旭川市で開催した第51回日本人間ドック学会学術大会だ。日本人間ドック学会で東北・北海道地区を代表する理事は吉田理事長だけだったこともあり北海道での学術大会の開催を任された。

そして、「民間の医療法人でこれだけの大会が開かれたのは奇跡に近い」とまで語り継がれる成果を残した。旭川市の中心部で開かれた51回大会は初の旭川開催でもあり、旭山動物園園長の小菅正夫前園長や、国立がんセンターの垣添忠生名誉総長など幅広い分野からの貴重な講演が大きな注目を集めた。

吉田理事長は大会テーマを「医療の新たなうねりのなかで『健康創造』」と設定。学術大会長講演の題目は「健診29年間の集大成と展望」として報告。①マネジメントシステム、②健康相談センター、③展望の3部構成で行われた。この報告講演に吉田理事長がこれまで推進してきた予防医療の考え方や方向性が凝縮されている。

マネジメントシステムでは理念を「健康創造の支援活動」とし、具体的使命は「疾病の治療と予防医療」であるとする。その使命を実現する方策は①保健・医療・福祉の一体化した統合医療サービスの提供、②自律した組織と業務システムの構築、③職員の研修と研鑽だとしている。そして、目標に「医療の質の向上」と同時に「経営の健全化」を置いている。吉田病院が第三者評価を重視し、情報を公開しているのはそのためだ。

吉田理事長は「医療の質を向上させるにはしっかりと利潤を生む組織でなければならない」と断言する。そして、生み出した利益は医師、職員の人材育成、教育費、研究開発費へと有効に再投資される。

## 慶友会グループ新生第2期計画のターゲットは「がん」「生涯カルテ」構想で「一生を通した健康管理」を推進

「一生を通した健康管理」を目指す吉田病院は２６３床の一般病院で、年間３３００百人の人間ドックと巡回健診を年間17万人実施している。他にセンター方式をとっており、健康相談センター、肝臓病、糖尿病・生活習慣病、人工腎臓センターなどを機能させ、「心ある医療」を実現している。そして、この医療グループの運営をベースとして吉田理事長は、２０５０年を見据えた壮大な構想を描いている。

「吉田病院開院から30年が過ぎましたが、私と副理事長で取り組んできたこれまでの30年は準備段階です。一昨年の平成23年から慶友会グループの新生第２期計画が始まっています」

これまで理事長、副理事長のトップダウンで動かしていた組織をミドルアップ、ボトムアップの体制に変えた。キーワードは「全員参加」。第2期は、グループがこれまでに蓄積したシステムを生かして挑むターゲットを「がん」に据えている。

ひとはなぜがんに罹るのか。その素因を見つけ出して、がんにならないように予防する。またがんに罹った場合でもできるだけ早く見つけ出して治療し、治療後の緩和ケアから終末期医療までを管理する、「がん包括ケア推進」を戦略としている。

また、公的医療機関や旭川市の他の中核病院、クリニックから高い信頼を獲得している吉田病院は内外連携をより強化して「ハブ病院」の役割を果たす。

吉田理事長はその現代的な役割と責任を全うするため、ICT（情報通信技術）を駆使した「生涯カルテ」を構想する。それは、一人ひとりが生まれながらに持っている遺伝子情報から出生歴、病歴、治療歴など細かな医療情報を電子化し、クラウドコンピューティングで関係医療機関が共有するというものだ。

これによって、仏教のいう「生老病死」ではなく、平均寿命80歳を超える現代の「生病老死」、人の「一生を通しての健康管理」を実践していこうという。

まずは北海道アイランド構想として、この実験的医療システムを成功させ、先進の北海道を形づくろうというのだ。

そして、国民が安心して暮らせる生活圏、それは医療や保健、福祉の区別なく「生きること」のすべての窓口として最初に訪れ、気軽に憩える「医の知」（いのち）の広場、「Ｍｅｄｉ－Ｐａｒｋ」としている。

このＭｅｄｉ－Ｐａｒｋという北海道発の安心圏を日本全土に広めようとする吉田威理事長の壮大なチャレンジが続く。

医療法人社団慶友会理事長の吉田威さんは、本書制作途上の去る平成25年9月3日に志半ばで逝去されました。本文は、ご遺族の意向により取材当時の文章のままで掲載致しました。

## PROFILE

### 吉田　威（よしだ・たけし）

昭和 39 年慶応義塾大学工学部電子工学科修了。同 45 年慶応義塾大学医学部卒業。同 52 年米国カリフォルニア大学ロスアンゼルス校留学。同 54 年旭川医科大学第二内科学教室講師。同 56 年吉田病院創設、病院長。
同 64 年医療法人社団慶友会理事長。平成 8 年社会福祉法人慶友会理事長。

**（所属・活動）**

日本人間ドック学会専門医、日本人間ドック学会研修施設指導医、日本消化器病学会専門医、日本東洋医学会認定漢方専門医、日本内科学会認定医、日本医師会認定健康スポーツ医、日本医師会認定産業医、公益社団法人日本人間ドック学会理事、旭川商工会議所常議員、更生保護法人旭川更生保護協会理事長、社団法人旭川中法人会理事、日本胃がん予知・診断・治療研究機構名誉会員、学校法人北里研究所客員研究員

## INFORMATION

### 医療法人社団 慶友会 吉田病院

**所在地**　〒070－0054　北海道旭川市 4 条西 4 丁目 1－2
TEL 0166－25－1115　FAX 0166－25－4650
URL http://www.keiyukai-group.com

**アクセス**
- JR 旭川駅よりバス（旭川電気軌道）で、4 条西 4 丁目バス停下車、徒歩 1 分
- JR 旭川駅より車で約 5 分
- 旭川空港より車で約 30 分

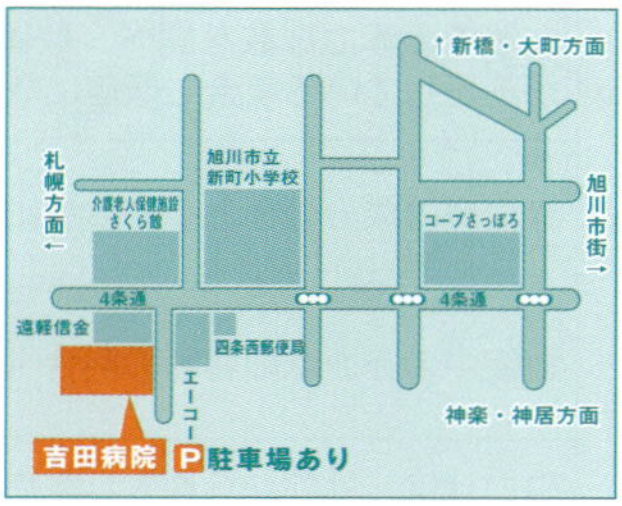


**設立**　1981 年

**診療科目**　内科、循環器内科、消化器内科、呼吸器内科、腎臓内科、外科、整形外科、眼科、放射線科、リハビリテーション科、歯科、歯科口腔外科

**病床数**　263 床

**併設センター**　肝臓病センター、糖尿病・生活習慣病センター、人工腎臓センター、健康相談センター（人間ドック・健康診断）

**診療時間**　平日（8：30－12：30　13：30－17：30）
土曜（8：30－13：00）
＜歯科・口腔外科＞
平日 8：30－12：30　13：30－17：30）
土曜 8：30－12：30（第 1、第 3 土曜は休診）
休診日：日曜・祝日・年末年始

**＜慶友会グループ＞**

医療法人社団慶友会
吉田病院
健康相談センター（人間ドック・健康診断）
老人保健施設　さくら館
在宅医療福祉センター　みらい
社会福祉法人慶友会
特別養護老人ホーム　養生の杜カムイ
デイサービスセンター　ほたる
在宅介護支援センター　ほたる
ヘルパーステーション　ほたる
グループホーム　κ館
グループホーム　アテナ
シルバーハウジング生活支援事業
特別養護老人ホーム　仁慈苑（平成 27 年 3 月開設予定）
北海道医療株式会社
グループホーム　ハッピーヴィラしんまち
ヘルパーステーション　しんまち
株式会社ダ・ヴィンチ

| 備考 |
|---|
| 身長と体重でオーバーウェイトを判定。 |
| 脳卒中や心筋梗塞などの原因となる高血圧や、低血圧などを判定。測定値は、日によって、また時間によって変動するので、何回か測ることが必要。 |
| 数値が高いと動脈硬化の原因となり、心筋梗塞や脳梗塞などの病気を誘発してしまう。脂や脂肪分を多くとりがちな食生活の欧米化の影響で、数値の高い人が増加しています。 |
| 血管内に付着する脂肪分を取り除き、動脈効果を防ぐことから「善玉コレステロール」と言われています。数値が低いと、心筋梗塞や脳梗塞などの病気を誘発してしまいます。 |
| 体内の脂肪の主な成分でエネルギーとして利用され、余った分は皮下脂肪や内臓脂肪として蓄えられます。肥満、食べ過ぎ、飲みすぎで数値は上昇し、動脈硬化や脂肪肝の原因になります。 |
| 血液中の赤血球数を調べ、数値が低いと貧血が疑われます。生理出血の増加や、鉄分が不足している場合も低値になることがあります。 |
| 赤血球の成分のひとつで、主に血液中の酸素を運搬する役割を果しています。 |
| 血液中の赤血球の容積の割合（%）を表し、低い場合は貧血の疑いがあります。 |
| 白血球は、外部から進入した病原体を攻撃する細胞で、数値が高いと感染症や白血病、がんなどが疑われます。外傷がある場合や喫煙、ストレス、風邪などでも上昇します。 |
| 尿中に排泄されるたんぱくを調べ、腎臓病などの判定に用います。激しい運動の後、過労状態のとき、発熱時などに高くなることもあります。 |
| 尿中に血液が出ていないか調べます。陽性の場合、腎臓病や尿路系の炎症が疑われます。 |
| 筋肉内の物質からつくられ、尿から排泄されるクレアチニンの量を測り、腎臓の排泄能力をチェックします。数値が高い場合、腎機能障害や腎不全が疑われます。 |
| 尿酸は、細胞の核の成分であるプリン体が分解してできた老廃物です。代謝異常により濃度が高くなると、一部が結晶化し、それが関節にたまると痛風になります。 |
| 血清に試薬を加えると混濁する反応を利用して、血液の濁りぐあいを測定します。濁りが強いと数値は高くなり、慢性肝炎や肝硬変が疑われます。 |

<table>
<tr><th colspan="3">検査項目</th><th colspan="2">正常値 ( 参考値)</th></tr>
<tr><th colspan="2">表示</th><th>項目名</th><th>数値</th><th>単位</th></tr>
<tr><td colspan="2">肥満度</td><td>身長と体重から計算</td><td>身長（m）×身長（m）× 22 ＝適性体重</td><td></td></tr>
<tr><td colspan="2">血圧</td><td></td><td>140 ～ 100/<br>90 ～ 60</td><td>mmHg</td></tr>
<tr><td rowspan="3">血清脂質検査</td><td>T-Cho</td><td>総コレステロール</td><td>130 ～ 240</td><td>mg/dl</td></tr>
<tr><td>HDL-C</td><td>HDL- コレステロール</td><td>40 以上</td><td>mg/dl</td></tr>
<tr><td>中性脂肪</td><td>トリグラセライド、<br>TG</td><td>30 ～ 180</td><td>mg/dl</td></tr>
<tr><td rowspan="4">貧血など</td><td>赤血球数</td><td>RBC</td><td>男 410 ～ 530<br>女 380 ～ 480</td><td>$\times 10^4/\mu l$</td></tr>
<tr><td>ヘモグロビン</td><td>血色素量 Hb</td><td>男 13.5 ～ 17<br>女 11.5 ～ 15</td><td>g/dl</td></tr>
<tr><td>ヘマトクリット</td><td>Ht</td><td>男 37 ～ 48<br>女 32 ～ 42</td><td>%</td></tr>
<tr><td>白血球数</td><td>WBC</td><td>4000 ～ 8500</td><td>$/\mu l$</td></tr>
<tr><td rowspan="3">腎機能</td><td>尿検査 尿たんぱく</td><td></td><td>（－）</td><td></td></tr>
<tr><td>尿検査 尿潜血</td><td></td><td>（－）</td><td></td></tr>
<tr><td>血液 クレアチニン</td><td>CRTN</td><td>0.3 ～ 1.1</td><td>mg/dl</td></tr>
<tr><td>痛風検査</td><td>尿酸</td><td>UA</td><td>男 3.4 ～ 7.8<br>女 2.8 ～ 5.7</td><td>mg/dl</td></tr>
<tr><td>肝機能検査</td><td>ZTT</td><td>硫酸亜鉛混濁試験</td><td>2.0 ～ 12.0</td><td>クンケル、U</td></tr>
</table>

| 備考 |
| --- |
| GOT と GPT はともに肝臓に多く含まれるアミノ酸を作る酵素で、肝細胞が破壊されると血液中に漏れ、数値は高くなります。肝炎や脂肪肝、肝臓がんなど、主に肝臓病を発見する手がかりとなります。 |
| アルコールに敏感に反応し、アルコール性肝障害を調べる指標となっています。 |
| 肝臓、骨、腸、腎臓など多くの臓器に含まれている酵素で、臓器に障害があると血液中に流れ出ます。主に胆道の病気を調べる指標となります。 |
| 血清中のたんぱく質の総量。高い場合は、慢性肝炎や肝硬変など、低い場合は、栄養不良や重い肝臓病が疑われます。 |
| ヘモグロビンから作られる色素で、胆汁の成分になっています。黄疸になると体が黄色くなるのはビリルビン色素が増加するためです。 |
| 尿の中に糖が出ているかを調べ、糖尿病を見つける指標のひとつとされています。陽性の場合は、糖尿病や膵炎、甲状腺の機能障害などの疑いがあります。 |
| 空腹時の　血液中のブドウ糖の数値（血糖値）を調べ、糖尿病をチェックします。糖尿病の疑いがある場合は、ブドウ糖付加試験を行います。 |
| 血糖検査では、血液を採取したときの値しかわかりませんが、HbA1c は 120 日以上血液中にあるため、長時間にわたる血糖の状態を調べることができます。糖尿病の確定診断の指標に用いられたりします。 |
| 大腸や肛門からの出血に反応し、陽性の場合、大腸のがんやポリープが疑われます。 |

（日本医師会資料より）

| 検査項目 | | | | 正常値(参考値) | |
|---|---|---|---|---|---|
| 表示 | | | 項目名 | 数値 | 単位 |
| 肝機能検査 | 血清酵素 | GOT | ASTともいうトランスアミナーゼ | 10〜30 | IU/l |
| | | GPT | ALTともいうトランスアミナーゼ | 0〜35 | IU/l |
| | | γ−GTP | γ−グルタミール・トランスペプチターゼ | 0〜80 | IU/l |
| | | ALP | アルカリフォスファターゼ | 110〜340 | IU/l |
| | 総たんぱく | | TP | 6.4〜8.2 | g/dl |
| | 総ビリルビン | | T.Bill | 0.1〜1.2 | mg/dl |
| 糖尿病 | 尿糖 | | | (−) | |
| | 空腹時血糖 | | FBSまたはFBG | 60〜110 | mg/dl |
| | HbA1c | | グリコヘモグロビンA1c | 4.3〜5.8 | % |
| 便潜血反応 | | | 免疫学的ヒトヘモグロビン検出法 | (−) | |

# おわりに

今、日本の医療制度がさまざまな問題を抱えて大きく揺らいでいます。高齢化の進展による医療費の増大と疲弊する健康保険制度。医師、看護師の地域偏在と深刻化する地方の医師不足。医療の地域間格差や薬価自由化に伴うさまざまな課題に加えて、ＴＰＰ（環太平洋パートナーシップ協定）に関連して自由診療の問題、国民皆保険制度への不安などが指摘されています。

とりわけ地域による医療の質とサービスの格差は深刻で、喫緊の課題となっています。国公立大学医学部では、地域での病院勤務を条件とする「地域枠」を設けるなど医師不足への対応が進められていますが、急性期医療から疾病の予防や健康管理、介護、リハビリ、在宅介護まで切れ目のない医療が受けられる地域医療の充実が急がれています。

こうした中で、高度な医療技術、最新の検査・治療設備を備えて大病院に匹敵する高い専門性を発揮する検査、診療を実施するクリニックが、文字通り地域医療の砦として地域社会の健康と暮らしを守る医療連携の重要な一翼を担っています。

そして今日、地域に密着して日常的に患者の健康不安や病気の悩みを解決してくれる身近な「かかりつけ医」の果たす役割は大きく、地域の医療連携の中軸としての存在感がますます高まっています。

私たちは、「名医シリーズ」の出版を通して、地域社会の健康管理と診療活動に日夜奮闘して地域に親しまれ、信頼されている医師の活躍を紹介してまいりました。今回名医シリーズ第４集として、名医シリーズⅣ「頼れるドクター　明日の医療を支える信頼の主治医」を出版する運びとなりました。

本書では消化器内科、循環器内科、整形外科、皮膚科をはじめ耳鼻咽喉科、脳神経外科、脳神経内科、リウマチ、リハビリ、在宅医療など、急性期医療からリハビリ治療、介護などの慢性期医療に至るさまざまな領域で、高い専門性を発揮して患者に寄り添い、地域医療に邁進する頼れるドクターを厳選し、診療現場に足を運んでその活躍の一端を収録しました。

本書に登場いただいた医師の皆さんは、地域医療への熱い想いを胸に地域社会に人一倍の思い入れを持ち、たゆまぬ研鑽に励んで患者の目線に立ち、患者の声に熱心に耳を傾ける信頼の主治医として評判の先生方です。

本書を手にする皆さんが、それぞれの地域で素晴らしい「かかりつけ医」との出会いの端緒となれば甚だ幸いです。

平成二十五年十月

産経新聞生活情報センター

## 掲載病院一覧

（掲載は五十音順）

### あずまリウマチ・内科クリニック

院長　**東　孝典**

〒350－1305　埼玉県狭山市入間川1－3－2
スカイテラス商業施設棟3F
TEL 04－2900－1155　FAX 04－2900－1156

### 医療法人社団 爽治会 イワサキクリニック

総院長　**岩崎 純夫**

【イワサキクリニック大阪】
〒541－0046　大阪市中央区平野町2－2－2
TEL 06－6201－2525　FAX 06－6201－3535

【イワサキクリニック東京】
〒101－0044　東京都千代田区鍛冶町2－9－5　東園ビル3F
TEL 03－3256－0055　FAX 03－3256－0033

【出雲医院】
〒693－0007　島根県出雲市駅北町5－1
TEL 0853－30－6060　FAX 0853－30－6100

【国沢内科医院】
〒695－0021　島根県江津市都野津町1972番地1
TEL 0855－53－0324　FAX 0855－53－2298

### 大橋耳鼻咽喉科・アレルギー科医院

院長　**大橋 淑宏**

〒530－0001　大阪市北区梅田3－1－1
大阪ステーションシティサウスゲートビル17階
TEL 06－6347－0087　FAX 06－6347－0090

### 医療法人 岡村一心堂病院

理事長　**岡村 一博**

〒704－8117　岡山県岡山市東区西大寺南2丁目1番7号
TEL 086－942－9900　FAX 086－942－9929

### かまやち内科クリニック

院長　**釜范　正**

〒154－0001　東京都世田谷区池尻2－31－7
ルナクレッシェンテ１階１０２号
TEL 03－6450－8506　FAX 03－6450－8507

## 医療法人社団 甲南回生 松本クリニック

理事長・院長 **松本 浩彦**

〒659-0086 兵庫県芦屋市三条南町13－16 ソレイユ芦屋3階
TEL 0797-22-5511 FAX 0797－22－5533

## サイ・クリニック

院長 **井泉 尊治**

〒224-0053 横浜市都筑区池辺町2443-1
TEL 045-933-1887 FAX 045-932-0454

## 医療法人社団洗心 島村トータル・ケア・クリニック

理事長・院長 **島村 善行**

〒270-2241 千葉県松戸市松戸新田21-2
TEL：047-308-5546 FAX 047-308-5547

## とみた脳神経クリニック

院長 **冨田 洋司**

〒661-0035 兵庫県尼崎市武庫之荘1-18-5
武庫之荘メディカルキューブ1F
TEL 06-6434-1236 FAX 06-6434-1002

## 医療法人社団 誠療会 成尾整形外科病院

理事長 **成尾 政圀**

〒862-0958 熊本市中央区岡田町12-24
TEL 096-371-1188 FAX 096-366-9923

**【成尾整形外科病院附属水上温泉診療所】**
〒868-0703 熊本県球磨郡水上村湯山776
TEL 0966-46-0331

**医療法人社団 昇平会 二木皮膚科**

理事長 **二木 昇平**

〒203－0003 東京都東久留米市金山町2－19－8
TEL 0424－73－2040 FAX 0424－73－0211

**西焼津こどもクリニック**

院長 **林 隆博**

〒425－0075 静岡県焼津市西焼津32－8
TEL 054－626－0121 FAX 054－626－1473

**医療法人 母と子の城 久産婦人科**

理事長・院長 **久 靖男**

〒636－0304 奈良県磯城郡田原本町十六面23－1
TEL 07443－3－3110

**福本認知脳神経内科**

院長 **福本 潤**

〒657－0846 神戸市灘区岩屋北町7丁目3－2 JR灘駅ビル2F
TEL 078－802－0732 FAX 078－802－0742

**医療法人社団 医啓会**
**松本クリニック／松本ホームメディカルクリニック**

理事長 **松本 正道**

**【松本クリニック】**
〒651－1321 神戸市北区有野台2丁目1－9
TEL 078－982－2800 FAX 078－982－8484

**【松本ホームメディカルクリニック】**
〒651－1331 神戸市北区有野町唐櫃50－1
TEL 078－982－1116 FAX 078－982－1200

## 医療法人社団 みやけ内科クリニック

理事長・院長 **三宅 光富**

〒662－0977 西宮市神楽町 11－27 ブルーノ夙川 2 F
TEL 0798－23－3899 FAX 0798－23－3822

## 医療法人 正明会 諸岡整形外科病院／諸岡整形外科クリニック

理事長 **諸岡 正明**

【諸岡整形外科病院】
〒811－1201 福岡県筑紫郡那珂川町片縄 3 丁目 81 番地
TEL 092－952－8888 FAX 092－952－8889

【諸岡整形外科クリニック】
〒811－1201 福岡県筑紫郡那珂川町片縄 3 丁目 101 番地
TEL 092－954－0555 FAX 092－952－7411

## 医療法人 陽恵会 やすもとクリニック

理事長・院長 **安本 真悟**

〒573－1121 大阪府枚方市楠葉花園町 11 番 3－202
ファインシティくずはマンション 京阪メディケアモール 2 階
TEL 072－850－7372

## IMSグループ 医療法人社団 明芳会 横浜新都市脳神経外科病院

院長 **森本 将史**

〒225－0013 神奈川県横浜市青葉区荏田町 433 番地
TEL 045－911－2011（代）

## 医療法人社団 慶友会 吉田病院

理事長 **吉田 威**

〒070－0054 北海道旭川市 4 条西 4 丁目 1－2
TEL 0166－25－1115 FAX 0166－25－4650

名医《めいい》シリーズⅣ

**頼《たよ》れるドクター 明日《あす》の医療《いりょう》を支《ささ》える 信頼《しんらい》の主治医《しゅじい》**

発 行 日　平成 25 年 11 月 15 日　初版第一刷発行

編著・発行　株式会社ぎょうけい新聞社
〒 531-0071 大阪市北区中津 1 丁目 11 - 8
中津旭ビル 3F
Tel. 06 - 4802 - 1080　Fax. 06 - 4802 - 1082

企　　画　産経新聞生活情報センター

発　　売　図書出版 浪 速 社
〒 540-0037 大阪市中央区内平野町 2 丁目 2-7-502
Tel. 06 - 6942 - 5032（代）　Fax. 06 - 6943 - 1346

印刷・製本　株式会社 日報印刷



ISBN978-4-88854-475-7